"十四五"全国职业教育医药类规划教材

药品检验技术

YAOPIN JIANYAN JISHU

第二版

（供药学类相关专业使用）

于 晓　主编

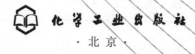

·北京·

内容简介

本书是"十四五"全国职业教育医药类规划教材。教材基于药品检验行业和药品检验岗位所需的知识、能力和素养要求，以药品检测所涉及的基本知识、基础理化和仪器分析等通用技术作为框架，围绕药品典型检验指标设计知识点与技能点，具有较强的岗位针对性和操作实用性，可作为药学相关专业教学及培训的一体化教程。本书共分三篇，第一篇基础知识；第二篇基础理化部分主要讲述玻璃仪器的选择使用和称量等重要内容；第三篇仪器分析部分，介绍了光谱检测（紫外-可见分光光度法、红外分光光度法、原子吸收分光光度法）、色谱检测（薄层色谱法、柱色谱法、高效液相色谱法、气相色谱法）和其他检查（相对密度测定法、熔点测定法、旋光度测定法、pH值测定法等），涵盖了检验行业常用的大中小型仪器。

本书根据学习任务附有检验标准、检品信息卡、原始记录、检验报告等模板供学习参考，以便学生熟悉检验检测流程、提前适应检验检测工作。线上数字化资源包括微课视频、课件、实训示教等，以达到扩充教学内容、帮助学生快速了解行业发展与相关职业要求的目的。本书可作为高职高专、中职及技师院校药学相关专业类的教材、职业技能培训用书，也可供药品研发、生产、质检、分析的人员参考使用。

图书在版编目（CIP）数据

药品检验技术/于晓主编．—2版．—北京：化学工业出版社，2022.8

"十四五"全国职业教育医药类规划教材

ISBN 978-7-122-41540-0

Ⅰ.①药⋯ Ⅱ.①于⋯ Ⅲ.①药品检定-职业教育-教材 Ⅳ.①R927.1

中国版本图书馆 CIP 数据核字（2022）第 091760 号

责任编辑：陈燕杰	文字编辑：何　芳
责任校对：田睿涵	装帧设计：王晓宇

出版发行：化学工业出版社（北京市东城区青年湖南街13号　邮政编码100011）
印　　装：三河市延风印装有限公司
787mm×1092mm　1/16　印张18½　字数487千字　2022年9月北京第2版第1次印刷

购书咨询：010-64518888　　　　　　　售后服务：010-64518899
网　　址：http://www.cip.com.cn
凡购买本书，如有缺损质量问题，本社销售中心负责调换。

定　价：49.00元　　　　　　　　　　　　　　　　　　　版权所有　违者必究

本书编审人员名单

主　　编　于　晓

副 主 编　范　剑　魏山山　李婷菲

编写人员
　　　　　于　晓（山东医药技师学院）
　　　　　王秀明（天津生物工程职业技术学院）
　　　　　王海燕（泰安市食品药品检验检测研究院）
　　　　　刘　菲（重庆化工职业学院）
　　　　　闫沛沛（山东医药技师学院）
　　　　　米振清（泰安市食品药品检验检测研究院）
　　　　　江　晓（广东省食品药品职业技术学校）
　　　　　李婷菲（广东省食品药品职业技术学校）
　　　　　何雨姝（成都铁路卫生学校）
　　　　　邹晓红（广东省食品药品职业技术学校）
　　　　　陈雪华（广东省食品药品职业技术学校）
　　　　　陈蔚蔚（山东医药技师学院）
　　　　　范　剑（山东医药技师学院）
　　　　　郝晶晶（山西药科职业学院）
　　　　　韩乐乐（河南医药健康技师学院）
　　　　　韩萌萌（河南医药健康技师学院）
　　　　　魏山山（山东医药技师学院）
主　　审　郑冰清（山东中医药大学）

前言

本书是"十四五"全国职业教育医药类规划教材。作为药品质量控制的关键性一环，药品检验贯穿于药品的研发、生产、流通、使用等整个过程。本教材是以人社部印发的《技工教育"十四五"规划》《"十四五"职业技能培训规划》为指导，以培养经济社会发展所需要的现代化检验技能人才为目的，以提升药品检验职业能力为核心，为适应一体化教学的特点与规律，编制的一体化教材。

本教材将检验检测资质认定（CMA）各环节的管理要求和标准融入教学过程，以"工作过程任务化"的方式梳理教学内容，以每项学习任务必备的关键知识和关键技能为载体，来创设工作情景、培养检验综合职业素养。本教材主要包括三大特点：

1. 教材以培养检验者职业能力素养为核心。编写中贯穿"以药品检验标准为依据，以药品检验领域用人需求为导向，以药品检验职业能力素养为核心"的理念；检测实例及技术要求均依照《中华人民共和国药典》（2020年版），同时参照现行版《中国药典分析检测技术指南》《中国药品检验标准操作规范》《药品GMP》等药品检验权威标准，以保证内容的科学性和规范性；编写格式参考药品检验机构、药品企业工作实际，以保证本教材的实用性和适用性。

2. 教材按照由浅入深的逻辑关系分篇模块化编写。课程各模块均来源于检验行业和检验岗位状况的分析，各篇合理衔接、螺旋提升，为检验技能人才培养搭建科学合理的阶梯型上升式学习架构。各篇任务安排了适量、适用的学习任务，贴近检验实际和检验行业需求，形成了以《中国药典》为核心的药品质量控制和药品检验技术学习实践体系。

3. 教材学习任务内容，强化合理性、规范性、可操作性和确定性。学习任务设置了合理的工作情景，要求检验过程统筹安排合理有序、检验操作过程符合国家标准规范、具体操作步骤和注意事项细化明确，以此提高学生的理解力和参与力，通过体验真实的检验任务，激发学生的检验操作兴趣，提升检验技能学习动力。

本教材以药品检验岗位内容安排学习任务、以药品检验行业要求培养能力素养，运用一体化教学模式，让学生在"学中做，做中学"。本教材同时可作为药品检验从业者的岗前培训和继续教育的教材和参考书。

本教材的编写得到了各参编院校领导、检验检测研究院及企业的大力支持，在此表示诚挚的感谢！

教材编写和修订是具有长期复杂性的工作，由于检验技术的日新月异，编者能力和水平有限，其中疏漏之处难以避免，敬请各使用单位和读者对教材提出宝贵意见，以便修订时加以完善。

编者

2022年5月

目录

第一篇 基础知识

第一章 法律法规与检验依据 …… 1
  第一节 概述 …… 1
  第二节 《中华人民共和国药典》 …… 3
  第三节 学习任务一 标准检索与解读 …… 7
第二章 安全知识 …… 11
  第一节 实验室防火防爆知识及应急处理 …… 11
  第二节 实验室试剂管理及安全处置 …… 17
第三章 环保知识 …… 21
  第一节 相关法规 …… 21
  第二节 废弃物的处理方法 …… 22
第四章 数据与原始记录 …… 26
  第一节 有效数字及运算规则 …… 26
  第二节 数据记录及原始记录书写原则 …… 28
  第三节 学习任务一 数据计算 …… 32
  第四节 学习任务二 原始记录书写练习 …… 35
第五章 取样 …… 44

第二篇 基础理化

第一章 玻璃仪器 …… 49
  第一节 玻璃仪器的分类和使用 …… 49
  第二节 玻璃仪器的洗涤 …… 53
  第三节 玻璃量器的选择、计量与校准 …… 55
  第四节 学习任务一 玻璃仪器的洗涤 …… 60
  第五节 学习任务二 通则0301一般鉴别试验——水杨酸镁胶囊的鉴别 …… 63
  第六节 学习任务三 通则8006滴定法——碳酸氢钠片的含量测定 …… 71
第二章 固体称量 …… 83
  第一节 天平分类与注意事项 …… 83
  第二节 称量操作的分类与注意事项 …… 85
  第三节 学习任务一 通则0832水分测定法——感冒退热颗粒的水分测定 …… 89
  第四节 学习任务二 通则2201浸出物测定法——干姜的浸出物测定 …… 96

第三篇 仪器分析

第一章 光谱检测 …… 106
  第一节 学习任务一 通则0401紫外-可见分光光度法——乙胺嘧啶片的紫外鉴别与含量测定 …… 106
  第二节 学习任务二 通则0402红外分光光度法——对乙酰氨基酚片的红外光谱鉴别 …… 117
  第三节 学习任务三 通则0406原子吸收分光光度法——金银花中重金属及铅的测定 …… 129
第二章 色谱检测 …… 148
  第一节 学习任务一 通则0502薄层色谱法——天然冰片的鉴别与检查 …… 148
  第二节 学习任务二 通则0511柱色谱法——小柴胡颗粒柱色谱分离

第三节　学习任务三　通则0512 高效液相色谱法——甲硝唑注射液的含量测定 …………… 168

　　　第四节　学习任务四　通则0521 气相色谱法——藿香正气水的乙醇量检查 ………………… 182

第三章　其他检测 ……………………… 197

　　　第一节　学习任务一　通则0601 相对密度测定法——双黄连口服液的相对密度测定 …………… 197

　　　第二节　学习任务二　通则0612 熔点测定法——苯甲酸熔点的测定 ……………………… 206

　　　第三节　学习任务三　通则0621 旋光度测定法——葡萄糖比旋度的测定 ……………………… 215

　　　第四节　学习任务四　通则0631 pH值测定法——维生素C注射液的 pH值检查 ………………… 224

　　　第五节　学习任务五　通则0681 制药用水电导率测定法——纯化水电导率的测定 …………… 233

　　　第六节　学习任务六　通则0902 澄清度检查法——氯化钠溶液的澄清度检查 ………………… 244

　　　第七节　学习任务七　通则0921 崩解时限检查法——维生素B_6片的崩解时限检查 …………… 256

　　　第八节　学习任务八　通则0923 片剂脆碎度检查法——阿司匹林片脆碎度检查 ………………… 266

　　　第九节　学习任务九　通则2001 显微鉴别法——二妙丸的显微鉴别 ……………………… 273

　　　第十节　学习任务十　通则2204 挥发油测定法——薄荷中挥发油的含量测定 ………………… 282

第一篇　基础知识

第一章　法律法规与检验依据

第一节　概述

药品，是指用于预防、治疗、诊断人的疾病，有目的地调节人的生理功能并规定有适应证或者功能主治、用法和用量的物质，包括中药、化学药和生物制品等。

药品标准是为保证药品质量，由药品监督管理部门制定或批准的对药品的质量指标、检验方法和生产工艺等所做的规定，是药品研制、生产、经营、使用及监督管理等各环节必须遵守的强制性准则和法定依据。

药品标准包括国家药品标准、药品注册标准以及各省级药品监督管理部门制定的地方药材标准、中药饮片标准或炮制规范、医疗机构制剂标准。

国务院药品监督管理部门会同国务院卫生健康主管部门组织药典委员会，负责国家药品标准的制定和修订。各省级药品监督管理部门负责本行政区域内的药品标准工作，组织制定和修订本行政区域内的医疗机构制剂标准、地方中药材标准和中药饮片标准或炮制规范。国务院药品监督管理部门设置或者指定的药品检验机构负责标定国家药品标准品、对照品。

国务院药品监督管理部门颁布的《中华人民共和国药典》（以下简称《中国药典》）和药品标准为国家药品标准。目前除《中国药典》外，国家药品监督管理局颁布的国家药品标准（俗称局颁标准）、原卫生部颁布的药品标准（俗称部颁标准）以及药品注册标准等都属于国家药品标准，上述标准具有法律约束力，是全国药品企业和监管部门开展药品生产、供应、使用、监督的法定依据。

《中国药典》的收载药品范围必须是临床常用、疗效肯定、工艺成熟、质量稳定可控、不良反应少、标准规范的品种，对于中药材除了上述要求外还要求来源清楚。

部颁标准于1963年由卫生部开始颁布，主要收集、收载《中国药典》1963年版中未收载的品种。陆续颁布了《卫生部药品标准》中药成方制剂第1册至20册，《卫生部药品标准》化学药品及制剂第1册、抗生素药品第1册、生化药品第1册及《卫生部药品标准》（二部）第1册至6册，《卫生部药品标准》维吾尔药、藏药、蒙药分册，《卫生部药品标准》中药材第1册、《卫生部药品标准》新药转正标准第1册至15册等。

局颁标准收载由国家药品监督管理局颁布的但未列入《中国药典》药品标准。主要包括：国家药品监督管理局批准疗效肯定但质量标准仍需进一步改进的新药；疗效肯定的，国内仍生产、使用，但是新版药典未收载且需要统一标准的品种；原来地方标准收载的、医疗常用的、疗效较好的，但是需要统一标准的品种。

药品注册标准是指在药品注册工作中，由药品注册申请人制定，经国家药品监督管理总局核准的特定药品的质量标准，生产该药品的药品生产企业必须执行该注册标准。药品注册标准应符合《中国药典》的通用技术要求，并不得低于国家药品标准的规定。

地方药品标准包括医疗机构制剂标准以及国家药品标准没有规定的地方药材标准、中药饮片标准或炮制规范，是各省（市、自治区）药品监督管理部门批准执行的药品标准，只供本地区使用。地方标准所收载的品种和内容应该是国家标准没有收载且在本省（市、自治区）使用的药品。由于我国地域广阔，用药习惯基础区域差异较大，在药品应用过程中会遇到许多国家药品标准之外的情况，各省（市、自治区）根据各地实际情况制定不同地方药品标准。新中国成立初期，我国药品标准管理工作还处于起步阶段，地方标准作为国家标准的有利补充，推动药品产业发展，当时的地方标准主要由五个部分包括：①各地制订、实施的地方性药品标准或规范；②仿制其他省的药品标准；③各省（市、自治区）审批的新药标准；④各省（市、自治区）审批的中药保健药品标准；⑤各省（市、自治区）审批的中药材和中药炮制品标准。至2002年修订实施的《中华人民共和国药品管理法》取消了药品地方标准后，大部分地方标准正式退出了我国药品标准的舞台。目前，地方药品标准只包括各省（市、自治区）审批的《中药材标准》、《中药炮制规范》及医疗机构制剂标准。"中药饮片应当按照国家药品标准炮制；国家药品标准没有规定的，应当按照省、自治区、直辖市人民政府药品监督管理部门制定的炮制规范炮制。省、自治区、直辖市人民政府药品监督管理部门制定的炮制规范应当报国务院药品监督管理部门备案。"

药品的注册、生产、检验、流通、贮存、进出口等各个环节都需要依据各级药品监督管理部门核准的药品质量标准开展工作，当引用标准与国家药品标准有矛盾时，应首先按照国家标准执行，没有国家药品标准的，应当依据地方药品监督管理部门经核准的药品质量标准。

改革开放后，我国药品标准的管理模式主要经历了以下变革。

① 1978年7月30日颁发的《药政管理条例》，首次将药品标准分为三类：第一类国家标准即《中国药典》；第二类卫生部标准，即卫生部颁发的药品标准；第三类地方标准，即由各省、自治区或直辖市药品管理部门审批的药品标准。

② 1985年7月1日实施的《中华人民共和国药品管理法》（简称《药品管理法》），将药品标准分为两类：第一类为国家药品标准，包括《中国药典》和卫生部颁发的药品标准等；第二类为省、自治区、直辖市药品标准。

③ 2002年12月1日实施的《中华人民共和国药品管理法》，取消了药品地方标准，仅中药材仍保留地方标准。明确国家药品标准是我国药品检验的唯一标准，避免不同地区名称、成分、疗效等混乱的情况。

④ 2007年10月1日实施的《药品注册管理办法》，取消了药品试行标准。

本教材主要讲解内容依据《中华人民共和国药典》2020 年版，为了能促进广大读者更好地理解《中国药典》的各项检测原理，更准确、更标准地完成各项检测操作流程，教材同时参考了《中国药品检验标准操作规范》及《中国药典分析检测技术指南》。

《中国药品检验标准操作规范》（以下简称《操作规范》）由中国食品药品检定研究院组织编写，自 1996 年出版，作为《中国药典》的配套用书，是根据《中国药典》收载的剂型和相关检测方法编写的检验技术和实验操作的具体规范。本书包括制剂检验操作规范、通用检验方法、技术指导原则等方面，并配合检验操作实例及分析。本书内容丰富，描述详细，实用性、可操作性强，可作为指导药品检验人员进行药品检验工作的工具书。

《中国药典分析检测技术指南》（以下简称《指南》）由药典委员会负责组织编写，也是《中国药典》技术配套丛书，详尽地对《中国药典》收载的相关检验方法以及分析技术的基本原理、方法操作、应用和发展等进行全面系统的阐述。内容对《中国药典》四部的通用性检测方法、指导原则、常用检验方法进行系统介绍，《指南》内容设置包括：

（1）检测技术整体概述　概要性地介绍检验分析技术的产生、应用领域、质量控制、应用情况以及检验技术的国内外应用状况和未来发展趋势等情况。

（2）检测原理与方法　此部分对检验技术的基本原理，检验操作的基本流程、基本要求进行了全面的介绍。

（3）操作要点及注意事项　此部分是《指南》的重点内容，包括操作要点及注意事项的阐述。凝聚了全国主要药品研究和检验机构以及药品生产企业多年的实践经验。

（4）案例分析　为便于读者理解，部分章节针对具体品种或不同类制品分别列出实例分析，更加系统地阐述方法建立的工作流程、检验检测系统适用性研究以及相关参数确立的过程，以指导检验方法的应用。

（5）国内外技术方法对比　与《美国药典》、《欧洲药典》、《英国药典》、《日本药局方》所收载的方法进行比较，方便读者全面了解国内外相关检测方法的应用情况。

参考文献

[1]　中华人民共和国药品管理法［S］. 北京：国家药品监督管理局，2019.
[2]　药品标准管理办法（征求意见稿）［S］. 北京：国家食品药品监督管理总局，2017.
[3]　药品注册管理办法（局令第 28 号）［S］. 北京：国家食品药品监督管理局，2007.

第二节　《中华人民共和国药典》

一、药典发展历程

药典是从本草学、药物学以及处方集的编著演化而来的，《神农本草经》是目前我国现存最早的医学专著。唐代颁行的《新修本草》（又名《唐本草》）是中国第一部由政府颁布的药典，也是世界上最早的药典。

中华人民共和国成立以后，党和政府高度重视医药卫生事业，建国伊始即着手启动药品标准体系建设，组建中国药典编纂委员会等部门，筹划编制新中国药典。先后颁布 1953 年版、1963 年版、1977 年版、1985 年版、1990 年版、1995 年版、2000 年版、2005 年版、2010 年版、2015 年版、2020 年版，共十一版。历版药典均客观地反映了我国不同历史时期医药产业的发展水平，对于提升我国药品质量控制水平发挥着重要作用。

1953年版（第一版）共收载品种531种，只有一部。

1963年版（第二版）共收载品种1310种，分一、二两部，各有凡例和附录。一部收载中药材和中药成方制剂；二部收载化学药品。

1977年版（第三版）共收载品种1925种。分一、二两部。一部收载中药材、中药材提取物、植物油脂以及制剂等；二部收载化学药品、生物制品。

1985年版（第四版）共收载品种1489种。一部收载中药材、植物油脂及制剂；二部收载化学药品、生物制品。1988年10月，第一部英文版《中国药典》（1985年版）正式出版。自1985年版颁布以后，每隔5年发行一版新的《中国药典》，每版药典均分为两部。

2005年版（第八版）共收载品种3217种，该版药典附录亦有较大幅度调整。首次分为三部，一部收载中药材、中药饮片、中药提取物、植物油脂以及制剂等，二部收载化学药品，三部收载生物制品。

2010年版（第九版）收载品种明显增加，共收载品种4567种，分为三部。该版药典也体现了对野生资源保护与中药可持续发展的理念，不再收载濒危野生药材。

2015年版（第十版）共收载品种5608种。首次分为四部，一部收载中药材、中药饮片、中药提取物、植物油脂以及制剂等，二部收载化学药品，三部收载生物制品。该版药典首次将药典附录整合为通则，并与药用辅料单独成卷作为第四部。

2020年版（第十一版）共收载品种5911种，由一部、二部、三部、四部及其增补本组成。一部收载中药，二部收载化学药品，三部收载生物制品，四部收载通则和药用辅料。自2020年12月30日起实施。

除特别注明版次外，《中国药典》均指现行版《中国药典》，药典收载的凡例与通则对未载入本部药典的其他药品标准具同等效力。

二、药典常用术语

（一）凡例

凡例是为正确使用《中国药典》进行药品质量检定的基本原则，是对《中国药典》正文、通则与药品质量检定有关的共性问题的统一规定。

（二）通则

通则主要收载制剂通则、通用检测方法和指导原则。

① 制剂通则指按照药物剂型分类，针对剂型特点所规定的基本技术要求。

② 通用检测方法指各正文品种进行相同检查项目的检测时所应采用的统一的设备、程序、方法及限度等。

③ 指导原则指为执行药典、考察药品质量、起草与复核药品标准等所制定的指导性规定。

（三）溶解度

1. 溶解度

溶解度是药品的一种物理性质，药品的溶解度以下列名词术语表示。

（1）极易溶解　指溶质1g（ml）能在溶剂不到1ml中溶解。

（2）易溶　指溶质1g（ml）能在溶剂1ml至不到10ml中溶解。

（3）溶解　指溶质1g（ml）能在溶剂10ml至不到30ml中溶解。

（4）略溶　指溶质 1g（ml）能在溶剂 30ml 至不到 100ml 中溶解。
（5）微溶　指溶质 1g（ml）能在溶剂 100ml 至不到 1000ml 中溶解。
（6）极微溶解　指溶质 1g（ml）能在溶剂 1000ml 至不到 10000ml 中溶解。
（7）几乎不溶或不溶　指溶质 1g（ml）在溶剂 10000ml 中不能完全溶解。

2. 溶解度测定操作流程

除另有规定外，称取研成细粉的供试品或量取液体供试品，于 25℃±2℃ 一定容量的溶剂中，每隔 5 分钟强力振摇 30 秒；观察 30 分钟内的溶解情况，如无目视可见的溶质颗粒或液滴时，即视为完全溶解。

（四）贮藏

贮藏系对药品贮藏与保管的基本要求，除矿物药应置干燥洁净处不作具体规定外，一般以下列名词术语表示。

① 遮光指用不透光的容器包装，可以采用棕色容器或黑纸包裹的容器。
② 避光指避免日光直射。
③ 密闭指将容器密闭，以防止尘土及异物进入。
④ 密封指将容器密封，以防止风化、吸潮、挥发或异物进入。
⑤ 熔封或严封指将容器熔封或用适宜的材料严封，以防止空气与水分的侵入并防止污染。
⑥ 阴凉处指不超过 20℃。
⑦ 凉暗处指避光并不超过 20℃。
⑧ 冷处指 2~10℃。
⑨ 常温指 10~30℃。除另有规定外，未规定贮存温度的一般系指常温。试验时的温度，未注明者，系指在室温下进行。

（五）称量相关

① 精密称定指称取重量应准确至所取重量的千分之一。
② 称定系指称取重量应准确至所取重量的百分之一。
③ 取用量为"约"若干时，系指取用量不得超过规定量的 ±10%。

（六）恒重

恒重，除另有规定外，系指供试品连续两次干燥或炽灼后称重的差异在 0.3mg 以下的重量。

干燥至恒重的第二次及以后各次称重均应在规定条件下继续干燥 1 小时后进行。
炽灼至恒重的第二次称重应在继续炽灼 30 分钟后进行。

（七）空白实验

空白试验指在不加供试品或以等量溶剂替代供试液的情况下，按同法操作所得的结果。

（八）药品质量标准分析方法验证

药品质量标准分析方法验证系指证明采用的方法适合于相应检测要求的一系列实验。验证指标有：准确度、精密度（包括重复性、中间精密度和重现性）、专属性、检测限、定量限、线性、范围和耐用性。在分析方法验证中，须采用标准物质进行试验。

（1）准确度　指采用该方法测定的结果与真实值或参考值接近的程度，一般用回收率（%）表示。
（2）精密度　指在规定的条件下，同一份均匀供试品经多次取样测定所得结果之间的接近程度。精密度一般用偏差、标准偏差或相对标准偏差表示。精密度包括重复性、中间精密度和重现性。

① 重复性：在相同条件下，由同一个分析人员测定所得结果的精密度称为重复性。

② 中间精密度：在同一个实验室，不同时间由不同分析人员用不同设备测定结果之间的精密度，称为中间精密度。

③ 重现性：在不同实验室由不同分析人员测定结果之间的精密度，称为重现性。

(3) 专属性　指在其他成分（如杂质、降解产物、辅料等）存在下，采用的分析方法能正确测定被测物的能力。

(4) 检测限　指试样中被测物能被检测出的最低量。检测限仅作为限度试验指标和定性鉴别的依据，没有定量意义。

(5) 定量限　指试样中被测物能被定量测定的最低量，其测定结果应符合准确度和精密度要求。

(6) 线性　指在设计的范围内，测定响应值与试样中被测物浓度呈比例关系的程度。一般考察线性至少制备 5 份不同浓度的对照品溶液。

(7) 范围　指分析方法能达到一定精密度、准确度和线性要求时的高低限浓度。

(8) 耐用性　系指在测定条件有小的变动时，测定结果不受影响的承受程度，为所建立的方法用于日常检验提供依据。典型的变动因素有被测溶液的稳定性、样品的提取次数、时间等。

例如，高效液相色谱法中典型的变动因素有：流动相的组成和 pH 值、不同品牌或不同批号的同类型色谱柱、柱温、流速等。气相色谱法变动因素有：不同品牌或批号的色谱柱、固定相、不同类型的担体、载气流速、柱温、进样口和检测器温度等。

（九）法定计量单位

药典采用的法定计量名称和符号如下。

(1) 长度　米（m）、分米（dm）、厘米（cm）、毫米（mm）、微米（μm）、纳米（nm）。

(2) 体积　升（L）、毫升（ml）、微升（μl）。

(3) 质（重）量　千克（kg）、克（g）、毫克（mg）、微克（μg）、纳克（ng）、皮克（pg）。

(4) 物质的量　摩尔（mol）、毫摩尔（mmol）。

(5) 压力　兆帕（MPa）、千帕（kPa）、帕（Pa）。

(6) 温度　摄氏度（℃）。

(7) 动力黏度　帕秒（Pa·s）、毫帕秒（mPa·s）。

(8) 运动黏度　平方米每秒（m^2/s）、平方毫米每秒（mm^2/s）。

(9) 密度　千克每立方米（kg/m^3）、克每立方厘米（g/cm^3）。

（十）温度

药典中关于温度描述，一般术语如下。

(1) 水浴温度　除另有规定外，均指 98～100℃。

(2) 热水　指 70～80℃。

(3) 微温或温水　指 40～50℃。

(4) 冷水　指 2～10℃。

(5) 冰浴　指约 0℃。

（6）放冷　指放冷至室温（10～30℃）。

参考文献

[1] 国家药典委员会. 中华人民共和国药典一部. 2020 年版. 北京：中国医药科技出版社，2020.
[2] 国家药典委员会. 中华人民共和国药典二部. 2020 年版. 北京：中国医药科技出版社，2020.
[3] 国家药典委员会. 中华人民共和国药典四部. 2020 年版. 北京：中国医药科技出版社，2020.

第三节　学习任务一　标准检索与解读

能力目标

1. 能够准确读取检品和检品信息卡信息。
2. 能够正确检索分析检品所需要的检验依据。
3. 能正确解读检品的检验依据。

一、任务描述

某药品企业化药 2 车间生产一批乙胺嘧啶片成品，送到 QC 实验室检测。科室主任（教师）将此检测任务交付给检测人员（学生），并提出要求：根据检品包装所列信息，明确检测标准、检测项目、所需主要仪器耗材，并与车间送检人员填写检测样品交接单（成品）。

二、相关理论知识

在企业的 QC 检验岗位，检验项目一般围绕企业自身生产的产品及产品生产过程需要使用的原料，当检品送至化验室后，检验人员需要根据检验目的迅速检索到检品检测需要的标准，并依据检测标准准备实验耗材、仪器设备、编制或者领取检验原始记录模板等工作。

本章节模拟了乙胺嘧啶片检测其标准检索过程。在此基础上，明确有多少个检测项目、主要使用的大型仪器，并与生产车间送检人员共同填写"检测样品交接单（成品）"。

三、任务实施

（一）检品的获取

检验人员接收到检品，确定检品的样品名称、规格、生产部门、样品数量及状态、时间、贮藏条件、检验依据、检测项目、检验后样品处理方式等信息，并填写"检测样品交接单（成品）"（见附件1）。

（二）检测样品交接单填写

① 样品名称：根据检品包装信息填写。
② 状态：检查检品包装有无破损，如无异常，即为包装完整，无异常状况。
③ 检验所需数量：根据检验方法进行判断，一般采用所需检品量的 2～3 倍。
④ 规格：根据样品标识或车间提供信息填写。
⑤ 生产部门：化药 2 车间。
⑥ 时间：根据上课具体时间填写。
⑦ 贮藏条件：根据本品的理化性质和存储要求填写，可参照标准中成品的贮藏条件。

⑧ 检验依据：由检验人员根据产品的名称、执行标准进行检索并填写。可先参照说明书明确产品生产和检测依据的标准，并据此找到具体标准内容。

⑨ 检测项目：正确解读检品的检验依据，与车间送检人员协商确定是否全检或部分项目检测，如全检则根据检验依据填写全部的检测项目，如果部分检测明确检测项目。检测项目可参考附件2。

⑩ 检验后样品处理方式：与车间送检人员协商确定。

（三）标准检索

1. 确定产品生产检测依据的标准

对于成品可以从说明书中查找；对于原料可由生产方提供产品生产时依据的标准；对于第三方委托可以由委托方提供，对于委托方不明确的情况，可以双方共同协商，一般首先选用国家强制标准，如果没有国家强制标准，双方协商选用既能满足品种检测要求同时能够满足实验室检测条件的标准。

2. 标准的查询与确认

选用的标准必须来源于合法途径，且为有效标准，对于已过期标准需要找到新的替代标准。例如，《中国药典》需选用2020年版，《山东省中药材标准》需选用2012年版。选用的标准最好使用原版，如使用复印件需要做到可溯源。可以借助软件、网址进行初步浏览参考，但是因为网站提供的标准没有溯源性不能作为最终依据的检测标准。

（四）标准解读

标准的解读主要围绕以下几个环节。

① 确定检索的标准与待检样品的标准是否一致。通过阅读产品说明书或与委托方沟通确定。确定本品是否是依据《中国药典》生产和检测，同时确定使用的药典的版次是否是现行有效。

② 明确标准中的指标与检验目的是否一致。通过与委托方沟通，明确检验目的，通过检验目的确定标准中的指标是否需要全检、部分检测或者检验目的的超出标准项目需要进一步检索新的标准。

③ 读懂标准中的检验专用名称。结合药典凡例、通则等章节，仔细阅读标准，体会标准中的专用名词特定含义，确保能按照《中国药典》《操作规范》《指南》等要求准确完成检验过程。

④ 正确理解标准中的各检验项目并联系实验目的正确构思实验过程，合理安排检测项目。

⑤ 根据实验目的、项目准备实验所需的仪器耗材。

（五）思考练习

① 请根据以上学习内容，按照模拟任务要求，完整填写本节附件1。

② 正确检索到本节课程模拟检品的检验依据，正确理解检验依据，并回答：如本样品进行全检，需要检测多少项目？检测需用的仪器设备主要包括哪些？

③ 检索标准明确本实验项目【鉴别】（1）项下碘化汞钾试液如何配制？

参考文献

国家药典委员会．中华人民共和国药典二部．2020年版．北京：中国医药科技出版社，2020：6-7.

附件1

××××××××××××公司			文件编号：QC-	

检测样品交接单（成品）

检品编号：

样品名称		规格	
生产部门		样品数量	
贮藏条件		检品状态	
检验类别	送检□ 抽检□ 复检□ 其他：_____	时间	
检验依据			
检测项目			
检验后样品处理方式	□送回：_____ □实验室按照样品处理流程处理。		
样品交送人：		样品接受人：	

附件2

乙胺嘧啶片
Yi'anmiding Pian
Pyrimethamine Tablets

本品含乙胺嘧啶（$C_{12}H_{13}ClN_4$）应为标示量的90.0%～110.0%。

【性状】本品为白色片。

【鉴别】(1) 取本品的细粉适量（约相当于乙胺嘧啶5mg），加稀硫酸2ml，加热使乙胺嘧啶溶解，放冷，滤过，滤液加碘化汞钾试液2滴，即生成乳白色沉淀。

(2) 取含量测定项下的溶液，照紫外-可见分光光度法（通则0401）测定，在272nm的波长处有最大吸收，在261nm的波长处有最小吸收。

(3) 取本品的细粉适量（约相当于乙胺嘧啶0.1g），照乙胺嘧啶项下的鉴别（3）项试验，显相同的反应。

【检查】含量均匀度 取本品1片，置100ml量瓶中，加0.1mol/L盐酸溶液适量，超声使乙胺嘧啶溶解，放冷，用0.1mol/L盐酸溶液稀释至刻度，摇匀，滤过，精密量取续滤液5ml，置25ml量瓶中，用0.1mol/L盐酸溶液稀释至刻度，摇匀，作为供试品溶液。照含量测定项下的方法测定含量，应符合规定（通则0941）。

溶出度 照溶出度与释放度测定法（通则0931第二法）测定。

溶出条件 以0.1mol/L盐酸溶液500ml为溶出介质，转速为每分钟75转，依法操作，经 45 分钟时取样。

测定法 取溶出液适量，滤过。照紫外-可见分光光度法（通则 0401），在 272nm 的波长处测定吸光度，按 $C_{12}H_{13}ClN_4$ 的吸收系数（$E_{1cm}^{1\%}$）为 319 计算每片的溶出量。

限度 标示量的 75%，应符合规定。

其他 应符合片剂项下有关的各项规定（通则 0101）。

【含量测定】照紫外-可见分光光度法（通则 0401）测定。

供试品溶液 取本品 20 片，精密称定，研细，精密称取适量（约相当于乙胺嘧啶 25mg），置 100ml 量瓶中，加 0.1mol/L 盐酸溶液 70ml，微温并时时振摇使乙胺嘧啶溶解，放冷，用 0.1mol/L 盐酸溶液稀释至刻度，摇匀，滤过，精密量取续滤液 5ml，置另一 100ml 量瓶中，用 0.1mol/L 盐酸溶液稀释至刻度，摇匀。

测定法 取供试品溶液，在 272nm 的波长处测定吸光度，按 $C_{12}H_{13}ClN_4$ 的吸收系数（$E_{1cm}^{1\%}$）为 319 计算。

【类别】同乙胺嘧啶。

【规格】6.25mg

【贮藏】遮光，密封保存。

第二章 安全知识

第一节 实验室防火防爆知识及应急处理

能力目标
1. 了解燃烧和爆炸的基本原理。
2. 掌握实验室存在的潜在危险因素。
3. 能正确应对火灾和爆炸危害。

火灾和爆炸危害是检测实验室最常见的两类危害。它可危及实验人员的人身安全甚至生命,使财产受到损失。而引起火灾及爆炸的因素又很多,有些极易被忽视。因此有必要了解及掌握有关火灾和爆炸的基本信息,减少及避免伤害和损失。

一、火灾基本知识

火灾是在时间或空间上失去控制的燃烧。GB/T 5907.1—2014 中对燃烧的定义为:可燃物与氧化剂作用发生的放热反应,通常伴有火焰、发光和(或)烟气的现象。

燃烧同时具备三个特征:化学反应、放热、发光。

可燃物在燃烧过程中生成了与原来完全不同的新物质。木炭和氢气在空气中与氧的燃烧具有下述反应方程。

$$C+O_2 = CO_2$$
$$2H_2+O_2 = 2H_2O$$

有的可燃物在其他氧化剂中也能发生燃烧,例如,氢气就能在氯气中燃烧。

$$H_2+Cl_2 = 2HCl$$

火灾中一定存在燃烧现象,而存在燃烧并不一定会形成火灾。只有在时间和空间上失去控制的燃烧才会形成火灾。

任何物质发生燃烧都必须具备三个基本的必要条件:可燃物、助燃物、引火源。具备了燃烧的必要条件,并不一定会产生燃烧,还必须同时具备燃烧的充分条件,即一定的可燃物浓度、一定的氧气(氧化剂)含量、一定的点火能量,三者之间相互作用发生循环链式反应,燃烧才能够发生或持续。

(一)可燃物

凡能与空气中的氧气或其他氧化剂发生燃烧反应的物质,都称为可燃物。可燃物按化学组成可分为无机可燃物和有机可燃物两大类。无机可燃物中的无机单质有钾、钠、钙、镁、磷、硫、硅、氢等;无机化合物有一氧化碳、磷化氢、硫化氢、氨、二氧化硫、氢氰酸等。有机可燃物有天然气、各种油类、甲醇、乙醇、乙腈、乙醚、木材、棉、麻、纸、塑料、橡胶、合成纤维等。

根据可燃物的物态和火灾危险特性的不同，参照危险货物的分类 GB 6944—2012 将可燃物分成六大类：爆炸性物质、自燃性物质、遇水放出易燃气体的物质、易燃气体、易燃液体、易燃固体。

(1) 爆炸性物质 包括高氯酸（含酸 50%～72%）、高氯酸盐及氯酸盐、硝酸（含硝酸≥70%）及硝酸盐类、硝基类化合物、过氧化物和超氧化物、燃料还原剂类［乌洛托品、无水甲胺、乙二胺、硫磺、铝粉（未涂层的）、金属锂、金属钠、金属钾、金属锆粉（干燥的）、锑粉、镁粉（发火的）、镁合金粉、锌粉或锌尘（发火的）、硅铝粉、硼氢化钠、硼氢化锂、硼氢化钾］、其他［高锰酸钾、高锰酸钠、苦氨酸钠（含水≥20%）］等。

(2) 自燃性物质 一般都化学活性比较活泼，燃点较低。按其自燃难易程度又可细分为发火物质和自热物质。发火物质有黄磷、硝化纤维胶片、铝铁熔剂、三乙基铝、三异丁基铝、三乙基硼、三乙基锑、二乙基锌除氧催化剂、铝导线焊接药包等。自热物质有含植物油类的物质，包括：桐油配料制品（如油布、油绸、油纸、漆布、蜡布、蜡管等）、浸油金属屑、浸油棉麻、毛发、破布或纸屑，云母带。桐油、亚麻仁油、白苏油等类干性油，由于含有不饱和键化合物（如桐油酸、亚麻酸等高级不饱和脂肪酸的甘油酯），在潮湿和高温环境中易于产生自氧化作用与聚合作用，从而引起自燃。遇火星也可致燃，应贮阴凉、干燥、通风处所，温度不宜超过 30～32℃，相对湿度要在 75%～80% 以下，与氧化剂、氧、氯分贮。浸油金属屑应与酸类分开，以防致燃。严禁烟火、暴晒。应注意通风防潮，防止霉变。

(3) 遇水放出易燃气体的物质 指遇水或受潮时，发生剧烈化学反应，放出大量易燃气体和热量的物品。这类物质还能与酸或氧化剂发生反应，而且比遇水发生的反应更加剧烈，其燃烧或爆炸的危险性更大。引起燃烧有两种情况：一种是遇水发生剧烈的化学反应，释放出的热量能把反应产生的可燃气体加热到自燃点，不经点火也会燃烧，如金属钾、钙、钠、电石（碳化钙）等；另一种是遇水能发生化学反应，但释放出的热量较少，不足以把反应产生的可燃气体加热至自燃点，但当可燃气体一旦接触火源也会立即燃烧，如氢化钙、保险粉、氰氨化钙、金属钙、锌粉、氢化铝、氢化钡、硼氢化钾、硼氢化钠等。

(4) 易燃气体 指在 20℃ 和 101.3kPa 标准压力下，爆炸下限小于或等于 13% 的气体或不论其爆燃性下限值如何，其爆炸极限（燃烧范围）大于或等于 12% 的气体。此类气体泄漏时，遇明火、高温或光照，会发生燃烧或爆炸，如氢气、甲烷、乙炔、一氧化碳、含易燃气体的打火机等。

(5) 易燃液体 实验室常见的易燃液体有汽油、苯、乙醚、甲醇、乙醇、乙腈、甲苯、二甲苯、乙醚、乙醛、乙酸乙酯、呋喃、吡啶、石油醚、正丙醇、正十二烷、正十四烷、苯胺、硝基苯、糠醇等。

(6) 易燃固体 实验室常见有：红磷、三硫化磷、五硫化磷、闪光粉、氨基钠、二硝基苯、对亚硝基酚、安全火柴、硫黄、铝粉、锰粉、钛粉、氨基锂、三聚甲醛、木材、木炭、煤、聚乙烯塑料、有机玻璃、天然橡胶、顺丁橡胶、涤纶、尼龙-66、腈纶、丙纶、羊毛、蚕丝、棉、麻、竹、面粉、纸张、鱼、肉等。

（二）助燃物

能与可燃物质发生燃烧反应的物质。

化学危险物品分类中的氧化剂类物质均为助燃物，一些未列入化学危险物品的氧化剂，如：正常状态下的空气、液态空气、富氧空气（空气中氧气含量在 21% 以上）、高浓度过氧化氢（双氧水）、发烟硝酸、苦味酸、热盐酸气、二氧化锰、氟、氯、溴、液态氧、纯氧等，也是助燃剂。

燃烧过程中的助燃物主要是氧，包括游离的氧或化合物中的氧。空气中含有大约21%的氧，可燃物在空气中的燃烧以游离的氧作为氧化剂，这种燃烧是最普遍的。此外，某些物质也可作为燃烧反应的助燃物，如氯、氟、氯酸钾等。也有少数可燃物，如低氮硝化纤维含氧物质，一旦受热后，能自动释放出氧，不需要外部助燃物就可发生燃烧。

检测实验室常存有的氧化剂，按其氧化性的强弱和化学组成的不同分为四类，即一级无机氧化剂、二级无机氧化剂、一级有机氧化剂、二级有机氧化剂。

（1）一级无机氧化剂（不稳定，有强烈氧化性），常见的有：
① 过氧化物类，如过氧化钠、过氧化钾等；
② 某些氯的含氧酸及其盐类，如高氯酸钠、氯酸钾、漂白精（次亚氯酸钙）等；
③ 硝酸盐类，如硝酸钾、硝酸钠、硝酸铵等；
④ 高锰酸盐类，如高锰酸钾、高锰酸钠等；
⑤ 其他，如银铝催化剂、烟雾剂（主要成分为氯酸钾、氯化铵）等。

（2）二级无机氧化剂（比一级无机氧化剂稍稳定，氧化性稍弱），常见的有：
① 硝酸盐及亚硝酸盐类，如硝酸铁、硝酸铅、亚硝酸钠、亚硝酸钾等；
② 过氧酸盐类，如过硫酸钠、过硼酸钠等；
③ 高价态金属酸及其盐类，如重铬酸钾、重铬酸钠、高锰酸铵、高锰酸锌、高锰酸银等；
④ 氯、溴、碘等卤素的含氧酸及其盐类，如溴酸钠、氯酸镁、亚氯酸钠、高氯酸钙、高碘酸等；
⑤ 其他氧化物，如五氧化二碘、二氧化铬、二氧化铅、二氧化锌、二氧化镁等。

（3）一级有机氧化剂（很不稳定，容易分解，有很强的氧化性，而且其本身是可燃的，易于燃烧；分解时的生成物为气体，容易引起爆炸），常见的有：过苯甲酸、过氧化二异丙苯、过氧化二叔丁酯、过氧化二苯甲酰、过甲酸、硝酸胍、硝酸脲等。

（4）二级有机氧化剂（比一级有机氧化剂稍稳定，氧化性稍弱），常见的有：过乙酸、过氧化环己酮、土荆芥油、除蛔素等。

（三）引火源

即点火源，使物质开始燃烧的外部热源（能源）。常见的有：①化学火源，明火、化学反应热等；②机械火源，撞击、摩擦产生火花，如机器上的传动部分的摩擦等；③热火源，高温表面（电炉丝、灯丝等）、日光照射；④电火源，电火花、静电火花、雷电等。

（四）燃烧分类

燃烧可分为四种类型：闪燃、着火、自燃、爆炸。

（1）闪燃　是指易燃或可燃液体挥发出来的蒸气与空气混合后，遇火源发生一闪即灭的燃烧现象。发生闪燃现象的最低温度点称为闪点。在消防管理分类上，把闪点小于28℃的液体划为甲类液体也叫易燃液体，闪点大于28℃且小于60℃的称为乙类液体，闪点大于60℃的称为丙类液体，乙、丙两类液体又统称可燃液体。

（2）着火　指可燃物质在空气中受到外界火源或高温的直接作用，开始起火并持续燃烧的现象。这个物质开始起火并持续燃烧的最低温度点称为燃（着火）点。

（3）自燃　物质在缓慢氧化的过程中会产生热量。如果产生的热量不能及时散失就会越积越多，靠热量的积聚达到一定的温度时，不经点火也会引起自发的燃烧而发生的燃烧现象叫做自燃。

（4）爆炸　指物质在瞬间急剧氧化或分解反应产生大量的热和气体，并以巨大压力急剧向四周扩散和冲击而发生巨大响声的现象。可燃气体、蒸气或粉末与空气组成的混合物遇火源能发生爆炸的浓度称爆炸极限，其最低浓度称为爆炸下限，最高浓度称为爆炸上限。低于下限的遇明火既不爆炸也不燃烧；高于上限的虽不爆炸，但可燃烧。

（五）燃烧阶段

燃烧一旦失去控制就会发展成火灾，无论何种形式的火灾都会经历着火初起、火势增大、猛烈燃烧、衰减、熄灭五个阶段。

（1）着火初起阶段　固体物质燃烧初期10～15分钟，火势较弱，气流缓慢，烟少，热辐射少，燃烧还局限在小范围内。

（2）火势增大阶段　随着燃烧的继续，速度加快、范围扩大，整个空间温度升高、气体流动性增强，烟雾弥漫。

（3）猛烈燃烧阶段　燃烧达到高潮，温度最高，热辐射最强，气体对流达到最高限度，释放出大量的燃烧产物，建筑强度受到破坏，甚至发生变形或倒塌。

（4）衰减阶段　可燃物燃烧殆尽或者燃烧氧气不足或者火势得到控制，火势开始衰减。

（5）熄灭阶段　当可燃物烧完或者燃烧场地氧气不足或者灭火工作起效，火势最终熄灭。

（六）火灾分类

按照国标GB/T 4968—2008，火灾分为六大类。

（1）A类火灾　固体物质火灾。这种物质通常具有有机物质性质，一般在燃烧时能产生灼热的余烬。如木材、干草、煤炭、棉、毛、麻、纸张等火灾。

（2）B类火灾　液体或可熔化的固体物质火灾。如煤油、柴油、原油、甲醇、乙醇、沥青、石蜡、塑料等火灾。

（3）C类火灾　气体火灾。如煤气、天然气、甲烷、乙烷、丙烷、氢气等火灾。

（4）D类火灾　金属火灾。如钾、钠、镁、钛、锆、锂、铝镁合金等火灾。

（5）E类火灾　带电火灾。物体带电燃烧的火灾。

（6）F类火灾　烹饪器具内的烹饪物（如动植物油脂）火灾。

二、爆炸基础知识

爆炸是物质由一种状态迅速转变成另一种状态，并在瞬间放出大量能量，同时产生具有声响的现象。爆炸由物理变化和化学变化引起，会产生稳定的爆轰波，也就是有一定体积的气体在短时间内以恒定的速率辐射性高速胀大（压力变化），并不一定要有热量或光的产生。一旦发生爆炸，将会对邻近的物体产生极大的破坏作用。

按物质爆炸产生的原因和性质不同，可将爆炸分为物理爆炸、化学爆炸和核爆炸三种。实验室常见的为物理爆炸和化学爆炸。

（一）物理爆炸

物质因物理性质（状态或压力）发生突变而形成的爆炸。物理爆炸的能量主要来自于压缩能、相变能、运动能、流体能、热能和电能等。如气体的非化学过程的过压爆炸、液相的气化爆炸、液化气体和过热液体的爆炸、溶解热、稀释热、吸附热、外来热引起的爆炸、流体运动引起的爆炸、过流爆炸以及放电区引起的空气爆炸等都属于物理爆炸。

检测实验室最常见的有：水蒸气蒸馏时蒸馏瓶的爆炸，其原因是过热的水迅速蒸发出大量蒸汽，当操作不当使管路堵塞时，蒸汽压力会不断提高，当压力超过蒸馏装置的极限强度时，就会发生爆炸。又如氧气钢瓶放置不当,受热升温,引起气体压力增高,当压力超过钢瓶的极限强度时即发生爆炸。

(二) 化学爆炸

指物质由化学变化（急剧氧化或分解）产生温度、压力增加或两者同时增加而形成的爆炸。化学爆炸前后物质的性质和成分均发生了根本的变化。化学爆炸的能量主要来自于化学反应能。化学爆炸变化的过程中：①放热是爆炸变化的能量源泉；②反应的高速、快速则使有限的能量集中在局限化的空间，这是产生大功率的必要条件；③产生的气体是能量的载体和能量转换的工作介质。

化学爆炸按爆炸所产生的化学变化，分为三种。

(1) 简单分解爆炸　即爆炸物由于受轻微震动，引起本身分解，产生热量，发生爆炸，爆炸时并不一定发生燃烧反应。如叠氮铅、乙炔银、乙炔酮、碘化氮、氯化氮等。

(2) 复杂分解爆炸　物质爆炸时伴有燃烧现象。燃烧所需的氧由本身分解时供给。如所有炸药、各种氮及氯的氧化物、苦味酸等。

(3) 爆炸性混合物爆炸　物质爆炸需要一定条件，如爆炸性物质的含量，氧气含量及激发能源等。如所有可燃气体、蒸气及粉尘与空气混合所形成的混合物的爆炸。

可燃气体、液体蒸气及粉尘与空气混合后，遇火源会发生爆炸的最高或最低浓度称为爆炸极限。最低浓度称爆炸下限，最高浓度称爆炸上限，上限和下限之间的间隔称为爆炸范围。在爆炸范围内爆炸性混合物遇火源才能发生爆炸，否则爆炸不会发生。但若浓度高于上限的混合物离开密闭空间或混合物遇到新鲜空气，遇火源则有发生燃烧或爆炸的危险。

液体除有爆炸浓度极限外，还有爆炸温度极限。爆炸温度极限是指可燃液体受热蒸发出的蒸气浓度等于爆炸浓度极限时的温度范围。爆炸温度下限即液体蒸发出等于爆炸下限的蒸气时的温度；爆炸温度上限即液体蒸发出等于爆炸上限的蒸气浓度的温度。

爆炸物的爆炸极限可通过试剂标签或危险化学品安全技术说明书等工具书进行查询。

检测实验室引起爆炸的常见原因有：

① 实验过程中使用了具有火灾、爆炸危险性的可燃物；

② 在实验过程中违反操作规程、违规实验，实验过程中用火不慎、操作不当、盲目实验；

③ 使用设备存在缺陷，或者由于长时间使用出现老化，或由于腐蚀、超温、超压等导致出现破损、失灵、机械强度下降、运转摩擦部件过热等；

④ 实验过程不合理，如加热方式不当，对化学反应工艺控制不当，对工艺参数控制失灵；

⑤ 具有火灾、爆炸危险的物质存放不当。

三、防火防爆的基本原理和灭火的基本方法

一切预防措施，都是为了防止火灾和爆炸发生，限制爆炸和燃烧条件互相结合、互相作用。

(一) 防火的基本原理

1. 控制可燃物

根据不同情况采取不同措施，破坏燃烧基础和助燃条件，防止形成爆燃介质，减少、消除可燃的东西。

实验室在建设中用难燃或不燃的材料代替易燃或可燃的材料，门窗均用金属材料，试验台、试剂柜等均用钢制材料和陶瓷材料，加强实验室通风，降低可燃气体、蒸气和粉尘在空间的浓度，使用易燃易爆化学试剂的实验均在专用通风橱进行等。

2. 控制和消除点火源

在正常检测过程中可燃气和空气是客观存在的,即使暴露在空气中,若没有点火源,也不能着火或爆炸。因此,控制好点火源是防止火灾和爆炸的关键。

实验室经常会出现的火源及常见的控制措施有:

① 实验用火,如加热用火(这类实验可用非明火代替明火)等。

② 非实验用火,如焚烧物品、吸烟(严格禁止)等。

③ 电气设备,如电烘箱、马弗炉、电热套、电炉、干燥箱、电冰箱、粉碎机、各种分析设备等电器设备,由于短路、接触不良或过负荷和长时间通电等原因,产生电弧、电火花(加强设备的维护和检修,及时发现并排除隐患)。

④ 自燃,可自燃物质存储条件发生变化会引起自燃(加强危险化学品试剂的管理)。

⑤ 静电火花、雷击和其他火源(实验室安装除静电设备,做好大楼的避雷措施,定期排查隐患)。

3. 阻止火势扩散

一旦发生火灾,应千方百计将火灾限制在较小的范围内,不让火势蔓延。如充分利用建筑的防火防烟分区、防火墙等将火灾隔离开。

(二)灭火的基本方法

(1)隔离法 将正在发生燃烧的物质与其周围可燃物隔离或移开,燃烧就会因为缺少可燃物而停止。如将靠近火源处的可燃物品搬走,拆除接近火源的易燃建筑,关闭可燃气体、液体管道阀门,减少和阻止可燃物质进入燃烧区域等。

(2)窒息法 阻止空气流入燃烧区域,或用不燃烧的惰性气体冲淡空气,使燃烧物得不到足够的氧气而熄灭。如用二氧化碳、氮气、水蒸气等气体灌注容器设备稀释空气,用石棉毯、湿麻袋、湿棉被、黄沙等不燃或难燃物覆盖在燃烧物上,封闭起火的建筑或设备的门窗、孔洞等。

(3)冷却法 将灭火剂(水、二氧化碳等)直接喷射到燃烧物上把燃烧物的温度降低到可燃点以下,使燃烧停止;或者将灭火剂喷洒在火源附近的可燃物上,使其不受火焰辐射热的威胁,避免形成新的着火点。冷却法为灭火的主要方法。

(4)抑制法(化学法) 将有抑制作用的灭火剂喷射到燃烧区,使之参加到燃烧反应过程中去,使燃烧反应过程中产生的游离基消失,形成稳定分子或低活性的游离基,使燃烧反应终止。目前使用的干粉灭火剂、1211等均属此类灭火剂。但1211等含卤灭火剂对大气层臭氧有破坏,使用会受到限制。

在火灾现场究竟采用哪种灭火方法,应根据燃烧物质的性质、燃烧特点、火场的具体情况以及消防器材性能进行选择。

(三)常用消防器材

1. 器材的选择

不同类型的火灾应选择相应的灭火器,否则很难起到灭火的效果。

扑救 A 类火灾应选用水型、泡沫、磷酸铵盐干粉、卤代烷型灭火器。

扑救 B 类火灾应选用干粉、泡沫、卤代烷、二氧化碳型灭火器(这里值得注意的是,化学泡沫灭火器不能灭 B 类极性溶性溶剂火灾,因为化学泡沫与有机溶剂接触,泡沫会迅速被吸收,使泡沫很快消失,这样就不能起到灭火的作用。醇、醛、酮、醚、酯等都属于极性溶剂)。

扑救 C 类火灾应选用干粉、卤代烷、二氧化碳型灭火器。

扑救 D 类火灾要用含石墨、氯化钠、碳酸氢钠等材质的干粉型灭火器。在特殊情况下可采用干砂或铸铁沫灭火。

扑救 E 类火灾应选用磷酸铵盐干粉、卤代烷型灭火器。

扑救 F 类火灾使用窒息灭火方式隔绝氧气进行灭火。

2. 常见灭火器的使用方法

（1）泡沫灭火器的使用方法

① 在未到达火源的时候切记勿将其倾斜放置或移动。

② 距离火源 10m 左右时，拔掉安全栓。

③ 拔掉安全栓之后将灭火器倒置，一只手紧握提环，另一只手扶住筒体的底圈。

④ 对准火源的根源进行喷射即可。

（2）干粉灭火器的使用方法

① 拔掉安全栓，上下摇晃几下。

② 根据风向，站在上风位置。

③ 对准火苗的根部，一手握住压把，另一手握住喷嘴进行灭火。

（3）二氧化碳灭火器的使用方法

① 使用前不得使灭火器过分倾斜，更不可横拿或颠倒，以免两种药剂混合而提前喷出。

② 拔掉安全栓，将筒体颠倒过来，一只手紧握提环，另一只手扶住筒体的底圈。

③ 将射流对准燃烧物，按下压把即可进行灭火。

第二节　实验室试剂管理及安全处置

能力目标

1. 了解化学试剂的基础知识。

2. 了解实验室对化学试剂的管理要求，包括化学试剂的采购、储存、使用和废弃等过程的要求，以保证所用试剂的合规性和有效性，从而保证检验结果的准确性。

3. 掌握常见化学试剂的安全使用注意事项及事故处理方法。

一、化学试剂基本知识及管理要求

（一）化学试剂的定义

早期的化学试剂只是指"化学分析和化学试验中为测定物质的组分或组成而使用的纯粹化学药品"。后来又被扩展为"为实现化学反应而使用的化学药品"。现在的"化学试剂"所指的化学药品早已超出了这一范畴。现在比较普遍的定义是：在化学试验、化学分析、化学研究及其他试验中使用的各种纯度等级的化合物或单质。

（二）化学试剂的分级

化学试剂的纯度较高。通用试剂根据纯度及杂质含量的多少，可将其分为以下几个等级。

（1）优级纯试剂　亦称保证试剂，为一级品，纯度高，杂质极少，主要用于精密分析和科学研究，常以 GR 表示。

(2) 分析纯试剂　亦称分析试剂，为二级品，纯度略低于优级纯，杂质含量略高于优级纯，适用于重要分析和一般性研究工作，常以 AR 表示。

(3) 化学纯试剂　为三级品，纯度较分析纯差，但高于实验试剂，适用于工厂、学校一般性的分析工作，常以 CP 表示。

以上按试剂纯度的分类法已在我国通用。根据国标"化学试剂　包装及标志"的规定，化学试剂的不同等级分别用各种不同的颜色来标志，见表 1-2-1。

表 1-2-1　化学试剂分类及标识

级别	中文名称	英文名称	标签颜色
一级	优级纯	GR	深绿色
二级	分析纯	AR	金光红色
三级	化学纯	CP	中蓝色

实验室中除了通用试剂外，还有一些特殊用途试剂，包括：

(1) 基准试剂（PT）　它的纯度相当于或高于优级纯试剂，通常专用作容量分析的基准物质。称取一定量基准试剂稀释至一定体积，一般可直接得到滴定液，不需标定，基准品如标有实际含量，计算时应加以校正。

(2) 光谱纯试剂（SP）　杂质用光谱分析法测不出或杂质含量低于某一限度，这种试剂主要用于光谱分析中。

(3) 色谱纯试剂　用于色谱分析，包括 HPLC 级、GC 级、MS 级、农残级等。

(4) 高纯试剂（EP）　杂质含量比优级纯试剂低 2 个、3 个、4 个或更多个数量级。常用于痕量分析。如等离子体质谱纯级试剂（ICP Mass Pure Grade），绝大多数杂质元素含量低于 $0.1×10^{-9}$，适合 ICP Mass 日常分析工作。

(5) 电子级（MOS）　电子产品的生产，电性杂质极低。

(6) 当量级（3N\4N\5N）　主成分含量分别为 99.9%、99.99%、99.999% 以上。

（三）试剂的管理要求

试剂的管理包括从购买、验收、入库储存到出库领用、使用以及废弃的整个过程的管理。具体内容如下。

1. 供应商的管理

采购前，应对供应商进行供货质量、价格、信誉、售后服务等方面的评价，选择供货质量优、信誉好的商家作为合作单位。对供应商的评价过程、报告及相关资料，需存档备案。

使用中，试剂使用部门应对试剂质量及时反馈，以便对供应商进行再评价。再评价应定期进行。

2. 试剂查验

① 确认管理文件（如发票、送货单）和技术文件（包括分析试剂标签上描述的质量方面检查的文件或对质量进行要求的合格证书）。

② 确认试剂包装密封完好，同时确认运输条件（主要针对需要特殊保存的试剂）。

③ 核对产品标签，包括品名、生产商、批号和有效期等信息，确保所购试剂能满足实验需求。危险化学品还要察看安全技术说明书，必要时补充相应安全信息。

④ 必要时，要对试剂进行技术确认，并出具验收报告。

3. 试剂的储存

化学试剂储存应以安全为主，方便取用次之。危险化学试剂按爆炸品、易燃品、强氧化剂、强腐蚀剂、剧毒品及放射性试剂分 6 类分别存放。存放时一般应满足下述要求。

① 易燃易爆试剂应储存于防爆柜中，柜的顶部有通风口。化验室不得存放 20L 以上的瓶装易燃液体。易燃易爆药品不要放在冰箱内（防爆冰箱除外）。

② 多数具有强还原性与强氧化性的化合物，两种以上相互混合或接触后会产生剧烈反应、燃烧、爆炸、放出有毒气体，这类化合物称为不相容化合物。不相容化合物不能混放。

③ 腐蚀性试剂宜放在塑料或搪瓷的盘或桶中，以防因瓶子破裂造成事故。

④ 要注意化学药品的存放期限，一些试剂在存放过程中会逐渐变质，甚至形成危害物。醚类、四氢呋喃、二氧六环、烯烃、液状石蜡等在见光条件下若接触空气可形成过氧化物，放置愈久愈危险。乙醚、异丙醚、丁醚、四氢呋喃、二氧六环等若未加阻化剂（对苯二酚、苯三酚、硫酸亚铁等）存放期不得超过 1 年。

⑤ 药品柜和试剂溶液均应避免阳光直晒及靠近暖气等热源。要求避光的试剂应装于棕色瓶中或用黑纸或黑布包好存于柜中。

⑥ 发现试剂瓶上的标签掉落或将要模糊时应立即贴好标签。无标签或标签无法辨认的试剂都要当成危险物品重新鉴别后小心处理，不可随便乱扔，以免引起严重后果。

⑦ 剧毒品应锁在专门的毒品柜中，建立双人登记签字领用制度。

4. 试剂的标签管理

（1）试剂　试剂一般均具有标签，上面包括物质名称、生产商或供货商、批号、纯度（含量）、储存条件等信息。使用者领用后，还应在试剂瓶上增加个开瓶标签，标签上必须包括以下内容：收到日期及开启日期；开启人；有效期/复验期；其他相关信息（可选）。

一次性使用完毕的试剂可不粘贴开瓶标签，但应在原始记录中详细记录该试剂的主要信息。

（2）试液　试液应归档留存制备记录，应专人管理、专门存放。同时，试液应粘贴统一标签，注明"溶质、溶剂、浓度、配制人、配制日期及有效期"等。名称填写化学名，缓冲液的名称后要注明溶液的 pH 值；溶液浓度可以用物质的量浓度、质量浓度、质量分数、体积分数等表示；当溶剂是水时不必写出，溶剂为非水物质时，应写出溶剂。

（3）滴定液　滴定液应由具有资质的人员严格按照药典或其他规定要求制备和标定，并将记录存档管理。装有滴定液的容器上应加贴明显的标签，标签上应包括滴定液名称、浓度、配制日期和配制者姓名、标定日期和标定者姓名。

5. 试剂的效期管理

（1）化学试剂有效期　化学试剂的有效期与化学品的化学性质相关。化学性质越稳定，有效期就越长，保存条件也简单。也与化学试剂的保存状况相关。化学试剂在贮存、运输和销售过程中会受到温度、光辐照、空气和水分等外在因素的影响，容易发生潮解、霉变、变色、聚合、氧化、挥发、升华和分解等物理化学变化，使其失效而无法使用。只要试剂的包装合理，贮存条件和运输方式适当，就能保证化学试剂在贮存、运输和销售过程中不变质。

一般情况下，试剂有出厂规定有效期的按出厂规定填写；既未规定，又不十分稳定的，由试剂管理者根据相关资料设定试剂的有效期，一般可为 1~5 年；相对稳定的试剂，有效期可为购入后 5 年。

若试剂保存状况出现异常，则要考虑缩短效期，或对试剂有效性重新进行确认。

（2）试液/滴定液有效期　对于标准/方法有要求的，按标准/方法执行。实验室常用溶液自配制之日起有效期为 3 个月，标准溶液有效期为 2 个月；易变质溶液，如缓冲溶液、$NaOH$、HCl、$Na_2S_2O_3$ 等有效期为 1 个月。或根据使用者的情况需要设定。

（3）超过有效期的试剂的处理　试剂超过效期,应不得使用。如果要使用:对于根据经验可以判定试剂比较稳定且所进行的实验仅作为一般性了解的,可直接使用,但应在记录中注明;对于需要出具报告或数据时,应对试剂进行性能确认后,再考虑下一步实验,并将确认结果在标签上明示。

6. 废弃化学试剂的处理

① 超过有效期或在有效期内性质发生改变（如潮解、结晶、凝固等现象）的试剂,可包装密封后按医疗废弃物处理规定进行集中处理。

② 废液应分门别类装在带有标签的适宜的容器中合并,并由相关部门集中处理。

二、实验室试剂安全注意事项

在使用化学试剂前必须对其安全性有一个全面了解,是否易燃易爆、是否有腐蚀性、是否强氧化性等,并针对性地采取一些安全防范措施。

一些常见化学试剂的安全使用注意事项及事故处理方法举例如下。

1. 酸

（1）注意事项　稀释硫酸时应将容器置于冷水中,硫酸缓慢倒入水中,不停搅拌,不可反操作（即不可将水倒入硫酸中）。挥发性的酸如盐酸、醋酸、硝酸、三氟乙酸、三氟甲磺酸、高氯酸等应在通风橱中操作,并戴上口罩、防护镜。

（2）事故处理　被酸灼伤时,先用大量水冲洗,再用3%～5%碳酸氢钠溶液清洗,然后再用水冲洗。严重者请速就医。

2. 碱

（1）注意事项　氢氧化钠、氢氧化钾、氨水等。使用时需穿隔离衣并戴手套。氢氧化钠和氢氧化钾应用玻璃器皿称量。氨水应在通风橱中操作。

（2）事故处理　皮肤接触,立即用水冲洗至少15分钟。若有灼伤,就医治疗。眼睛接触,立即提起眼睑,用流动清水或生理盐水冲洗至少15分钟。或用3%硼酸溶液冲洗。严重者就医。

3. 三氯甲烷

（1）注意事项　属中等毒性,对皮肤、眼睛、黏膜和呼吸道有刺激作用。它是一种致癌剂,可害肝和肾。易挥发,应避免吸入挥发的气体。操作时戴合适的手套和安全眼镜并始终在化学通风橱里进行。

（2）事故处理　眼睛接触时,立即提起眼睑,用大量流动清水或生理盐水彻底冲洗。吸入时,迅速脱离现场并转移至空气新鲜处。保持呼吸道通畅。发生火灾时,在上风处灭火,灭火剂为二氧化碳、砂土等。

4. 乙酸或甲酸

（1）皮肤接触　立即用水冲洗至少15分钟。

（2）眼睛接触　立即提起眼睑,用流动清水或生理盐水冲洗至少15分钟。

5. 易燃化学品事故处理

灭火时应选择合适的灭火剂,以下几种情况不能用水灭火。

① 钠、钾、镁、铝、电石、过氧化钠着火,应用干沙灭火。

② 比水轻的易燃液体,如汽油、苯、丙酮等着火,可用泡沫灭火器。

③ 有灼烧的金属或熔融物的地方着火时,应用干沙或干粉灭火器。

④ 电器设备或带电系统着火,可用二氧化碳灭火器或四氯化碳灭火器。

第三章 环保知识

第一节 相关法规

一、基本概念

1. 环境保护

环境保护是指采取行政的、法律的、经济的、科学技术的各方面措施,合理地利用自然资源,防止环境污染和破坏,以求保护和发展生态平稳,扩大有用自然资源的再生产,保障人类社会的发展。

2. 环境污染

环境污染是指有害物质或因子进入环境,并在环境中扩散、迁移、转化,使环境系统的生存和发展产生不利影响的现象。

二、环境保护的意义

党的十九届五中全会提出"坚持绿水青山就是金山银山理念,坚持尊重自然、顺应自然、保护自然,坚持节约优先、保护优先、自然恢复为主,守住自然生态安全边界。"绿水青山既是自然财富、生态财富,又是社会财富、经济财富。作为药学专业的学生,认真学习生态文明思想,认真贯彻新发展理念,在专业学习和实验实践过程中,始终把保护生态环境摆在突出位置,才能为高质量发展留出空间,才能为人与自然和谐相处贡献自己的力量,才能展现一名药学学生的职业道德和职业规范。

三、环保法律法规体系

要切实做好环境保护工作,需要许多相关的法律法规支持,这些法律法规是劳动者在从业过程中的行为准则。环境保护的法律法规,上到宪法,下到行业的准则条款,内容覆盖环境保护的方方面面。其中《中华人民共和国环境保护法》是环境保护体系的基本法,是制定各项环境单行法的依据。环保法律法规体系图见图1-3-1。

作为药物分析专业的学生,应该熟悉所属专业涉及的相关环保法律法规,在利于环境保护的大前提下,进行专业学习和实践,以下法律法规规章制度对检验检测活动中涉及的环境保护事项具有重要的指导意义。

2020年4月29日,十三届全国人大常委会第十七次会议审议通过了修订后的《中华人民共和国固体废物污染环境防治法》,自2020年9月1日起施行。该法共九章,其中第六章对危险废物的处置、收集、转移等做了详细的要求。

《国家危险废物名录》是根据《中华人民共和国固体废物污染环境防治法》的有关规定制定,该名录施行动态调整,需要及时关注。最新版的《国家危险废物名录》于2020年11月5日经生态环境部部务会议审议通过,自2021年1月1日起施行。名录中"第二条 具有下列

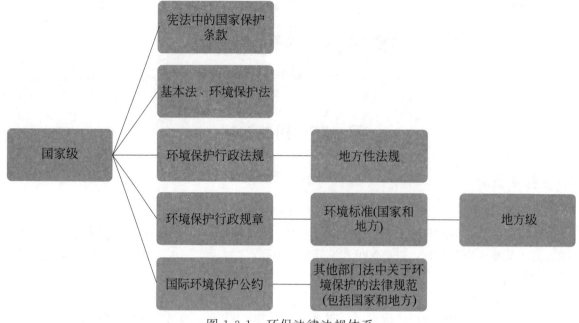

图 1-3-1 环保法律法规体系

情形之一的固体废物（包括液态废物），列入本名录：（一）具有毒性、腐蚀性、易燃性、反应性或者感染性一种或者几种危险特性的；（二）不排除具有危险特性，可能对生态环境或者人体健康造成有害影响，需要按照危险废物进行管理的。"

《危险化学品安全管理条例》中提到生产、经营、储存、运输、使用危险化学品和处置废弃危险化学品的单位（以下统称危险化学品单位），其主要负责人必须保证本单位危险化学品的安全管理符合有关法律、法规、规章的规定和国家标准的要求，并对本单位危险化学品的安全负责。

药品检验检测实验室产生的有机废液、无机废液（包括含重金属废液）、化学品废包装容器、制样过程中产生的样品废弃物、实验过程中使用的一次性耗材、过期留样、过期或变质化学品（含标准品）等，按照性质分为固体废弃物、液体废弃物和气体废弃物，按照危险性分为危险废弃物和非危险废弃物。废弃物不得随意混放，要根据废弃物（包括废液）的性质，分别依据相关规定加以处理。废弃物（包括废液）的回收及处理依赖于实验室中每一个实验人员，作为检验检测人员必须加深对环境保护相关法律法规的认识，自觉采取措施，防止污染，以免危害自身或者危及他人。

第二节 废弃物的处理方法

一、实验室废弃物的分类及特点

1. 实验室废弃物的分类

① 从形态上看，实验室排放的污染物主要以液体和固体废物为主，兼有少量废气。
② 按污染特性分为生物性污染物、化学性污染物和放射性污染物。

③ 从危险特性上看，既有剧毒、高毒化学品，又有易燃、易爆、强腐蚀性、放射性化学品。

④ 从对环境危害程度上看，既有严重危害环境的重金属盐等第一类污染物，又有酸碱化合物、有机溶剂等第二类污染物。

⑤ 从产生的时间上看，既有长期积累不能再用的报废化学品，又有近期实验产生的各种废物。

2. 实验室废弃物的特点

实验室排放污染物的特点是排放量少、种类多样、成分复杂、变化特别大，不同于一般的污染源排放的是特定的污染物、特定的排放时间和排放量。

实验人员每天做不同的实验项目，今天排放的物质和明天排放的物质是不一样的，很难用特定的模式去处理它。在实验室进行的药学分析实验，要求实验者在实验的始端就要尽量利用科学手段确保实验过程和终端均有利于实验者的学习、研究和身心健康，使环境少受或不受污染。

在实验项目的选择上，应充分考虑试剂和产物的毒性及整个过程所产生的三废（废液、废气、废渣）对环境的污染情况。尽量排除或减少对环境污染大、毒性大、危险大、三废处理困难的实验项目，选择低毒、污染小且后处理容易的实验项目。对不得已必须排放的废弃物应根据其特点，做到分类收集、安全存放、详细记录、集中处理。

二、实验室废弃物处置要求

① 任何产生实验废弃物的单位，都负有对危险实验废弃物作科学、合理地收集、暂存和无害化处理的责任，危险化学品参见《危险化学品目录》。

② 严禁将危险实验废弃物随意排入下水道以及任何水源，严禁乱丢乱弃或堆放在走廊、过道以及其他公共区域。生活垃圾和实验垃圾不得混放。

③ 各单位应对产生的危险实验废弃物进行分类收集，妥善贮存，收集容器外加贴标签（图 1-3-2），应注明废弃物品名称、主要成分，实验室名称、联系人姓名及电话、收集时间等信息，并确保标签不易脱落或擦拭掉。存储容器应密闭可靠，不破碎，不泄漏。

其中，一般废弃物不得与危险废弃物于同一贮存场所存放，固体废弃物与液体废弃物不得在同一容器内混合贮存，有机废液与无机废液不得在同一容器内混合贮存，危险废弃物不得混入一般废弃物，相互反应的危险废弃物不得在同一容器内混合贮存。

```
              实验室危险废弃物回收标签
实验室名称：
联系人：            联系电话：
废弃物名称：        毛重(kg)：
主要成分：
主要危害性：
开始收集时间：
```

图 1-3-2　实验室废弃物回收标签

④ 对于化学废弃物应先进行减害性预处理或回收利用，采取措施减少化学废弃物的体积、重量和危险程度，以降低后续处理处置的负荷。化学废弃物回收利用过程应达到国家和地方有

关规定的要求，避免二次污染。

三、实验室各类危险废弃物处置流程

（一）实验室化学废液

实验室废液主要分为无机废液、有机废液和有毒废液。各实验室应将废液进行分类储存，原则上用耐酸碱、耐腐蚀、材质轻便的回收瓶或桶储存。如需混装回收的，应对照《实验废液相容表》对废液进行混合，避免发生产生热量、产生有毒气体、爆炸等剧烈反应。

各类化学废液的分类标准如下。

1. 无机废液

此类废液主要包括重金属废液（含镉、铅、铬、铜、锌等废液）、汞系废液（如含硫酸汞、氯化汞、金属水银及汞的废液）、六价铬废液（如含重铬酸钾成分的废液）、酸性废液（如含盐酸、硫酸、硝酸等，不含重金属的无机酸类废液（铬酸除外）及碱性废液（如含氢氧化钠和氢氧化钾等碱类废液）。

2. 有机废液

此类废液主要包括废油（各类齿轮油、马达油等）、含卤素（如含氯甲烷、三氯甲烷、二氯甲烷、四氯化碳、甲基碘、氯苯类等废溶剂）溶液、非卤素（如含丙酮、甲苯、二甲苯、乙腈、吡啶等废溶剂）溶液。

3. 有毒废液

此类废液主要包括含有以下物质的溶液：乙酸汞、硝酸汞、三氧化二砷、红色氧化汞、丙烯醛、重铬酸钾、马钱子碱、氯磺酸、氟乙酸钠、亚硒酸、亚砷酸钠、2-氯乙醇、甲烷磺酰氯、氧氯化磷、五氧化二钒、DMSO（二甲基亚砜）、EB（溴化乙锭）、DEPC（二乙基焦碳酸酯）、丙烯酰胺、DTT（二硫苏糖醇）、TEMED、四甲基乙二胺、亚甲双丙烯酰胺、甲醛、Triton X-100、聚乙二醇辛基苯基醚、氰系废液（如含氰化钾、氰化钠成分或氰化合物的游离废液）等。

4. 剧毒废液

红色氧化汞、马钱子碱、三氧化二砷、二硫化二砷、硝酸汞、硝酸铊、丙烯醛、乙酸汞、亚硝酸、亚硝酸钠、亚砷酸酐、氟乙酸钠、叠氮钠、硫酸二甲酯、氧氯化磷、氰化钾、氰化钠、氰化银、氰化砷、氰化亚铜、碘甲烷、氯磺酸、五氯苯酚、高氯化汞、氯乙醇、氯乙酸、砷酸氢二钠、巯基乙醇、2-氯乙醇、2,4-二硝基氟苯。

（二）生物医疗固体废物

各类生物医疗固体废物（实验动物尸体及医学解剖人体组织另行处理）需用专用塑料袋进行包装，其中对有病原微生物污染的生化固废或被病原微生物污染过的废弃物，必须先在实验室采用高压蒸汽灭菌或放入 2000mg/L 有效氯消毒液浸泡消毒 1 小时进行灭活消毒；生物医疗固体废物中的锐器类废弃物送储时需用牢固、厚实的小纸板箱等容器妥善包装，避免外露伤人。

（三）实验用废玻璃

用于实验的废玻璃容器或耗材，用纸箱盛装并密封，应放入各相关实验垃圾专用存放地。

（四）实验室废弃物处置申报

实验室的废物、废液有一定存量后，由相应实验室负责人按规范自行处理，或将废物回收至废弃物暂存室，定期交由专业处理机构进行处理。

（五）实验室废弃物的交接及存放

① 需严格按照危废液、废弃物包装规定进行收集。

② 组织专门人员按约定时间将废液、废弃物运送至废弃物暂存室，运输前要严格按要求进行包装、堆放，转运过程需小心谨慎，避免发生危险及产生二次污染，废弃物暂存室管理人员需仔细核对并检查废物是否密封包装、贴有标签，同时办理签字移交手续。

③ 如废物、废液产生方没有详细提供废物、废液成分及废液成分特性的（瓶、桶身或固态物包装外上进行标注），废弃物暂存室不予接受。

④ 实验室在危险废弃物转移交接时，相关人员必须在场，填写表1-3-1《实验室废弃物处理登记表》，记录并存档。

表 1-3-1　实验室废弃物处理登记表

序号	名称	处理方式	处理日期	移交人	接受人

（六）实验室废弃物转运处置

实验室废弃物暂存室存放的废弃物达到一定数量后或每隔固定的周期联系并交由具有危险废物经营许可证的环保企业进行处理，实验室需与该企业签订《危险废物委托处理合同》（制式合同，由具有资质的企业提供），并线上填写《危险废物转移联单》（制式单据，由各市环保局指定网站下载）。

目前各地已经建立了危险废物产生、收集、运输、贮存、利用和处置等全过程监管体系。依托"互联网+"，完善危险废物电子转移联单，加强危险废物流向监控。结合监管网络平台建设，借助物联网、卫星遥感等信息化手段，逐步建立了"能定位、能查询、能跟踪、能预警、能考核"的危险废物全过程监管信息数据库，提升危险废物风险防控水平。推动了与交通主管部门危险货物运输管理系统互联互通和数据共享，建立了危险废物应急处置区域合作协调机制，提高了应急处置能力。

保护环境是每一个人义不容辞的责任和义务。实验室有毒、有害废弃物种类繁多、成分复杂，处理工作十分繁重，困难很大，需要严格科学的管理和高度负责的态度，并不断加强自身保护及环境保护意识，这也是实验室管理工作中非常重要的一环，必须引起所有实验者及管理者的高度重视。

第四章 数据与原始记录

第一节 有效数字及运算规则

能力目标
1. 能够准确理解有效数字、有效位数的含义。
2. 能够掌握数值修约及其进舍规则。
3. 能够正确运用进舍规则进行数值修约。

扫一扫 扫描二维码观看视频有效数字及运算规则。

一、有效数字

（一）有效数字的基本概念

有效数字系指在检验检测工作中所能得到有实际意义的数值，由可靠数字和最后一位不确定数字组成。

有效数字的定位，是指确定欠准数字的位置，这个位置确定后，其后面的数字均为无效数字。

通常，最后一位不确定数字的欠准程度只能是上下差1单位。

（二）有效位数

① 有效位数系指从非零数字最左一位开始，向右数而得到的位数。

例如，0.0020、0.020、0.20 和 2.0 均为 2 位有效位数，2.00 为 3 位有效位数，20.00 为 4 位有效位数，20.000 为 5 位有效位数。

② pH 值等对数值，其有效位数是由其小数点后的位数决定的。例如，pH＝10.53，其有效位数只有两位。

③ 个数、分数、倍数、常数等是没有欠准数字的，其有效位数可视为无限多位，在计算中，其有效位数应根据其他数值的有效位数而定。

例如，分子式"Na_2SO_4"中的"2"和"4"是个数；常数 e、π 等的有效位数也可视为是无限多位。

例如，乙酰嘧啶片项下【规格】6.25mg 和乌拉地尔注射液项下【规格】5ml：25mg 中的"6.25、5、25"为标示量，其有效位数也均为无限多位。

④ 在没有小数位且以若干个零结尾的数值中，有效位数系指从非零数字最左一位向右数得到的位数减去无效零（即仅为定位用的零）的个数。无效零可以用 10^n 来表示；n 可以是正整数，如 $n=1$、$10^1=10$，$n=2$、$10^2=100$，等等；n 也可以是负整数，如 $n=-1$、$10^{-1}=0.1$，$n=-2$、$10^{-2}=0.01$，等等。

例如，12000 中若有两个无效零，则为三位有效位数，应写作 120×10^2 或 1.20×10^4；若有三个无效零，则为两位有效位数，应写作 12×10^3 或 1.2×10^4。

二、数值修约及其进舍规则

1. 数值修约

数值修约是指通过省略原数值的最后若干位数字，调整所保留的末位数字，使最后所得到的值最接近原数值的过程；也可以理解为对拟修约数值中超出需要保留位数时的舍弃，根据舍弃数来保留最后一位数。

2. 确定修约位数的表达方式

（1）确定修约间隔　修约间隔是确定修约保留位数的一种方式。

① 指定修约间隔为 10^{-n}（n 为正整数），或指明将数值修约到小数点后 n 位。

② 指定修约间隔为 1，或指明将数值修约到个数位。

③ 指定修约间隔为 10^n（n 为正整数），或指明将数值修约到 10^n 数位，或指明将数值修约到"十""百""千"等数位。

例如，指定修约间隔为 0.1（或 10^{-1}），相当于将数值修约到小数点后一位；指定修约间隔为 100（或 10^2），相当于将数值修约到"百"数位。

（2）指定将数值修约成 n 位有效位数（n 为正整数）。

3. 进舍规则

① 拟舍弃数字的最左一位数字小于 5 时，则舍去，即保留的各位数字不变。

例如，将 34.1369 修约到一位小数（即小数点后一位），得 34.1；

将 34.1369 修约成三位有效数字，得 34.1。

② 拟舍弃数字的最左一位数字大于 5，或者是 5 且 5 后跟有并非全部为 0 的数字时，则进一，即在保留的末位数字加 1。

例如，将 34.6369 修约到个数位，得 35。

将 1486 修约到三位有效位数，得 149×10 或 14.9×10^2 或 1.49×10^3。

将 20.050002 修约到三位有效位数，得 20.1。

③ 拟舍弃数字的最左一位数字为 5，而右面无数字或皆为 0 时，若所保留末位数为奇数（1，3，5，7，9）的则进一，即保留数字末位数字加 1；若所保留末位数为偶数（0，2，4，6，8）则舍弃。

例如，将 20.15 修约到三位有效位数，得 20.2。

将 20.25 修约到三位有效位数，得 20.2。

④ 负数修约时，先将它的绝对值按上述规则进行修约，然后在所得值前面加上负号。

⑤ 不允许连续修约：拟修约数字应在确定修约间隔或指定修约数位后一次修约获得结果，不得多次按前面规则连续修约。

例如，修约 13.4546 修约间隔为 1，即修约至个位数。

正确的做法为：13.4546→13。

不正确的做法为：13.4546→13.455→13.46→13.5→14。

为便于记忆，上述进舍规则可归纳成下列口诀：四舍六入五考虑，五后非零则进一，五后全零看五前，五前偶舍奇进一，不论数字多少位，都要一次修约成。

三、运算规则

1. 数值相加减

许多数值相加减时应以各数值中绝对误差最大（即小数点后位数最少）的数值为准，以确定最终计算结果的有效数位。

例如，$24.76+0.00934+2.744=?$，在三个数值中 24.76 的绝对误差最大，其最末一位数为小数点后二位；用计算器运算后，最终计算结果应只保留至小数点后二位，而修约成 27.51。

2. 数值相乘除

许多数值相乘除时应以各数值中相对误差最大（即有效位数最少）的数值为准，确定最终计算结果的有效数位。

例如，$25.242\times0.08765\div0.89=?$，在三个数值中，0.89 的有效位数最少，仅为两位有效位数；用计算器运算后，最终计算结果应修约为两位有效位数，即 2.5。

3. 特别说明

① 在运算过程中，如不是用计算器一次性运算得出结果，而是需要经过多次求算得出最终结果，为减少舍入误差，其他数值的修约可以暂时多保留一位，等运算得到最终结果时，再根据有效位数弃去多余的数字。

例如，$25.242\times0.08765\div0.89$
$= 25.2\times0.0876\div0.89$
$= 2.21\div0.89$
$= 2.5$

② 在判定药品质量是否符合规定之前，应将全部数据根据有效数字和数值修约规则进行运算，将最终计算结果修约到标准中所规定的有效位数，而后进行判定。

第二节　数据记录及原始记录书写原则

能力目标

1. 能够掌握正确记录检验检测数据的方法。
2. 能够掌握原始记录书写原则。
3. 能够正确记录数据和书写检验检测原始记录。

一、数据记录

检验检测过程中，为保证检验检测结果的有效性，真实复现检验检测过程，要对数据记录进行严格控制。

① 客户合同要求和标准的限度要求，对读取数值的位数有具体规定的，记录时，读取数值的位数与要求一致。

② 检测若是自动显示数据的，按其显示的数据读取并如实记录，按有效数字修约规则修约后判定。

③ 非自动显示数据的仪器，一般读至最小分度后再估读一位后记录。

④ 以取样量、量具的精度等确定数字的有效位数，检测值必须与测量的准确度相符合，记录全部准确数字和一位欠准数字。

⑤ 进行计算时，应执行进舍规则和运算规则。如用计算器进行计算，应将计算结果修约后再记录下来。

二、原始记录书写原则

（一）基本要求

① 原始记录的内容应包括与检验有关的一切资料、数据和现象，完整地记录全过程。

② 原始记录是对实验过程的具体描述，不是对检验方法的照抄。

③ 原始记录应记录实验的全过程内容，包括合理的、不合理的所有现象，如有必要还需记录对异常现象的解释及验证。

④ 每一检品的原始记录应给出足够的信息以保证检验能够再现。

⑤ 原始记录填写一般使用碳素笔、签字笔等，禁止用铅笔、圆珠笔。

⑥ 原始记录应卷面整齐洁净、字迹清晰端正，尤其是0～9这10个阿拉伯数字和计量单位的书写。

⑦ 改正错误的时要用"杠改法"，即在需要改正的地方用笔画一横杠，保证划掉的数据清晰可辨认，在其上方或下方进行修改，并加盖改正人本人印章确认（如无个人印章，可由改正人签字并按手印确认）。

⑧ 原始记录一般不允许重新抄写整理，要保持原始记录的原始属性。如原始记录出现错误过多或卷面不洁、欲作废的情况，不准撕毁废弃，应加盖"作废"章，仍与重新填写的原始记录一起存档。

（二）填写要求

原始记录的填写内容一般至少包括以下内容（但不限于）。

1. 检品编号

检品编号为检品唯一性标识号，原始记录应妥善记录检品编号。

2. 原始记录页码

① 原始记录总页数等于手填原始记录页数与仪器设备自动记录页数之和。

② 手填写的原始记录和仪器谱图一般采用A4幅面纸，并算为1页；仪器设备自动记录纸如过小，可粘贴在A4幅面原始记录纸上；粘贴页与A4幅面记录纸之间加盖检验人本人印章或本人签名及手印。

③ 从第1页起，按顺序排列，注明第　页共　页，以防原始记录乱序和丢失。

3. 检验项目

检验项目名称应与标准中规定的名称一致。

4. 检验依据

检验依据为检品检验项目所依据的检验方法。

5. 检测地点、环境条件

检测地点指检测所在的主要区域（实验室），环境条件指相应实验室的温度、相对湿度及操作条件等。如果环境条件检测前后有所变化，对变化也应进行记录。

6. 检验日期

检验日期指从检验工作开始至最终完成的日期。

7. 仪器设备

仪器设备指检验用精密量具、仪器设备、检验人认为对检验结果有影响的其他设备。所需仪器设备应逐一填写,并注明仪器名称、型号、编号、检定校准有效期。

8. 标准物质/标准溶液/滴定液

① 实验过程中所需标准物质应逐一填写,并注明标准物质名称、浓度、批号、效期。

② 实验过程中所需标准溶液/滴定液应逐一填写,并注明标准溶液/滴定液名称、标定浓度、标定效期。

9. 检品处理

从检品(指检品基本信息确认,包括检品完整性、检品状态、检品保存条件、检品数量是否满足实验要求,是否存在不适合检验的情况)到实验过程中对检品进行的预处理、消化、浓缩、提取等操作过程。对检品处理过程可简单扼要描述,但对影响定值结果的取样量、定容体积、单位等应书写清楚。

10. 原始记录数据记录区内容填写

(1) 记录应包括至少以下部分:检验过程描述;检验数据(包括标准曲线、空白值、样品值、质控数据等);计算公式;每一个试样应检测的各部位数据或平行数据(包括数据的符合性判定);最终检验结果。

(2) 计算公式应考虑计量单位换算系数。

(3) 检验结果如定性给出的,结果应以文字的形式填写;如定量给出,则应填写数值及量值单位(应为法定计量单位或其导出单位)。

(4) 法定计量单位中对单位和词头符号的书写应规范。

① 单位和词头的符号所用字母一律为正体,例如毫米 mm、微米 μm。

② 单位符号字母一般为小写体,例如秒 s、分钟 min、小时 h;但如果单位名称来源于人名,符号的第一个字母一般为大写体,例如赫[兹]Hz、瓦[特]W、帕[斯卡]Pa。

③ 词头的符号字母,当所表示的因数小于 10^6 时为小写体,例如千(10^3)k;大于等于 10^6 时为大写体,例如兆(10^6)M。

(5) 药品原始记录中计量单位的书写参照《中国药典》2020年版凡例"计量"项下"本版药典采用的计量单位"。

(6) 不必书写计算过程的,可直接将计算值填入公式中。

(7) 计算值的有效数字或小数点后位数按有效数字运算规则确定,并按修约规则进行数字的修约。相对平均偏差、相对标准偏差等在修约时,采取"只进不舍"。

(8) 如某些数据系引用其他检验原始记录,应注明出处。

11. 签字

① 一般情况下检验原始记录最少由两个人签署姓名。

② 检验人员应在检验原始记录最下方"检验人"处签署姓名,复核人员在"复核人"处签署姓名。

③ 在检验过程中的异常情况及处置应填写在相关检验项目中。

特别说明,检验人和复核人签字前至少(不限于)要审核以下内容:

① 原始记录纸栏目填写是否齐全,有无差错;

② 数据是否现场实验真实记载；
③ 计算公式的应用是否正确，有无差错，导出数据是否合理；
④ 有效数值表达、进舍规则、异常值处理是否符合有关标准；
⑤ 环境条件记录是否出自测试现场；
⑥ 平行双样是否超差，有没有较大误差；
⑦ 书写要清晰，使用法定计量单位；
⑧ 检验过程是否和标准要求一致。

12. 常见检验项目类型记录的具体内容

可以参考表 1-4-1。

表 1-4-1 常见检验项目类型记录的具体内容

检验项目类型	原始记录内容（不限于）
外观性状	原料药应根据检验中观察到的情况如实描述药品的外观，不可照抄标准上的规定。如标准规定外观为"白色或类白色的结晶或结晶性粉末"，可依据观察结果记录为"白色结晶性粉末"。如遇异常时，应详细描述 制剂应描述供试品的颜色和外形，如：①本品为白色片。②本品为糖衣片，除去糖衣后显白色。外观性状符合规定者，应作出记录，不可只记录"符合规定"这一结论；对外观异常者（如变色、异臭、潮解、碎片、花斑等）要详细描述
相对密度	记录采用的方法（比重瓶法或韦氏比重秤法），测定时的温度，测定值或各项称量数据，计算公式与结果
熔点	记录采用熔点测定法中第几法，仪器型号或标准温度计的编号及其校正值，传温液名称，升温速度；供试品的干燥条件，初熔及全熔时的温度，熔融时是否有同时分解或异常的情况等。记录测定次数和每次测定值，取其平均值，记录其结果并与标准比较，再得出单项结论
旋光度	记录仪器型号，测定时的温度，供试品的称量及其干燥失重或水分，供试品溶液的配制，旋光管的长度，零点和供试品溶液旋光度的测定值各 3 次的读数及平均值，以及比旋度的计算等
显色反应或沉淀反应	记录简要的操作过程，供试品的取用量，所加试剂的名称与用量，反应结果（包括生成物的颜色，气体的产生或异臭，沉淀物的颜色，或沉淀物的溶解等）。采用药典未收载的试液时，应记录其配制方法或出处
pH 值	记录仪器型号，室温，校准用标准缓冲液的名称及其校准结果，供试品溶液的制备，测定结果
溶液的澄清度与颜色	记录供试品溶液的制备，浊度标准液的级号，标准比色液的色调与色号或所用分光光度计的型号和测定波长，比较（或测定）结果
干燥失重	记录分析天平的型号，干燥条件（包括温度、真空度、干燥剂名称、干燥时间等），各次称量及恒重数据（包括空称量瓶重及其恒重值，取样量，干燥后的恒重值）及计算等
崩解时限	记录仪器型号，介质名称和温度，是否加挡板，在规定时限（注明标准中规定的时限）内的崩解或残存情况，结果判断
容量分析法	记录供试品的称量，简要的操作过程，指示剂的名称，滴定液的名称及其浓度（mol/L），消耗滴定液的毫升数，空白试验的数据，计算公式与结果 电位滴定法应记录采用的电极；非水滴定要记录室温；用于原料药的含量测定时，所用的滴定管与移液管均应记录其校正值

续表

检验项目类型	原始记录内容(不限于)
重量分析法	记录供试品的称量,简要的操作方法,干燥或灼烧的温度,滤器(或坩埚)的恒重值,沉淀物或残渣的恒重值,计算公式与结果
紫外-可见吸收光谱特征	记录仪器型号,供试品的称量,溶剂名称与检查结果,供试品的溶解稀释过程,测定波长(必要时应附波长校正和空白吸收度)与吸收度值(或附仪器自动打印记录),以及计算公式与结果等
紫外-可见分光光度法	记录仪器型号,检查溶剂是否符合要求的数据,吸收池的配对情况,供试品与对照品的称量及溶解和稀释情况,核对供试品溶液的最大吸收峰波长是否正确,狭缝宽度,测定波长及其吸收度值,计算公式及结果。必要时应记录仪器的波长校正情况
红外光吸收图谱	记录仪器型号,环境温度与湿度,供试品的预处理和试样的制备方法,对照图谱的来源(或对照品的图谱),并附供试品的红外吸收图谱
原子吸收分光光度法	记录仪器型号和光源,仪器的工作条件(如波长、狭缝、光源灯电流、火焰类型和火焰状态),对照品溶液与供试品溶液的配制(平行试验各2份),每一溶液各3次的读数,计算结果
薄层色谱	薄层板所用的吸附剂,供试品的预处理,供试品溶液与对照品溶液的配制及其点样量,展开剂、展开距离、显色剂,色谱示意图;必要时,计算出 R_f 值
气相色谱法	记录仪器型号,色谱柱规格(柱长、内径及膜厚)、厂家及出厂序列号,载气和流速,柱温,进样口与检测器的温度,内标溶液,供试品的预处理,供试品与对照品的称量和配制过程,进样量,测定数据,计算公式与结果;并附色谱图。标准中如规定有系统适用性试验者,应记录该试验的数据(如理论板数,分离度,校正因子的相对标准偏差等)
高效液相色谱法	记录仪器型号,检测波长,色谱柱与柱温,流动相与流速,内标溶液,供试品与对照品的称量和溶液的配制过程,进样量,测定数据,计算公式与结果;并附色谱图。如标准中规定有系统适用性试验者,应记录该试验的数据(如理论板数,分离度,校正因子的相对标准偏差等)

参考文献

国家食品药品监督管理局药品认证管理中心. 药品GMP指南——质量控制实验室与物料系统. 北京:中国医药科技出版社,2011:44-47.

第三节 学习任务一 数据计算

能力目标

1. 能够根据检测过程,准确定位所需计算数据。
2. 能够正确理解计算公式并准确带入相应数据。
3. 能够正确计算实验结果并修约至标准要求的有效位。

一、任务描述

检验人员已采用药典方法完成对检品乙酰半胱氨酸颗粒干燥失重的检测，具体检测过程见本节附件1。请根据检测过程对乙酰半胱氨酸颗粒干燥失重结果进行系列计算，并得出最终实验结果。

二、相关理论知识

2020年版药典凡例中规定的各种纯度和限度数值以及制剂的重（装）量差异，系包括上限和下限两个数值本身及中间数值。规定的这些数值不论是百分数还是绝对数字，其最后一位数字都是有效位。

试验结果在运算过程中，可比规定的有效数字多保留一位数，而后根据有效数字的修约规则进舍至规定有效位。计算所得的最后数值或测定读数值均可按修约规则进舍至规定的有效位，取此数值与标准中规定的限度数值比较，以判断是否符合规定的限度。

例如，某药品颗粒的干燥失重，规定不得过4.0%，今取样2.0084g，干燥后减失重量0.0816g，请计算干燥失重并判定是否符合规定？

计算过程为 $0.0816 \div 2.0084 \times 100\%$，此为3个数值相乘除，其中0.0816的有效位数最少，为三位有效数字，因此最终结果应保留三位有效数字，在运算过程中暂时多保留一位。

经计算：

$0.0816 \div 2.0084 \times 100\%$
$= 0.0816 \div 2.008 \times 100.0\%$
$= 4.064\%$

由于计算器、Excel等辅助计算工具的发展，现在一般可以将数据直接带入公式一次性求算，再修约得到标准要求的有效位。

因药典规定的限度为不得过4.0%，故将计算结果4.064%修约到4.1%，大于4.0%，应判为不符合规定（不得大于4.0%）。

如将规定的限度改为"不得大于4%"，而其原始数据不变，则将计算结果修约得4%，未超过4%的限度，应判为符合规定（不得大于4%）。

上述举例仅是为了说明确定最终检验结果有效位的重要性，实际检验检测过程中出现临界值的情况，不能仅根据修约结果简单粗暴地判定，还需要通过复测、不确定度评估等一系列分析方式来做最终判定。

三、任务实施

（一）标准查询

根据任务要求，查找检品乙酰半胱氨酸颗粒药典标准。乙酰半胱氨酸颗粒为化学药品，该检品应在《中国药典》2020年版二部中查找。

（二）标准解读

在乙酰半胱氨酸颗粒干燥失重项下可得：减失重量不得过2.0%，其有效位为小数点后一位，即乙酰半胱氨酸颗粒干燥失重最终计算结果有效位为小数点后一位。

注：在运算过程中，可比规定的有效数字多保留一位数。

（三）确定运算数据

（1）确定干燥失重计算公式，从检测过程中准确找到计算所需数据。

$$干燥失重(\%) = \frac{W_1 + W_2 - W_3}{W_1} \times 100\%$$

式中：

W_1——供试品的重量（g）；

W_2——称量瓶恒重的重量（g）；

W_3——（称量瓶＋供试品）干燥后的重量（g）。

（2）根据本节附件1检测过程，查找供试品的重量。

称量瓶 A 中供试品质量：___1.0052___ g。

称量瓶 B 中供试品质量：___1.0079___ g。

（3）根据本节附件1检测过程，查找称量瓶恒重的重量。

称量瓶 A 恒重过程：___30.1428___ g，___30.1423___ g，___30.1421___ g。

称量瓶 B 恒重过程：___31.5517___ g；___31.5511___ g，___31.5513___ g。

注：恒重，除另有规定外，系指供试品连续两次干燥或炽灼后称重的差异在0.3mg以下的重量；恒重重量选择连续两次称量中数值较小的那一次。由此可得：

称量瓶 A 恒重重量：___30.1421___ g。

称量瓶 B 恒重重量：___31.5511___ g。

（4）根据本节附件1检测过程，（称量瓶＋供试品）干燥后的重量。

（称量瓶 A＋供试品）干燥后的重量：___31.1389___ g。

（称量瓶 B＋供试品）干燥后的重量：___32.5506___ g。

（四）数据计算

根据检测过程可知，本检品干燥失重测定了两个平行样，标记为供试品 A 和供试品 B。

（1）请根据干燥失重计算公式，分别计算供试品 A 和供试品 B 的干燥失重，并注意计算过程中的修约要求。

（2）请计算供试品干燥失重两次测定平均值。注：乙酰半胱氨酸颗粒干燥失重最终测定结果以平行样两次测定的平均值表示，请按要求修约得到最终结果。

说明：可以通过"第四节 学习任务二 原始记录书写练习"中"（十）检验结果"来检查一下计算是否正确。

附件 1

检测过程

一、称量瓶恒重

1. 取合适洁净的称量瓶___2___个，与瓶盖和瓶身磨砂口处用铅笔标记序号 A、B，称重，重量分别为___30.1428___g，___31.5517___g；
2. 置烘箱内___70.0___℃干燥___4___小时；
3. 取出，置干燥器中，冷却至室温；
4. 精密称定重量，重量分别为___30.1423___g，___31.5511___g；
5. 再置烘箱内___70.0___℃干燥___1___小时；
6. 取出，置干燥器中，冷却至室温；
7. 精密称定重量，重量分别为___30.1421___g，___31.5513___g。

二、称取供试品

在恒重的称量瓶 A、B 中分别称取供试品，平铺于干燥至恒重的扁形称量瓶，供试品重量分别为___1.0052___g，___1.0079___g。

三、干燥

1. 将称取供试品后的称量瓶置已升温至___70.0___℃的烘箱内，将瓶盖取下，置称量瓶旁；
2. 在___70.0___℃干燥___4___小时；
3. 盖好瓶盖，取出，移置干燥器中，冷却至室温；
4. 精密称定重量，重量分别为___31.1389___g，___32.5506___g。

注：空格内数字应在检测过程中按照实际操作进行填写，以上为模拟数据。

第四节　学习任务二　原始记录书写练习

能力目标

1. 能够准确读取检品和检品信息卡信息。
2. 能够正确分析检验依据，并解析成具有可操作性的步骤。
3. 能够准确填写原始记录，及时清晰有效记录实验信息。
4. 掌握结果判定方法并对实验结果符合性进行准确判断。

一、任务描述

请根据乙酰半胱氨酸颗粒检品和检品信息卡，获取有效信息，并针对该项目模拟填写检验原始记录。

二、相关理论知识

在检验岗位上，检验项目一般比较固定，检验原始记录模板也会经过编制，审核和批准被确定下来。被确定下来的原始记录将会作为受控文件进行编号管理。检验人员在使用时，应向管理部门领取，按照标准要求和实际检验过程填写原始记录，经各级审核后再上交管理部门。

编制填写原始记录的过程也是对整个检测活动的分析过程，也是将检测活动在脑海中预演的过程。本章第二节展示了原始记录至少应该包含的内容和填写要求，本章第三节模拟了乙酰半胱氨酸颗粒干燥失重数据处理分析过程。在此基础上，以乙酰半胱氨酸颗粒干燥失重为例，以具体检验项目分析检验过程，模拟填写原始记录。

三、任务实施

（一）检品信息的获取

检验人员接收到检品和检品信息卡后，要及时核对检品和检品信息卡（见本节附件1）信息，并填写至原始记录（见本节附件4）。

从本节附件1检品信息卡可以获取以下需在原始记录中填写的信息。

检品编号：_____。
样品名称：_____。
批　　号：_____。
规　　格：_____。
数　　量：_____。
剂　　型：_____。

（二）检品状态检查

(1) 检查检品包装有无破损，如无异常，即为包装完整，无异常状况，可画"√"确认。

(2) 检验所需数量应根据检验方法进行判断，最少应为一次完整检验量的3倍。

① 《中国药典》2020年版二部乙酰半胱氨酸颗粒干燥失重项下（见本节附件2）可得：取本品，在70℃干燥4小时，减失重量不得过2.0%（通则0831）。

在干燥失重项下未找到取样量，因此，需再通过查找《中国药典》2020年版四部通则0831（见本节附件3）。

② 根据通则0831规定"取约1g或各品种项下规定的重量"，由于乙酰半胱氨酸颗粒干燥失重项下未规定取样量，那每次检测取样量应为"约1g"，即在范围内（取用量为"约"若干时，系指取用量不得超过规定量的±10%）。由于检测需要平行样，因此供试品重量应至少大于_____g。

③ 通过本节附件1检品信息卡"规格_____；数量_____"可知，检品总重量为_____g。以此判断数量是否满足实验要求，如满足实验要求可画"√"确认。

如检品状态检查完成，请在原始记录上（见本节附件4）予以确认。

（三）检验项目

根据本节附件1检品信息卡可知，"检验项目_____"。

（四）检验日期

检验人员收到检品开始检验的日期为2021年3月1日，到2021年3月4日检验结束，请在原始记录上填写检验起止日期。

检验日期：_____。

（五）检验地点

此次检验项目为干燥失重，主要检验地点应为天平室，应在原始记录上予以记录。天平室温度应相对稳定，一般可以控制在 18～22℃，保持恒温；相对湿度保持在 40%～60% 为好。

天平室一般会配备温湿度计，实验过程中要及时记录温湿度。若检测时，天平室温湿度计显示温度为 21.0℃，相对湿度为 56.0%，请在原始记录上填写相关信息。

检验地点：_____　　　温度：_____℃　　相对湿度：_____%

（六）检验依据

根据本节附件 1 检品信息卡可知，"检验依据_____"。

检验依据内容见本节附件 2。

（七）仪器设备

由本节附件 2 可知，此次分析检验方法为通则 0831（见本节附件 3）。分析通则 0831 可知，干燥失重检测所需主要的仪器设备为电子天平和烘箱。电子天平应选择万分之一天平，烘箱温度范围应包含 70℃。

仪器型号为电子天平本身固有，可从仪器机身获取；编号为实验室内部控制唯一性编号，由各实验室自行编制，以方便仪器查找和控制；效期为检定校准有效期，在检定校准有效期内，以保证仪器准确性，使用前一定要仔细核对，不在有效期的仪器不可以使用。

如本次实验中电子天平型号为 CP，编号为 YQ-001，检定有效期至 2025 年 12 月 31 日；烘箱型号为 DHG，编号为 YQ-002，检定有效期至 2025 年 12 月 31。请在原始记录上如实填写。

电子天平　型号：_____　编号：_____　效期：_____
烘箱　　　型号：_____　编号：_____　效期：_____

（八）标准溶液

本实验没有用到标准溶液，不需填写，可以以"/"表示。在原始记录上填写如下：

标准溶液　浓度：/　　批号：/　　效期：/　　来源：/

（九）检验方法

检验方法不是对通则 0831（见本节附件 3）的照抄，而是根据检品性质将标准方法调整为具有可操作性的实验过程。标准方法具体分析过程如下。

1. 检验依据解析

《中国药典》2020 年版二部乙酰半胱氨酸颗粒，干燥失重项下标准规定：取本品，在 70℃ 干燥 4 小时，减失重量不得过 2.0%（通则 0831）。

由上可知：

① 供试品干燥温度_____℃；

② 供试品干燥时间_____小时；

③ 具体操作见通则 0831。

2. 通则 0831（见本节附件 3）解析

（1）制样过程　"取供试品，混合均匀（如为较大的结晶，应先迅速捣碎使成 2mm 以下的小粒）"。

观察检品状态，颗粒大小是否在 2mm 以下，如不符合要求需将待测检品研磨后混合，如符合要求可以直接混合。

（2）取样量确定　"取约 1g 或各品种项下规定的重量"。

乙酰半胱氨酸颗粒干燥失重项下要求"取本品"，即未规定取样量，因此应取约 1g（取用量为"约"若干时，系指取用量不得超过规定量的±10%）。取样范围＿＿＿＿＿＿＿＿＿＿。

（3）供试品盛放容器确定　"置与供试品相同条件下干燥至恒重的扁形称量瓶中"。

恒重温度：＿＿＿＿℃。恒重时间：第一次干燥4小时，后每次1小时直至恒重。供试品称量前，扁形称量瓶应已经恒重。

（4）"精密称定"　系指称取重量准确至所取重量的千分之一。

本次实验要求恒重，选择万分之一电子天平，满足实验要求。整个干燥失重过程需在同一台天平上完成称量过程。

（5）"除另有规定外，在105℃干燥至恒重。"

本次检测，在乙酰半胱氨酸颗粒干燥失重项下另有规定，因此需遵循乙酰半胱氨酸颗粒干燥失重项下规定，干燥温度不能选择105℃。

故盛有供试品扁形称量瓶的干燥温度为＿＿＿＿＿℃，干燥时间为＿＿＿＿＿小时即可，无需恒重。

（6）"由减失的重量和取样量计算供试品的干燥失重。"

需确定干燥失重计算公式：

$$干燥失重(\%) = \frac{W_1 + W_2 - W_3}{W_1} \times 100\%$$

式中：

W_1——供试品的重量（g）；

W_2——称量瓶恒重的重量（g）；

W_3——（称量瓶＋供试品）干燥后的重量（g）。

（7）"供试品干燥时，应平铺在扁形称量瓶中，厚度不可超过5mm，如为疏松物质，厚度不可超过10mm。"

为保证干燥效果，供试品在扁形称量瓶中的厚度是有要求的。在取样量确定的情况下，就需要选择合适规格的称量瓶以达到要求。

（8）"放入烘箱或干燥器进行干燥时，应将瓶盖取下，置称量瓶旁，或将瓶盖半开进行干燥。"

本次实验要求烘箱干燥，操作时，盛有供试品的称量瓶放入烘箱后，应将瓶盖取下置称量瓶旁，或将瓶盖半开进行干燥。

（9）"取出时，须将称量瓶盖好。置烘箱内干燥的供试品，应在干燥后取出置干燥器中放冷，然后称定重量。"

干燥结束后，盛有供试品的称量瓶取出时，应先将称量瓶盖好，即刻放入干燥器中冷却至室温后称重。

（10）"供试品如未达规定的干燥温度即融化时，除另有规定外，应先将供试品在低于熔化温度5~10℃的温度下干燥至大部分水分除去后，再按规定条件干燥。生物制品应先将供试品于较低的温度下干燥至大部分水分除去后，再按规定条件干燥。"

供试品在干燥过程中，如发生如上状况，应按上述方法进行处理。

（11）"当用减压干燥器（通常为室温）或恒温减压干燥器（温度应按各品种项下的规定设置。生物制品除另有规定外，温度为60℃）时，除另有规定外，压力应在2.67kPa（20mmHg）以下。干燥器中常用的干燥剂为五氧化二磷、无水氯化钙或硅胶；恒温减压干燥器中常用的干燥剂为五氧化二磷。应及时更换干燥剂，使其保持在有效状态。"

本次测定需要烘箱干燥，干燥结束后，于干燥器内放冷后称量，因此干燥操作前需准备好含有干燥剂的干燥器。可以使用硅胶作为干燥剂,实验准备时应检查干燥器内硅胶干燥剂状态,硅胶由蓝变红时应及时更换。

3. 检测过程整理

通过对标准方法的解析,形成符合标准规定的、具有可操作性的检测过程记录,见本节附件4"三、检验方法"。

(十)检验结果

检验结果可以根据计算公式,直接带入数据计算。如根据本章第三节附件1检测过程进行数据计算,在原始记录中直接书写计算过程,得到最终检验结果。

(1)请分别计算供试品A和供试品B的干燥失重。

① 供试品A 干燥失重(%)$\frac{1.0052g + 30.1421g - 31.1389g}{1.0052g} \times 100\% = 0.84\%$

② 供试品B 干燥失重(%)$= \frac{1.0079g + 31.5511g - 32.5506g}{1.0079g} \times 100\% = 0.83\%$

(2)请计算供试品两次测定相对平均偏差,以判断两次测定平行性是否符合规定。注:①相对平均偏差、相对标准偏差等在修约时,采取"只进不舍"。②两次测定相对平均偏差应≤1.5%。

$$相对平均偏差(\%) = \frac{0.84\% - 0.83\%}{0.84\% + 0.83\%} \times 100\% = 0.6\%$$

0.6%≤1.5%,平行性良好。

(3)请计算供试品干燥失重两次测定平均值。乙酰半胱氨酸颗粒干燥失重最终测定结果以平行样两次测定的平均值表示。

$$干燥失重(\%) = \frac{0.84\% + 0.83\%}{2} = 0.835\%$$

(十一)标准规定

根据本节附件1检品信息卡,可知"判定依据_____"。

《中国药典》2020年版二部乙酰半胱氨酸颗粒燥失重项下规定减失重量不得过_____(见本节附件2)。

(十二)结论

根据最终检测结果,根据判定依据来确定是否符合规定。

乙酰半胱氨酸颗粒干燥失重为_____,判定为_____(药典规定的限度为不得过2.0%)。

(十三)思考练习

请根据以上学习内容,完整填写本节附件4原始记录。

参考文献

[1] 国家药典委员会. 中华人民共和国药典二部. 2020年版. 北京:中国医药科技出版社,2020:8.
[2] 国家药典委员会. 中华人民共和国药典四部. 2020年版. 北京:中国医药科技出版社,2020:113.
[3] 中国食品药品检定研究院. 中国药品检验标准操作规范. 2019年版. 北京:中国医药科技出版社,2019:331-333,705.

附件1

×××××××××××公司	文件编号：×××××××××××××××

检品信息卡

检品编号：HY210001

样 品 名 称	乙酰半胱氨酸颗粒	规 格	0.1g×10袋/盒
剂 型	颗粒	数 量	5盒
保质期/限期使用日期	36个月	生产日期/批 号	20210222
贮 藏 条 件	遮光，密封，在阴凉干燥处	收样日期	2021.3.1
生 产 单 位	×××制药有限公司	检验类别	委托
委 托 单 位	×××制药有限公司		
检 验 项 目	干燥失重		
检 验 依 据	《中国药典》2020年版二部乙酰半胱氨酸颗粒		
判 定 依 据	《中国药典》2020年版二部乙酰半胱氨酸颗粒		

检品流转表

	流转程序	签名	日期
业务科	收检录入		
	核对分发		
主检科室	检科室签收		
	（主）检验人收样		
	检验完成		
	核对		
	审核		
	授权签字人审签		
业务科	报告打印		
	校对发出		

备注：

附件2

乙酰半胱氨酸颗粒

Yixian Banguang'ansuan Keli

Acetylcysteine Granules

本品含乙酰半胱氨酸（$C_5H_9NO_3S$）应为标示量的90.0%～110.0%。

【性状】本品为可溶性细颗粒；气芳香。

【鉴别】(1) 照薄层色谱法（通则0502）试验。

供试品溶液 取本品适量（约相当于乙酰半胱氨酸0.2g），加水20ml溶解，用1mol/L氢氧化钠溶液调节pH值至6.5，并用水稀释至40ml。

对照品溶液 取乙酰半胱氨酸对照品0.2g，加水20ml溶解，用1mol/L氢氧化钠溶液调节pH值至6.5，并用水稀释至40ml。

色谱条件 采用硅胶G薄层板，以正丁醇-冰醋酸-水（4∶1∶5）混合并平衡10分钟的上层液为展开剂。

测定法　吸取供试品溶液与对照品溶液各 5μl，分别点于同一薄层板上，展开，取出，在热气流下吹干，再于碘蒸气中显色。

结果判定　供试品溶液所显主斑点的位置和颜色应与对照品溶液的主斑点相同。

（2）在含量测定项下记录的色谱图中，供试品溶液主峰的保留时间应与对照品溶液主峰的保留时间一致。

以上（1）、（2）两项可选做一项。

【检查】酸度　取本品，加水溶解并稀释制成 10% 的溶液，依法测定（通则 0631），pH 值应为 2.0～3.0。

干燥失重　取本品，在 70℃ 干燥 4 小时，减失重量不得过 2.0%（通则 0831）。

有关物质　照高效液相色谱法（通则 0512）测定。

供试品溶液　取本品细粉适量（约相当于乙酰半胱氨酸 25mg），精密称定，置 25ml 量瓶中，加流动相使溶解并稀释至刻度，摇匀，滤过，取续滤液。

对照溶液　精密量取供试品溶液 1ml，置 100ml 量瓶中，用流动相稀释至刻度，摇匀。

色谱条件　用十八烷基硅烷键合硅胶为填充剂；以硫酸铵缓冲液（取硫酸铵 2.25g、庚烷磺酸钠 1.82g，用水稀释至 450ml，用 7mol/L 的盐酸溶液调节 pH 值至 1.4）-甲醇（90：10）为流动相；检测波长为 205nm；进样体积 10μl。

系统适用性要求　理论板数按乙酰半胱氨酸峰计算不低于 1000。

测定法　精密量取供试品溶液与对照溶液，分别注入液相色谱仪，记录色谱图至主成分峰保留时间的 3 倍。

限度　供试品溶液色谱图中如有杂质峰，单个杂质的峰面积不得大于对照溶液的主峰面积（1.0%），各杂质峰面积的和不得大于对照溶液主峰面积的 1.5 倍（1.5%）。

其他　除粒度外，应符合颗粒剂项下有关的各项规定（通则 0104）。

【含量测定】照高效液相色谱法（通则 0512）测定。

溶剂　焦亚硫酸钠溶液（1→2000）。

供试品溶液　取本品 10 袋，将内容物全量转移至 500ml 量瓶中，加溶剂适量，振摇使溶解并稀释至刻度，摇匀，精密量取 25ml，置 100ml（0.1g 规格）或 200ml（0.2g 规格）量瓶中，用溶剂稀释至刻度，摇匀，滤过，取续滤液。

对照品溶液　取乙酰半胱氨酸对照品约 50mg，精密称定，置 100ml 量瓶中，加溶剂溶解并稀释至刻度，摇匀。

色谱条件　用十八烷基硅烷键合硅胶为填充剂；以 0.05mol/L 磷酸氢二钾溶液（用磷酸调节 pH 值至 3.0）为流动相；检测波长为 214nm；进样体积 20μl。

系统适用性要求　理论板数按乙酰半胱氨酸峰计算不低于 1000。

测定法　精密量取供试品溶液与对照品溶液，分别注入液相色谱仪，记录色谱图。按外标法以峰面积计算。

【类别】同乙酰半胱氨酸。

【规格】（1）0.1g （2）0.2g

【贮藏】遮光，密封，在干燥处保存。

附件 3

0831　干燥失重测定法

取供试品，混合均匀（如为较大的结晶，应先迅速捣碎使成 2mm 以下的小粒），取约 1g 或各品种项下规定的重量，置与供试品相同条件下干燥至恒重的扁形称量瓶中，精密称定，除另有规定外,在105℃干燥至恒重。由减失的重量和取样量计算供试品的干燥失重。

供试品干燥时,应平铺在扁形称量瓶中,厚度不可超过5mm,如为疏松物质,厚度不可超过10mm。放入烘箱或干燥器进行干燥时,应将瓶盖取下,置称量瓶旁,或将瓶盖半开进行干燥;取出时,须将称量瓶盖好。置烘箱内干燥的供试品,应在干燥后取出置干燥器中放冷,然后称定重量。

供试品如未达规定的干燥温度即融化时,除另有规定外,应先将供试品在低于熔化温度5～10℃的温度下干燥至大部分水分除去后,再按规定条件干燥。生物制品应先将供试品于较低的温度下干燥至大部分水分除去后,再按规定条件干燥。

当用减压干燥器(通常为室温)或恒温减压干燥器(温度应按各品种项下的规定设置。生物制品除另有规定外,温度为60℃)时,除另有规定外,压力应在2.67kPa(20mmHg)以下。干燥器中常用的干燥剂为五氧化二磷、无水氯化钙或硅胶;恒温减压干燥器中常用的干燥剂为五氧化二磷。应及时更换干燥剂,使其保持在有效状态。

附件4

××××××××××公司　　　文件编号:××××××××××××××

原始记录

检品编号:＿＿＿＿＿＿＿＿＿＿　　检品名称:＿＿＿＿＿＿＿＿＿＿
批　　号:＿＿＿＿＿＿＿＿＿＿　　规　　格:＿＿＿＿＿＿＿＿＿＿
数　　量:＿＿＿＿＿＿＿＿＿＿　　剂　　型:＿＿＿＿＿＿＿＿＿＿
检验项目:＿＿＿＿＿＿＿＿＿＿＿＿＿＿＿＿＿＿＿＿＿＿＿＿＿＿
检验依据:＿＿＿＿＿＿＿＿＿＿＿＿＿＿＿＿＿＿＿＿＿＿＿＿＿＿
样品状态:包装完整□,无异常情况□,数量满足实验要求□。
检验日期:
检验地点:　　　　　　温度:　　　℃　相对湿度:　　　%

一、仪器设备
1. 仪器名称:　　　型号:　　　　编号:　　　　效期:
2. 仪器名称:　　　型号:　　　　编号:　　　　效期:
二、标准溶液　　浓度:　　　　批号:　　　　效期:
三、检验方法
(一)称量瓶恒重
温度:＿＿℃;首次干燥:＿＿h;重复干燥:＿＿h时;干燥器中放冷:＿＿min。
称量瓶恒重:　　瓶A　　　瓶B
首次干燥:
重复干燥:

恒重:　　　　　　　　　(与上一次称重差异≤0.3mg)
(二)供试品干燥
精密称取供试品A＿＿＿＿＿g、供试品B＿＿＿＿＿g,依次平铺于上述干燥至恒重的扁形称量瓶中(厚度不超过5mm),进行测定,

检验人:　　　　　　复核人:　　　　　　　　　第　　页　共　　页

××××××××××公司　　　　　文件编号：××××××××××××

温度：＿＿＿＿℃；干燥：＿＿＿＿h；干燥器中放冷：＿＿＿＿min。

供试品＋瓶：　　　供试品A＋瓶1　　　供试品B＋瓶2

干燥后重：

四、检验结果

(1) 供试品A干燥失重(%) $= \dfrac{\text{x.××××g} + \text{xx.××××g} - \text{xx.××××g}}{\text{x.××××g}} \times 100\%$ = x.××%

(2) 供试品B干燥失重(%) $= \dfrac{\text{x.××××g} + \text{xx.××××g} - \text{xx.××××g}}{\text{x.××××g}} \times 100\%$ = x.××%

相对平均偏差(%) $= \dfrac{\text{x.××%} - \text{x.××%}}{\text{x.××%} + \text{x.××%}} \times 100\%$ = x.×%（应≤1.5%）平行性良好。

干燥失重(%) $= \dfrac{\text{x.××%} + \text{x.××%}}{2}$ = x.×%

五、标准规定

乙酰半胱氨酸颗粒燥失重减失重量不得过2.0%。

六、结论

检验人：　　　　复核人：　　　　　　　　　　第　页 共　页

第五章 取样

能力目标
1. 掌握取样件数和取样量的计算。
2. 掌握取样的基本操作要求。
3. 熟悉取样流程和注意事项。

一、取样的概念

取样就是从某一总体（物料或成品）中取出能代表整体质量的小量样品的操作。取样是药品检验工作流程的第一步，为从源头上保证检验结果的可靠性，应按照请检单（以物料为例见附件1）的要求，注意取样的科学性、真实性和代表性，遵循随机、客观、均匀、合理的原则。药品生产的各个环节都有可能需要取样，进行质量检查。本节所述取样操作主要与以下生产环节的质量控制相关。

① 原材料（包括辅料、活性成分和包装材料）；
② 中间产品；
③ 中间过程控制的取样；
④ 成品（包括留样的取样）。

二、取样基本要求

1. 人员要求与防护

① 有传染性疾病或身体暴露部分有伤口的人员不宜进行取样操作。
② 取样人员应具有良好的视力和对颜色分辨、识别的能力。
③ 取样人员应经过相应的取样操作培训，使其充分掌握所取物料与产品的知识、相应的取样技术和取样工具的使用方法；对于无菌物料及产品的取样人员应进行无菌知识和操作要求的培训，以便能安全、有效地工作。
④ 取样时应穿着符合相应防护要求的服装，预防污染物料和产品，并预防取样人员因物料和产品受到伤害。
⑤ 能根据观察到的现象做出初步的质量判断和评估，并采取相应的控制措施。

2. 取样器具

① 常见的取样器具有浸取式吸管、不锈钢分层取样器（液体、固体）、不锈钢勺、铲子、镊子、钳子等，取样器具一般应具有表面光滑，易清洁和灭菌等特点，取样前应根据样品特性选取合适的取样器具。
② 取样器具在使用完毕后应及时清洗，具体可先用饮用水冲洗数次，然后用洗涤剂反复刷洗，再用饮用水反复冲洗至无泡沫，最后用纯化水淋洗三遍，晾干或烘干即可。
③ 取样器具在使用前应进行消毒，通常用75%乙醇擦拭。微生物检查或无菌产品的取样器具还应当进行灭菌，并在有效期内使用。

3. 样品容器

当取样用到容器时，取样用的样品容器一般应满足以下要求。

① 方便装入和倒出样品，且便于携带和存储。

② 容器应避免与样品发生反应、吸附或引起污染。

③ 样品容器应能够防止样品受到环境、微生物、热原等污染，并根据样品的贮存要求，能避光、隔绝空气与水分，防止样品出现较原包装更易降解、潮解、吸湿、挥发等情况。

④ 样品容器一般应密封，最好有防止随意开启的装置。

4. 取样间

原料药或中间品取样操作需在仓储区的物料取样间（取样区）内进行时。取样间的空气洁净度级别应当与生产要求一致。如在其他区域或采用其他方式取样，应当能够防止污染或交叉污染。

三、取样流程

1. 取样前准备工作

① 取样员接到取样通知后，应根据物料请检单（可参考附件1）所记录的品名、规格、数量等信息计算取样件数和取样量。

从来源可靠且均匀的物料与产品中取样时，应按批取样。若总件数为 n，则当 $n \leq 3$ 时，每件取样；当 $3 < n \leq 300$ 时，按 $\sqrt{n}+1$ 件随机取样；当 $n > 300$ 时，按 $\frac{\sqrt{n}}{2}+1$ 件随机取样。

从同批药材和饮片包件中抽取供检验用样品时：若总包件数不足5件的，逐件取样；5~99件，随机抽5件取样；100~1000件，按5%比例取样；超过1000件的，超过部分按1%比例取样；贵重药材和饮片，不论包件多少均逐件取样。

取样量应能满足检验和留样需求，一般情况下，检验样品量至少为全检量3倍，留样样品量应执行相应的操作规程。

② 准备样品标签、取样证、洁净的取样器具（记好数量）、样品盛装容器、辅助工具（手套、剪刀、刀子、笔等）前往规定地点取样。

2. 取样前确认和核对内容

到取样现场后，首先核对品名、批号、规格、产地（中药材和饮片）、供应商（原辅料）及包装式样等，检查包装的完整性、清洁程度以及有无水迹、霉变或其他物质污染等情况，详细记录。凡有异常情况的包件，应单独检验并拍照。

3. 取样操作

取样操作要保证样品的代表性，一般情况下，应根据待取样品的状态和检验项目要求采取不同的取样器具和方法。

固体样品用洁净的分层取样器或药匙在每一包件不同部位（不得少于3个取样点）取样。样品放在洁净的样品容器中，封口。

液体样品摇匀后用不锈钢液体分层取样器从上、中、下三个部位抽取，放在洁净的玻璃瓶或塑料瓶中，封口。

中间产品采用在线取样的，应能够及时准确反映生产情况，充分考虑工艺和设备对样品的影响，选择相应的生产时段和取样位置进行取样操作。

样品容器应贴上样品标签，注明样品名称、批号、取样日期、取自哪一包装容器、取样人等信息,样品容器标签可参考附件2。

4. 取样标识

取样完毕,按原包装密封已取样的包件,在已取样包件上贴上取样标识,标明取样量、取样人和取样日期,取样标识可参考附件3。

5. 取样记录

认真填写取样记录,记录中至少应包括品名、批号、规格、总件数、取样件数、取样编号、取样量、分样量、取样地点、取样人、取样日期等内容,取样记录(以原辅料为例)可参考附件4。

6. 样品合并与分样

取样后应分别进行样品的外观检查,必要时进行鉴别检查。若每个样品的结果一致,则可将其合并为一份样品,并分装为检验样品和留样样品。

四、注意事项

① 取样前后均要清点取样工具数量,避免取样工具遗留在物料或产品中。

② 原辅料取样时,为了保证人员安全和避免物料交叉污染,取样人员必须戴上一次性套袖、塑料手套,必要时应戴上防护眼镜。

③ 取样过程中不允许同时打开两个物料的包装,防止物料交叉污染。

④ 已取出的样品不得重新放回到原容器中。

⑤ 每种物料取样结束后,应对取样间进行清场和清洁,以防止再次取样时发生污染和交叉污染。取样间的地面、墙壁、门窗和层流罩等,应每日清洁,消毒。

参考文献

国家食品药品监督管理局药品认证管理中心. 药品GMP指南——质量控制实验室与物料系统. 北京:中国医药科技出版社, 2011: 27-43.

附件1

××××××××××××公司　　　　文件编号:××××××××××××××××

物料请检单

物料名称			批号			
物料来源			数量		kg	第一联 实验室留存
请检日期			件数			
请检部门			请检人			
物料类别	原辅材料□	中间产品□		成品□	其他□	
检验项目	检验结果	检验项目	检验结果	检验项目	检验结果	
其他						
参考标准	企标(QB)□	国标(GB)□				
备注						

注:按照要求在"□"内打"√"。

××××××××××公司			文件编号：××××××××××××××			
物料请检单						
物料名称			批号			第二联 申请部门留存
物料来源			数量		kg	
请检日期			件数			
请检部门			请检人			
物料类别	原辅材料□	中间产品□		成品□	其他□	
检验项目	检验结果	检验项目	检验结果	检验项目	检验结果	
其他						
参考标准	企标(QB)□	国标(GB)□				
备注						

注：按照要求在"□"内打"√"。

附件 2

××××××××××公司	文件编号：××××××××××××××

样品标签

样　品　标　签			
品名：		规格：	
批号：		样品数量：	
取样地点：			
取样人：		取样日期： 年 月 日	

附件 3

××××××××××公司	文件编号：××××××××××××××

取样标签

取样证

取样人：_____

日　期：____年____月____日

包件号：_____

取样量：_____

附件 4

××××××××××公司　　　　　文件编号：××××××××××××××××

原辅料取样记录

取样日期	物料名称	供货单位	批号	规格	取样地点	温湿度	样品暴露时间	取样工具	批量及件数	取样件数	取样量	取样人
月　日												
月　日												
月　日												
月　日												
月　日												
月　日												
月　日												
月　日												

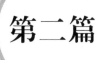

第二篇 基础理化

第一章 玻璃仪器

📹 扫一扫　扫描二维码观看视频 25mL 酸碱两用滴定管的校正。

第一节 玻璃仪器的分类和使用

能力目标
1. 熟悉玻璃仪器的分类。
2. 掌握滴定管、容量瓶、移液管和刻度吸管的使用方法。

一、玻璃仪器的分类

药品检验实验室中常用的玻璃仪器按用途一般分为烧器、量器和容器以及其他玻璃容器。

（1）烧器　烧器是指可直接或间接进行加热的玻璃仪器，材质可耐骤冷或骤热，如烧杯、试管、锥形瓶、烧瓶等。

（2）量器　量器是指用于准确或粗略测量、量取液体容积的玻璃仪器，表面刻有较精密刻度，如量杯、量筒、容量瓶、滴定管、移液管、刻度吸管等。

（3）容器　容器指用于存放固体或液体化学药品、化学试剂、水样等的玻璃容器，其特点是器壁较厚，如试剂瓶、广口瓶、细口瓶、称量瓶、滴瓶等。

（4）其他玻璃仪器　其他玻璃仪器还有管、棒类，如冷凝管、离心管、比色管、玻璃棒等；与气体操作使用有关的仪器，如气体发生器、气体干燥瓶等；过滤器类，如漏斗、分液漏斗、布氏漏斗、抽滤瓶等；光学玻璃仪器，如比色皿、显微镜头等。

二、玻璃仪器的使用

实验室的玻璃仪器都有使用方法和要求，其中用于容量分析的玻璃仪器的使用方法尤为重要，若使用不正确，即使准确度很高的容量仪器，也会得到不准确的测量结果。

（一）滴定管

滴定管是由具有准确刻度的细长玻璃管及开关组成，在滴定时用来测定自管内流出溶液的体积。

1. 种类

（1）按形态来分 滴定管种类有酸式滴定管、碱式滴定管、酸碱两用滴定管、自动滴定装置。酸式滴定管有玻璃活塞开关，通过旋转活塞控制液体流出，可盛放酸液及氧化性溶液，不能盛放碱液，因为碱液会腐蚀玻璃活塞。碱式滴定管下端用橡皮管连接一支带有尖嘴的小玻璃管，橡皮管内装有一个玻璃球，通过挤压玻璃球控制液体滴出。碱式滴定管用于盛放碱液，不能盛放酸或氧化剂等腐蚀橡皮的溶液。酸碱两用滴定管的活塞材料为聚四氟乙烯，耐酸碱，可用于盛放酸液和碱液。见图2-1-1。

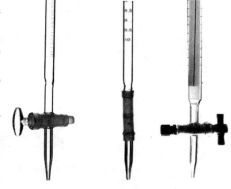

图 2-1-1 滴定管

（2）按规格来分 滴定管有不同规格，在容量分析时，根据滴定液的消耗量来选择合适规格的滴定管，以减少体积测量的误差，常量分析用 50ml 和 25ml 规格，半微量滴定管规格有 10ml 和 15ml，微量滴定管有 1ml、2ml 和 5ml 等规格。

（3）按颜色来分 滴定管有无色、棕色两种。需要避光的滴定液，如碘滴定液、亚硝酸钠滴定液等，需要用棕色滴定管。

2. 使用

（1）检漏 滴定管使用前需检查是否漏水。在滴定管内装满水，置滴定管架上直立 2 分钟，观察有无水滴出或渗出，酸式滴定管和酸碱两用滴定管在检漏时还需将活塞旋转 180°，再静置 2 分钟观测，若均不漏水，即可使用。

若酸式滴定管出现漏水或活塞转动不灵活的情况，需在活塞上涂凡士林。取出玻璃活塞，用滤纸擦干活塞及活塞套，在玻璃活塞塞孔的两端涂一薄层凡士林，小心不要涂在塞孔处以防堵塞孔眼，然后把活塞插入活塞套中，向同一方向旋转活塞，直到活塞和活塞套上的凡士林均匀透明为止。

若碱式滴定管漏水，可将橡皮管内的玻璃珠稍加转动或移动，若处理后仍漏水，则检查乳胶管的大小与玻璃珠大小是否适宜、乳胶管是否老化，并及时更换。

（2）润洗 滴定管使用前应洗涤干净，用于非水滴定法的滴定管必须洁净干燥。在装溶液前，先用少量（5~10ml）滴定液润洗滴定管三次，除去残留在管壁和管尖内的水，避免滴定液被水稀释。

（3）装液 滴定液装入至滴定管"0"刻度线以上，排除滴定管尖端的气泡，再调整溶液的液面至"0"刻度线处，即可进行滴定。

酸式滴定管和酸碱两用滴定管的排气泡方法为：将滴定管倾斜约 30°，打开活塞使溶液快速流出，排除气泡。

碱式滴定管排气泡方法：把橡皮管向上弯曲，玻璃尖嘴斜向上方，用两指挤压玻璃珠，使溶液从滴定管尖冲出，赶走气泡。

（4）滴定　酸式滴定管和酸碱两用滴定管的滴定方式相同，右手握锥形瓶，左手握滴定管。左手拇指在前、食指和无名指在后，控制活塞转动使滴定液流出，手心空握以防将活塞推出。

使用碱式滴定管时，同样右手握锥形瓶，左手握滴定管。用左手拇指和食指捏住玻璃珠所在部位，其他三指夹住尖嘴玻璃管，通过挤压橡皮管，使滴定液可从玻璃珠旁边的空隙流出。边滴定边振摇锥形瓶，向同一方向做圆周运动。见图 2-1-2。

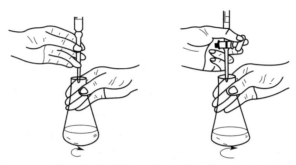

图 2-1-2　滴定管的使用（左为碱式管，右为酸式管）

（5）读数　读数前需等 1~2 分钟，使液面稳定。读数时应将滴定管取下，用拇指和食指捏住滴定管上部无刻度处，保持滴定管垂直，视线与液面保持同一水平面，无色或浅色溶液读取凹液面最低处与刻度相切点，深色溶液读取液面两侧最高处。为了减小误差，同次滴定的初体积、终体积应由同一个人用同样的方法读数，估读至 0.01ml。见图 2-1-3。

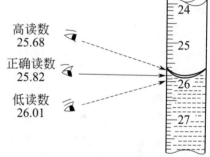

图 2-1-3　滴定管的读数

3. 注意事项

① 滴定液应从试剂瓶中直接倒入滴定管，避免用烧杯等其他器皿传递，以免滴定液污染或浓度发生改变。

② 滴定时，应注意观察溶液颜色变化，控制滴定的速度。滴定开始时速度可稍快，但不可成线状流出，应"成点不成线"，近终点时稍慢，最后控制半滴滴加直至终点。

③ 为减小误差，平行测定几份样品时，每次滴定都从"0"刻度开始。

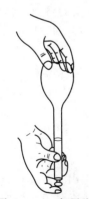

图 2-1-4　容量瓶检漏

（二）容量瓶

容量瓶主要用于溶液的稀释，也用于易溶固体的溶解和配液。

1. 种类

常见的容量瓶规格有 10ml、25ml、50ml、100ml、200ml、250ml、500ml 及 1000ml。容量瓶有无色和棕色两种，棕色用于配制需避光的物质。

2. 使用

（1）检漏　容量瓶在使用前先要检查其是否漏水。往容量瓶中注入水至标线处，盖好瓶塞，右手托稳瓶底，左手压紧瓶塞，将瓶倒立至少 10 秒，观察瓶口处是否有水渗出，再把瓶塞旋转 180°，按同样方法倒置，观察是否漏水。见图 2-1-4。

(2) 配制溶液　将准确称取的固体试剂放在小烧杯中，加少量溶剂搅拌使其溶解，定量转移至容量瓶中。定量转移操作时，沿玻璃棒把溶液转入容量瓶（图 2-1-5），为保证溶质全部转移，要用溶剂荡洗烧杯 3 次，洗液用同样的方法全部转移至容量瓶中，加溶剂稀释至离刻度线约 1cm 时，用滴管逐滴加入溶剂至标线。盖上瓶塞，用左手食指压紧瓶塞，右手托住瓶底，倒立容量瓶并振摇，反复多次，使瓶内溶液混合均匀。

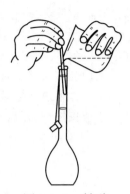

图 2-1-5　转移

3. 注意事项

① 一般情况下需将溶质在烧杯中溶解后定量转移到容量瓶里，易溶且溶解过程不放热的物质可直接倒入容量瓶中溶解。

② 容量瓶不能烘干和加热，如果溶质在溶解过程中放热，需待溶液冷却后再进行转移。

③ 容量瓶仅用于配制溶液，不可用于储存溶液，配制好的溶液应及时转移至试剂瓶中保存，试剂瓶应先用待装的溶液润洗 2~3 次或烘干后使用。

（三）移液管和刻度吸管

移液管是用于准确移取一定体积溶液的玻璃仪器，只有一个标线，量取规定的某一体积。刻度吸管，又称为吸量管，标有许多刻度，可量取在刻度范围内的体积，其准确度比移液管稍差。

1. 种类

常用移液管规格有 1ml、2ml、5ml、10ml、20ml、25ml、50m 及 100ml。常用刻度吸管规格有 1ml、2ml、5ml、10ml、20ml、25ml 等。见图 2-1-6。

2. 使用

移液管和刻度吸管的使用方法基本相同，以移液管为例进行说明。

(1) 润洗　移液管使用前需清洗干净，再用待量取的溶液少许润洗 3 次。润洗方法为：右手拇指及中指拿住管颈标线以上的地方，左手拿洗耳球，挤压球部，将洗耳球的尖端紧贴管口，慢慢松开洗耳球将溶液吸入移液管内约 1/4 处时，用右手食指按紧管口，横拿移液管并旋转，使管内壁被溶液均匀润洗，最后放出溶液。

(2) 吸液　将管尖插入待移取溶液液面下 1~2cm 处，同上述方法，将溶液吸入至标线以上，移去洗耳球，右手食指按紧管口，取出移液管，用滤纸擦干移液管下端外壁的溶液，稍松开食指使液面慢慢下降，视线平视标线，待管中溶液的凹液面与标线相切时，食指迅速按紧管口，使液体不再流出。

(3) 放液　左手拿接收溶液的容器，右手将移液管垂直并使其出口尖端接触容器壁，容器倾斜 45°，然后放松右手食指，使溶液顺壁流下。待液体全部流尽后，等待 15 秒再移出移液管。见图 2-1-7。

3. 注意事项

① 刻度吸管读数应估读至最小刻度后一位。

② 管上未标"吹"字的，其残留溶液不用吹出，若标有"吹"字则必须吹出。

③ 移液管插入待移溶液的深度要适宜，太深会使管外壁沾过多溶液，太浅容易发生吸空。

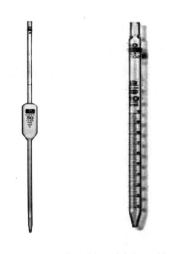
图 2-1-6　移液管和刻度吸管

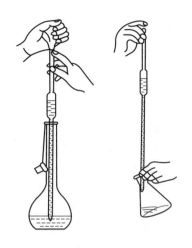
图 2-1-7　吸液和放液

参考文献

[1] 顾平. 药品检验技术. 北京：化学工业出版社，2009：22-26.
[2] 梁颖. 药物检验技术. 北京：化学工业出版社，2020：27-30.

第二节　玻璃仪器的洗涤

能力目标

1. 掌握玻璃仪器洗涤剂种类及适用范围。
2. 掌握洗液的配制方法及玻璃仪器的洗涤方法。

一、洗涤剂及其使用范围

实验室最常用的洗涤剂有合成洗涤剂、洗液及有机溶剂等。

（1）合成洗涤剂　包括肥皂液、洗衣粉、去污粉、洗洁精等。洗涤一般的油脂类污垢效果较好，通常用于可以用刷子直接刷洗的玻璃仪器，如试管、锥形瓶、烧杯、试剂瓶等。

（2）洗液　清洁力较强，多具有强酸性、强碱性或强氧化性，适用于不便用刷子洗刷、形状和要求特殊的仪器，如滴定管、移液管、刻度吸管、容量瓶、比色管和玻璃垂熔漏斗等。

（3）有机溶剂　如乙醇、乙醚、三氯甲烷、丙酮、石油醚等。可用于洗涤油脂性污物较多的仪器。

二、洗液的配制及使用

（一）铬酸洗液

1. 配制方法

铬酸洗液一般为5%～10%的重铬酸钾硫酸溶液。取重铬酸钾20g，置于大烧杯内，加纯化水100ml，加热使重铬酸钾溶解，冷却后，边搅拌边缓缓将200ml浓硫酸沿烧杯壁加入上述重铬酸钾溶液中，放冷即得，密闭保存。

2. 使用方法

将待洗的玻璃仪器用自来水冲洗以除去部分水溶性污垢，并尽量倾去水，再加入铬酸洗液浸泡 15~30 分钟，必要时可浸泡过夜，然后倒出洗液，用自来水冲净后，再用纯化水冲洗至少 3 次。洗液可反复使用，新配制的洗液为红色，有很强的氧化性，洗涤效果好，随着使用次数增多，洗液由棕色变成绿色时，即失去了洗涤作用。

3. 注意事项

（1）待洗的玻璃仪器要沥干，尽量避免水分混入，防止洗液的洗涤效力降低。

（2）以下情况不适宜用铬酸洗液洗涤。

① 内壁附有钡、铅、汞等金属盐的玻璃仪器。因会和硫酸反应生成不溶性沉淀，难以除去。

② 含有煤油、蜡的玻璃仪器。可用石灰乳或热稀碱液进行洗涤。

③ 含有乙醚、三氯甲烷、丙酮等有机溶剂和强还原性物质的玻璃仪器。应先用水冲洗后，再用洗液浸泡，否则会使洗液失效而变成绿色。

④ 供做细菌培养试验的器皿。因为铬酸盐残留会抑制微生物生长。

（二）高锰酸钾的氢氧化钠洗液

取高锰酸钾 4g 溶于少量水中，缓缓加入 10％氢氧化钠溶液 100ml 即得。本液常用于洗涤油污或有机物，洗后在仪器上留有二氧化锰沉淀，可用盐酸或草酸溶液洗去。本液碱性较强，洗涤时间不宜过长，以免腐蚀玻璃。

（三）1％~2％硝酸钠浓硫酸洗液

取硝酸钠 1~2g，用少量水溶解后加入浓硫酸 100ml 即得。此洗液可用于玻璃垂熔漏斗的洗涤。

（四）盐酸-乙醇洗液

盐酸和乙醇按 1:2 的体积比混合，即得。此洗液可用于洗涤比色皿、比色管、吸量管等，还可处理新玻璃上的游离碱。

（五）酸性和碱性洗液

洗涤时可根据玻璃仪器污垢的性质，选择酸性或碱性洗液。酸性洗液通常为浓盐酸、浓硫酸、浓硝酸等强酸，碱性洗液多采用碳酸钠溶液、碳酸氢钠溶液和氢氧化钠溶液。这两类洗液通常采用长时间浸泡法或浸煮法，纯酸洗液浸煮时温度不宜太高，避免产生大量刺激性气体。从洗液中捞取玻璃仪器时，要戴防酸碱手套，以免烧伤皮肤。

三、玻璃仪器的洗涤

洗涤玻璃仪器时，先用自来水冲洗，再用洗衣粉、去污粉等合成洗涤剂刷洗，用自来水清洗干净后，最后用纯化水至少荡洗 3 次。

对精确度要求高或形状特殊而不可用刷子刷洗的仪器，如滴定管、移液管、容量瓶及比色管等，可使用超声波清洗器及合成洗涤剂进行洗涤，如效果不佳，再用洗液浸泡或浸煮洗涤。选择洗液时，可根据污垢的性质进行选择，如碱性的污垢可用酸性洗液清洗，反之亦然。还可利用相似相溶原理，非极性的污垢用非极性的溶剂清洗。待洗玻璃仪器用洗液浸泡前先用自来水冲洗后沥干，浸泡后再用自来水冲洗干净，最后用纯化水至少荡洗 3 次。

洗净的玻璃仪器应不挂水珠，若洗涤后仍挂水珠，则需重复洗涤直至达到要求为止。

参考文献

[1] 顾平. 药品检验技术. 北京：化学工业出版社，2009：21-22.

[2] 律涛，李程，薛忠. 药物分析实验常用玻璃仪器清洗与安全管理. 教育教学论坛，2020（50）：378-379.

第三节 玻璃量器的选择、计量与校准

能力目标
1. 能正确选择玻璃量器。
2. 能规范地进行滴定管、容量瓶、移液管和刻度吸管的校准。

一、玻璃量器的选择

在药品检验工作中,常用的玻璃量器有滴定管、移液管、刻度吸管、容量瓶、量筒和量杯。滴定管是准确测量流出的液体体积的量器,移液管和刻度吸管用于准确量取一定体积的液体,容量瓶可准确配制一定体积的溶液,多用来配制标准溶液。量筒和量杯一般用于量取准确度要求不高的溶液,量杯由于刻度线不等距,其准确度比量筒低。

1. 根据实验精确度要求选择

若实验操作的精确度要求不高,如一般鉴别试验、医用酒精的配制等,可使用量筒等低准确度的玻璃量器。若实验的精确度要求较高,如定量分析实验或配制标准溶液,则需要用移液管、刻度吸管、容量瓶、滴定管等高准确度玻璃量器,而这些玻璃量器按其准确度不同分为A级和B级,B级量器的容量允差是同种类A级量器的2倍,即A级比B级准确度更高。

要求"精密量取"时,系指量取体积的准确度应符合国家标准中对该体积移液管的精密度要求,"量取"系指可用量筒或按照量取体积的有效数位选用量具。取用量的精度未作特殊规定时,应根据其数值的有效数位选用与之相应的量具,如规定量取5ml、5.0ml或5.00ml时,则应分别选用5~10ml的量筒、5~10ml的刻度吸管或5ml的移液管进行量取。

2. 根据玻璃量器用途选择

玻璃量器可分为量出式和量入式。量出式量器用来测量从其量器内排出的液体体积,如滴定管。量入式量器用来测量注入量器的液体体积,如容量瓶。

量筒和移液管既有量入式也有量出式,量出式通常在量器外部标有"Ex"字样,量入式在量器外部标有"In"字样,没有标注时一般为量出式量器。

量出式量筒用于量取液体,不具塞。量入式量筒则一般为具塞量筒,用于测量液体体积,如液体制剂装量检查的量具要求用经标化的量入式量筒。

普通移液管为量出式移液管,用于移取流动性好的液体。量入式移液管通常称为内容量移液管,用于黏稠液体的移取,由于黏稠液体在放液后会残留在移液管内壁,需要用溶剂多次洗涤移液管,并将洗液与移取的液体合并,以保证移取液体体积准确。

量入式量筒和内容量移液管使用前需保持干燥,否则将给测量结果带来较大误差。

二、玻璃量器的计量与校准

(一)玻璃量器的计量检定

根据GMP规定,药品检验工作中所使用的玻璃量器,均应符合《常用玻璃量器检定规程》(JJG 196—2006)的规定,为保证实验数据的准确可信,需定期到计量部门或有资质的实验室进行计量检定,检定合格后方可使用。玻璃量器的检定项目见表2-1-1。

经检定合格的玻璃量器，贴检定合格证或出具检定证书。经检定不合格的出具检定结果通知书，并注明不合格项目。玻璃量器的检定周期为3年，其中无塞滴定管为1年。

表 2-1-1 检定项目一览表

序号	检定项目	首次检定	后续检定	使用中检验
1	外观	＋	＋	＋
2	应力	＋	－	－
3	密合性	＋	＋	＋
4	流出时间	＋	＋	＋
5	容量示值	＋	＋	＋

注："＋"表示应检项目；"－"表示可不检项目。

（1）外观 玻璃量器外观上不允许有影响计量读数及使用强度等缺陷，分度线与量的数值应清晰、完整、耐久，符合现行国家标准，同时应具有厂名或商标、标准温度（20℃）、型式标记（量入式用"In"，量出式用"Ex"等）、等待时间（＋××s）、标称总容量与单位（××ml）、准确度等级（A或B，有准确度等级而未标注的按B级处理）等标记。

（2）应力 玻璃量器必须经过良好的退火处理，利用偏光应力仪检测，除滴定管外的量器，内应力要求单位厚度光程差≤100nm/cm；滴定管、活塞芯和容量瓶、量筒的塞盖内应力要求单位厚度光程差≤120nm/cm。

（3）密合性 滴定管、具塞量筒和容量瓶需进行密合性检定。滴定管注水至最高标线，在活塞关闭情况下，若是玻璃活塞，要求停留20分钟后渗漏量应不大于最小分度值，塑料活塞要求停留50分钟后渗漏量应不大于最小分度值。具塞量筒和容量瓶，当水注入至最高标线，塞子盖紧后颠倒10次，每次在倒置状态下至少停留10秒，不应有水渗出。

（4）流出时间 滴定管、刻度吸管和移液管需检定流出时间。滴定管注水至最高标线后，将活塞完全开启并计时（碱式滴定管应用力挤压玻璃小球），使水分充分地从流液口流出，直至液面降至最低标线为止。刻度吸管和移液管注水至最高标线后，垂直将管尖靠在接收容器内壁，接收容器倾斜约30°，放液并计时，至管尖不再流出水为止。流出时间应符合表2-1-2～表2-1-4的规定。

表 2-1-2 滴定管流出时间要求

规格/ml		1	2	5	10	25	50	100
分度值/ml		0.01		0.02	0.05	0.1	0.1	0.1
流出时间/s	A	20～30		30～45	45～70	60～90	70～100	
	B	15～35		20～45	35～70	50～90	60～100	
等待时间/s					30			

表 2-1-3 移液管流出时间要求

规格/ml		1	2	3	5	10	15	20	25	50	100
流出时间/s	A	7～12			15～25	20～30		25～35		30～40	35～45
	B	5～12			10～25	15～30		20～35		25～40	30～45

表 2-1-4　刻度吸管流出时间要求

规格/ml	0.1	0.2	0.5	1	2	5	10	25	50
流出时间/s		3～7	4～8	4～10	4～12	6～14	7～17	11～21	15～25

注：时间以流出式为例。

（5）容量示值　玻璃量器的容量允差，是指在标准温度20℃时，玻璃量器标称容量的最大允许误差。滴定管、容量瓶、刻度吸管、移液管的容量允差应符合表2-1-5～表2-1-8的规定。

表 2-1-5　容量瓶容量允差

规格/ml		10	25	50	100	200	250	500	1000	2000
容量允差/ml	A	±0.02	±0.03	±0.05	±0.10	±0.10	±0.10	±0.15	±0.30	±0.50
	B	±0.04	±0.06	±0.10	±0.20	±0.20	±0.20	±0.30	±0.60	±1.00

表 2-1-6　移液管容量允差

规格/ml		1	2	5	10	15
容量允差/ml	A	±0.006	±0.006	±0.01	±0.02	±0.03
	B	±0.015	±0.015	±0.02	±0.04	±0.06
规格/ml		20	25	40	50	100
容量允差/ml	A	±0.03	±0.04	±0.05	±0.06	±0.08
	B	±0.06	±0.10	±0.12	±0.12	±0.16

表 2-1-7　滴定管容量允差

规格/ml		1	2	5	10	25	50	100
容量允差/ml	A	±0.010	±0.010	±0.010	±0.025	±0.04	±0.05	±0.10
	B	±0.020	±0.020	±0.020	±0.050	±0.08	±0.10	±0.20

表 2-1-8　刻度吸管容量允差

规格/ml		1	2	5	10	25	50
容量允差/ml	A	±0.01	±0.01	±0.02	±0.03	±0.05	±0.08
	B	±0.02	±0.02	±0.04	±0.06	±0.10	±0.16

（二）玻璃量器的校准

玻璃量器的容积和所示容积不一定完全相符，对于容量瓶、移液管和滴定管这类准确度要求较高的玻璃量器，必须在使用前检验其真实容积，以免影响分析结果的准确性，这种操作称为校准。玻璃量器校准方法有衡量法和容量比较法，下文主要介绍衡量法。

校准前须对量器进行清洗。用重铬酸钾饱和溶液和浓硫酸的混合液（调配比例1:1）或20%发烟硫酸进行清洗，然后用水冲净，器壁上不应有挂水等沾污现象，使液面与器壁接触处形成正常弯月面。

校准时室温为（20±5）℃，且室温变化不得大于1℃/h，水温与室温之差不得大于2℃。介质为纯水（蒸馏水或去离子水）。

1. 容量瓶的校准

将待校准的容量瓶洗净干燥，取烧杯盛放一定量纯化水，将容量瓶和水同放于天平室中至恒温。先精密称定空容量瓶及瓶塞重，然后加水至刻度，注意刻度线以上不可挂有水珠，若挂水珠应用干燥滤纸条吸干，塞上瓶塞，再精密称定重量，记录，该重量减去空瓶重量即为容量瓶中水的重量，记录水温（应准确到0.1℃），查表（附录1）得出水温对应的$K(t)$值，根据以下公式计算求出容量瓶的实际容量。

$$V_{20}=m \cdot K(t)$$

式中，V_{20}为标准温度20℃时玻璃量器的实际容量，ml；m为玻璃量器内所能容纳水的表观质量，g。

例1 在21.0℃时，对某250ml容量瓶的容积进行校准，容量瓶中水重249.30g，由附录1查得水21.0℃时$K(t)$值为1.00304，因此该容量瓶的实际容积为

$$V_{20}=m \cdot K(t)=249.30 \times 1.00304=250.06（ml）$$

容量瓶允差范围见表2-1-5。

2. 移液管的校准

取一洁净干燥带盖称量杯，精密称定，记录重量。取已洗净的待校准移液管，按移液管的使用方法，吸取纯化水至刻度，将水放入已称定重量的带盖称量杯中，精密称定，记录重量，该重量减去空带盖称量杯重，即为移液管中水的重量。记下水的温度，查表（附录1）得出水温对应的$K(t)$值，根据公式计算求出移液管的实际容量。移液管允差范围见表2-1-6。

3. 滴定管的校准

以25ml滴定管为例。取干燥洁净的50ml带盖称量杯，精密称定重量（精确至1mg）。取洁净的待校准滴定管，注入纯化水，排气泡并将液面调至零刻度处。从滴定管中放出5ml水至带盖称量杯中，精密称定，该重量减去空瓶重量，即为放出水的重量。用同样的方法，称量放出10ml、15ml、20ml和25ml水的重量，记下水的温度，查表（附录1）得出水温对应的$K(t)$值，根据公式计算求得滴定管0～5ml、0～10ml、0～15ml、0～20ml、0～25ml各段的实际容量。

例2 在室温15.1℃，某滴定管（规格25ml）的校准数据见表2-1-9。

表2-1-9 某滴定管校准表

读取容积/ml	空瓶重/g	瓶+水重/g	水重/g	$K(t)$值	实际容量V_{20}/ml	校正值/ml
5		47.3665	4.9833		4.99	−0.01
10		52.3714	9.9882		10.01	+0.01
15	42.3832	57.3838	15.0006	1.00208	15.03	+0.03
20		62.3683	19.9851		20.03	+0.02
25		67.3555	24.9723		25.02	+0.02

以校准表中滴定管的校正值为横坐标，滴定管读取容积为纵坐标，制作滴定曲线，滴定时任何体积的校正值都可从曲线上查出，处理数据时，滴定液实际消耗体积等于读取体积加上校正值。例如，滴定管的读数为20.00ml，校正曲线上查出其校正值为+0.02ml，则实际消耗体积为20.00+0.02=20.02（ml）。

不同规格的滴定管选择的校准点也不相同。1ml至10ml滴定管选择半容量和总容量两点；50ml滴定管选择（0～5）ml、（0～20）ml、（0～30）ml、（0～40）ml、（0～50）ml五点；100ml滴定管选择（0～20）ml、（0～40）ml、（0～60）ml、（0～80）ml、（0～100）ml五点。滴定管允

差范围见表 2-1-7。

刻度吸管的校准可以按滴定管的校准方法进行，0.5ml 以下（包括 0.5ml）刻度吸管的校准点为半容量（半容量至流液口）和总容量两点；0.5ml 以上的校准点为总容量的 1/10、半容量和总容量三点，若无总容量的 1/10 分度线，则选择 2/10。刻度吸管的允差范围见表 2-1-8。

4. 注意事项

① 玻璃量器校准前必须洗净，溶液流下时，内壁不得挂水珠。

② 待校准的滴定管和移液管不必干燥，容量瓶则必须干燥后才能校准。

③ 校准时用于称水的容器必须干净，外壁干燥。

④ 校准滴定管前，滴定管与管尖端外面的水要除去。

⑤ 校准所用的纯化水及待校准的玻璃容器，至少提前 4 小时放进天平室，直至温度恒定后才进行校准。

⑥ 滴定管放水速度不宜过快，控制在 3~4 滴/秒，即 1 分钟约放出 10ml 水，水液面放至需校准量上 1cm 时，应慢慢调至所需刻度。

⑦ 每个玻璃量器至少校准 2 次，2 次数据的差值应不超过被校准量器容量允差的 1/4，并取平均值。

参考文献

[1] 梁颖. 药物检验技术. 北京：化学工业出版社，2020：28-30.
[2] 石长春. 如何正确选择、使用玻璃量器. 中国计量，2006（8）：52-53.
[3] 全国流量容量计量技术委员会. JJG 196—2006 常用玻璃量器检定规程. 国家质量监督检验检疫总局，2006：5-18.

附录 1　常用玻璃量器衡量法 $K(t)$ 值表

表 1

（钠钙玻璃体胀系数 $10\times10^{-6}\,℃^{-1}$，空气密度 $0.0012\,g/cm^3$）

水温 t/℃	0.0	0.1	0.2	0.3	0.4	0.5	0.6	0.7	0.8	0.9
15	1.00208	1.00209	1.00210	1.00211	1.00213	1.00214	1.00215	1.00217	1.00218	1.00219
16	1.00221	1.00222	1.00223	1.00225	1.00226	1.00228	1.00229	1.00230	1.00232	1.00233
17	1.00235	1.00236	1.00238	1.00239	1.00241	1.00242	1.00244	1.00246	1.00247	1.00249
18	1.00251	1.00252	1.00254	1.00255	1.00257	1.00258	1.00260	1.00262	1.00263	1.00265
19	1.00267	1.00268	1.00270	1.00272	1.00274	1.00276	1.00277	1.00279	1.00281	1.00283
20	1.00285	1.00287	1.00289	1.00291	1.00292	1.00294	1.00296	1.00298	1.00300	1.00302
21	1.00304	1.00306	1.00308	1.00310	1.00312	1.00314	1.00315	1.00317	1.00319	1.00321
22	1.00323	1.00325	1.00327	1.00329	1.00331	1.00333	1.00335	1.00337	1.00339	1.00341
23	1.00344	1.00346	1.00348	1.00350	1.00352	1.00354	1.00356	1.00359	1.00361	1.00363
24	1.00366	1.00368	1.00370	1.00372	1.00374	1.00376	1.00379	1.00381	1.00383	1.00386
25	1.00389	1.00391	1.00393	1.00395	1.00397	1.00400	1.00402	1.00404	1.00407	1.00409

表 2

（硼硅玻璃体胀系数 $10\times10^{-6}℃^{-1}$，空气密度 $0.0012g/cm^3$）

水温 t/℃	0.0	0.1	0.2	0.3	0.4	0.5	0.6	0.7	0.8	0.9
15	1.00200	1.00201	1.00203	1.00204	1.00206	1.00207	1.00209	1.00210	1.00212	1.00213
16	1.00215	1.00216	1.00218	1.00219	1.00221	1.00222	1.00224	1.00225	1.00227	1.00229
17	1.00230	1.00232	1.00234	1.00235	1.00237	1.00239	1.00240	1.00242	1.00244	1.00246
18	1.00247	1.00249	1.00251	1.00253	1.00254	1.00256	1.00258	1.00260	1.00262	1.00264
19	1.00266	1.00267	1.00269	1.00271	1.00273	1.00275	1.00277	1.00279	1.00281	1.00283
20	1.00285	1.00286	1.00288	1.00290	1.00292	1.00294	1.00296	1.00298	1.00300	1.00303
21	1.00305	1.00307	1.00309	1.00311	1.00313	1.00315	1.00317	1.00319	1.00322	1.00324
22	1.00327	1.00329	1.00331	1.00333	1.00335	1.00337	1.00339	1.00341	1.00343	1.00346
23	1.00349	1.00351	1.00353	1.00355	1.00357	1.00359	1.00362	1.00341	1.00366	1.00369
24	1.00372	1.00374	1.00376	1.00378	1.00381	1.00383	1.00386	1.00364	1.00391	1.00394
25	1.00397	1.00399	1.00401	1.00403	1.00405	1.00408	1.00410	1.00413	1.00416	1.00419

第四节　学习任务一　玻璃仪器的洗涤

能力目标

1. 熟悉玻璃仪器清洁规程。
2. 掌握玻璃仪器的洗涤、干燥和保管方法。
3. 能规范整理实验现场和处理废弃物。

一、任务描述

某药品检测实验室有一批玻璃仪器贮存时间超过 20 天，要求对这批玻璃仪器进行集中洗涤，玻璃仪器包括移液管、滴定管、容量瓶、烧杯和试管。

二、相关理论知识

药品检验实验室使用的玻璃仪器必须要保证清洁，才能使实验得到准确的结果，学会清洗玻璃仪器是进行药品检验工作的重要环节。

玻璃仪器在首次使用前、实验完毕后、贮存时间过长（一般为超过 15 天）时，都要进行清洁。

（一）洗涤方法

1. 新玻璃仪器的洗涤

新购置的玻璃仪器有游离碱存在，须置 1%～2%稀盐酸中浸泡 2～6 小时，除去游离碱，再用自来水冲洗干净，容量较大的器皿经水洗净后注入少量浓盐酸，使布满整个容器内壁，数分钟后倾出盐酸，再用自来水冲洗干净，然后用纯化水冲洗 2～3 次。

2. 一般玻璃仪器的洗涤

洗涤时先用自来水冲洗，试管、烧杯、锥形瓶等非计量玻璃仪器可用毛刷及合成洗涤剂刷洗,再用自来水冲洗至无可见异物,最后用纯化水荡洗至少 3 次,干燥备用。

计量玻璃仪器如移液管、滴定管、容量瓶等,先用自来水冲洗数次,置于装有合成洗涤剂水溶液的器皿中,在超声波清洁仪中超声 5~10 分钟后取出,用自来水冲洗至无可见异物,最后用纯化水荡洗至少 3 次,干燥备用。

如仍未洗干净,则用铬酸洗液洗涤或浸泡一段时间,倒出洗液后,用自来水冲洗 3 次,纯化水荡洗 3 次以上,干燥备用。对于在注射剂检查中使用的玻璃仪器根据需要再用注射用水荡洗 3 次以上。

3. 特殊玻璃仪器的洗涤

(1) 比色管　使用后立即用自来水反复冲洗。若洗涤效果不佳,用铬酸洗液浸泡后再用自来水冲洗 3 次,纯化水荡洗 3 次以上。不可用去污粉及毛刷进行刷洗,避免产生划痕。

(2) 比色皿　若用于测定有机物,实验结束应以有机溶剂洗涤,必要时可用硝酸或盐酸-乙醇洗液浸洗,浸洗后用自来水冲洗 3 次,纯化水荡洗 3 次以上。不可用毛刷刷洗,以免刮花透光面;不可使用含有荧光增白剂的洗涤剂如洗衣粉清洗。

(3) 其他特殊玻璃仪器　为避免实验引入杂质干扰分析结果,一些药品检验实验对玻璃仪器洗涤有特殊要求,如元素分析玻璃仪器需用 10% 硝酸溶液浸泡 8 小时清洗,磷分析玻璃仪器不可用含磷洗涤剂清洗。

(二)洗涤效果评价

清洗后的玻璃仪器倒置观察,水流出后器壁不挂水珠,则已清洁,否则重新洗涤。干燥后、使用前,玻璃器具应无污渍、水渍、尘渍,光洁明亮。

(三)干燥方法

玻璃仪器洗净后需干燥备用,干燥的方法根据是否加热可分为以下几种。

1. 不需加热的方法

(1) 晾干　将洗净的玻璃仪器倒置于干净的实验柜或容器架上自然晾干。

(2) 吹干　用吹风机将玻璃仪器吹干。

(3) 有机溶剂干燥　在玻璃仪器内加入少量无水乙醇,倾斜转动,使器壁上的水与无水乙醇混合,然后倒出无水乙醇和水,留在器壁上的无水乙醇快速挥发而使玻璃仪器干燥。急用时可在倒出乙醇后再用电吹风风干。

2. 加热的方法

(1) 烘干　洗净的玻璃仪器可以放入烘箱内烘干。放置仪器时要使仪器的口朝下或平放。

(2) 烤干　烧杯或蒸发皿可放置在石棉网上用火烤干。

注意有刻度的量器不能用加热的方法干燥,以免影响量器的精密度。

(四)保管要求

置专用仪器柜或仪器架中倒置或加盖贮存。对于某些仪器如移液管,在贮存过程须有必要的防尘设施,如加盖或用防尘布遮盖。容量瓶需配套存放,用绳子或橡皮筋固定瓶盖和瓶身。

三、任务实施

(一)清洗仪器

移液管、滴定管(酸式或酸碱两用)、容量瓶、烧杯、试管。

（二）试剂及溶液配制

1. 主要试剂清单

① 重铬酸钾：分析纯（AR）。

② 硫酸：分析纯（AR）。

2. 主要溶液清单

① 铬酸洗液：取重铬酸钾 20g，置于大烧杯内，加纯化水 100ml，加热使重铬酸钾溶解，冷却后，边搅拌边缓缓将 200ml 浓硫酸沿烧杯壁加入上述重铬酸钾溶液中，放冷即得，密闭保存。

② 合成洗涤剂：1g 洗衣粉，加 200ml 热水溶解即得。

（三）洗涤

1. 容量瓶的洗涤

① 检查容量瓶是否漏液：往容量瓶中注入自来水至标线处，盖好瓶塞，右手托稳瓶底，左手压紧瓶塞，将瓶倒立 2 分钟，观察瓶口处是否有水渗出，再把瓶塞旋转 180°，按同样方法倒置，观察是否漏水。

② 向容量瓶中倒入 10~20ml 的铬酸洗液，旋转容量瓶同时将瓶口倾斜，直至铬酸洗液布满全部内壁，放置几分钟。

③ 将铬酸洗液由上口倒出，同时旋转，使洗液布满容量瓶的瓶颈。

④ 用自来水将容量瓶冲洗干净，使用毛刷及合成洗涤剂刷洗外壁，最后用纯化水荡洗容量瓶 3 次，倒置晾干，备用。

2. 移液管的洗涤

① 将移液管尖插入铬酸洗液液面下，右手拇指及中指拿住管颈标线以上的地方，左手拿洗耳球，挤压球部，将洗耳球的尖端紧贴管口，慢慢松开左手将铬酸吸入移液管内，吸取 1/3~1/2，横拿移液管并旋转，使洗液均匀布满管内。

② 将洗液从移液管的尖端放出。

③ 吸取自来水冲洗 3 次，再吸取纯化水冲洗 3 次，晾干，备用。

3. 滴定管的洗涤

① 检查滴定管是否漏液：在滴定管内装满水，置滴定管架上直立 2 分钟，观察有无水滴出或渗出，再将活塞旋转 180°，再静置 2 分钟观察，均不漏水，即可使用。

② 往滴定管加入 1/5 管的铬酸洗液，慢慢倾斜滴定管至水平，缓慢转动滴定管，使洗液布满内壁。

③ 将滴定管固定在铁架台上，旋开活塞，使洗液从滴定管的尖嘴放出。

④ 用自来水冲洗滴定管后，用纯化水冲洗 3 次，倒置晾干，备用。

4. 烧杯和试管的洗涤

先用自来水冲洗，加入适量合成洗涤剂后，用毛刷刷洗烧杯和试管内外壁，再用自来水清洗干净后，用纯化水荡洗 3 次，倒置晾干，备用。

5. 注意事项

（1）在洗涤仪器前，需要用洗涤剂将双手清洗干净。

（2）不可任意将各种试剂混合作洗涤剂使用，也不可以任意使用各种试剂来洗涤玻璃仪器。

（3）铬酸洗液可反复使用。使用铬酸洗液时注意防护，不要溅到身上，必要时戴上防酸碱手套。

（4）玻璃仪器在用铬酸洗液浸洗前需进行干燥处理。

（四）思考练习

试述玻璃仪器干燥的方法。哪些玻璃仪器不可放入烘箱中烘干，为什么？

参考文献

[1] 顾平．药品检验技术．北京：化学工业出版社，2009：21-22.
[2] 律涛，李程，薛忠．药物分析实验常用玻璃仪器清洗与安全管理．教育教学论坛，2020（50）：378-379.

第五节 学习任务二 通则 0301 一般鉴别试验——水杨酸镁胶囊的鉴别

能力目标

1. 掌握鉴别的含义。
2. 熟悉一般鉴别试验和专属鉴别试验的区别。
3. 掌握一般鉴别试验操作技能。
4. 能规范书写原始记录，出具检测报告。
5. 能规范整理实验现场和处理废弃物。

一、任务描述

某药品检测实验室接收一批药品的委托检验，要求按照药典方法进行检测。具体品种为水杨酸镁胶囊，检测项目为【鉴别】（3）水杨酸盐鉴别反应。

业务科室收样人员与送检人员核对检品数量、包装等样品外观信息，检查确认无误后，按照实验室内部流程，对检品进行编号，制作检品信息卡，标记检品状态，将检品信息卡连同检品一块分发给检测科室人员。双方人员交接完毕后，填写检品流转单。药品检测人员开始对检品进行检测并及时填写检测原始记录。检测完成后，依据检测结果出具检验检测报告。

二、相关理论知识

（一）药物的鉴别概述

药物的鉴别是依据药物的分子结构和理化性质，通过化学反应、仪器分析或测定物理常数来判断药物的真伪。鉴别是药品检验工作的首项任务，只有在药品鉴别无误的前提下，进行药物的检查和含量测定等工作才有意义。

药典中【鉴别】项所列试验，均是用来判断包装里的药物是否为标签上所标示的药物，不能用于对未知物的鉴别。常用的鉴别方法有化学鉴别法、光谱鉴别法、色谱鉴别法和生物学法。化学鉴别法主要有一般鉴别试验和专属性鉴别试验；光谱鉴别法有红外分光光度法和紫外-可见分光光度法；色谱鉴别法有薄层色谱法、高效液相色谱法和气相色谱法等。

每种方法都不能完全反映药物的性质和结构，通常一种药物的鉴别需要 2~4 种分析方法综合判断。对于原料药的鉴别，还应结合【性状】项下的规定进行确认。对制剂进行鉴别时，要注意消除辅料的干扰，鉴别复方制剂要注意消除各主要成分间的干扰。

（二）化学鉴别法

化学鉴别法是指根据药物与化学试剂在一定条件下发生化学反应产生不同颜色、生成不同沉淀、呈现不同荧光或放出不同气体等现象，得出鉴别试验结论，如果供试品的试验结果与质量标准中的相关鉴别项目的规定一致，则判断该项鉴别试验"符合规定"。化学鉴别法是药物检验中最常用的鉴别方法，要求专属性强、再现性好、灵敏度高。药物质量标准中化学鉴别法又分为一般鉴别试验和专属鉴别试验。

1. 一般鉴别试验

一般鉴别试验是依据某一类药物共同的化学结构或理化性质，通过化学反应来鉴别药物的真伪。对无机药物通常是利用其阳离子或阴离子的特殊反应，对有机药物则多采用典型官能团的反应，因此，一般鉴别试验只能证实药物中含有某离子或基团，而不能证实是哪一种药物，应结合正文中的其他鉴别试验和【性状】项下的描述来证明供试品的真实性。

一般鉴别试验方法收载在《中国药典》2020年版通则0301，现以几种典型一般鉴别试验为例进行介绍。

（1）水杨酸

① 取供试品的中性或弱酸性稀溶液，加三氯化铁试液1滴，即显紫色。

在中性和弱酸性中，水杨酸盐与三氯化铁试液生成紫色络合物，在强酸性中，络合物分解而褪色。试验时应注意控制酸度，以免紫色消失误认为阴性。本反应极为灵敏，如取用量大，颜色很深时，可加水稀释后观察。

$$6 \underset{\text{OH}}{\underset{|}{\text{COOH}}} + 4FeCl_3 \longrightarrow \left[\left(\underset{\text{O}^-}{\underset{|}{\text{COO}^-}} \right)_2 Fe \right]_3 Fe + 12HCl$$

② 取供试品溶液，加稀盐酸，即析出白色水杨酸沉淀；分离，沉淀在醋酸铵试液中溶解。

水杨酸在水中溶解度为1:460，故水杨酸盐溶于水后，加盐酸即析出游离水杨酸，由于水杨酸的酸性大于醋酸铵，故能分解醋酸铵生成水杨酸铵而溶于水。

$$\underset{\text{OH}}{\underset{|}{\text{COO}^-}} + HCl \longrightarrow \underset{\text{OH}}{\underset{|}{\text{COOH}}} \downarrow + Cl^-$$

（2）芳香第一胺类　取供试品约50mg，加稀盐酸1ml，必要时缓缓煮沸使溶解，加 0.1mol/L 亚硝酸钠溶液数滴，加与 0.1mol/L 亚硝酸钠溶液等体积的 1mol/L 脲溶液，振摇1分钟，滴加碱性 β-萘酚试液数滴，视供试品不同，生成由粉红到猩红色沉淀。

$$\underset{R}{\underset{|}{\text{C}_6\text{H}_4}}-NH_2 + NaNO_2 + 2HCl \longrightarrow \underset{R}{\underset{|}{\text{C}_6\text{H}_4}}-N_2^+Cl^- + NaCl + 2H_2O$$

$$\underset{R}{\underset{|}{\text{C}_6\text{H}_4}}-N_2^+Cl^- + \text{C}_{10}\text{H}_7-OH + NaOH \longrightarrow \underset{R}{\underset{|}{\text{C}_6\text{H}_4}}-N=N-\underset{\text{OH}}{\text{C}_{10}\text{H}_6} \downarrow + NaCl + H_2O$$

(3) 托烷生物碱类　取供试品约10mg，加发烟硝酸5滴，置水浴上蒸干，得黄色的残渣，放冷，加乙醇2～3滴湿润，加固体氢氧化钾一小粒，即显深紫色。

托烷生物碱类药物具有莨菪酸结构，可发生此类反应。

莨菪酸结构

(4) 硫酸盐

① 取供试品溶液，滴加氯化钡试液，即生成白色沉淀；分离，沉淀在盐酸或硝酸中均不溶解。

$$Ba^{2+} + SO_4^{2-} \longrightarrow BaSO_4 \downarrow (白)$$

② 取供试品溶液，滴加醋酸铅试液，即生成白色沉淀；分离，沉淀在醋酸铵试液或氢氧化钠试液中溶解。

$$Pb^{2+} + SO_4^{2-} \longrightarrow PbSO_4 \downarrow (白)$$
$$PbSO_4 + 2CH_3COONH_4 \longrightarrow Pb(CH_3COO)_2 + (NH_4)_2SO_4$$
$$PbSO_4 + 4NaOH \longrightarrow Na_2PbO_2 + Na_2SO_4 + 2H_2O$$

③ 取供试品溶液，加盐酸，不生成白色沉淀（与硫代硫酸盐区别）。

(5) 氯化物

① 取供试品溶液，加稀硝酸使成酸性后，滴加硝酸银试液，即生成白色凝乳状沉淀；分离，沉淀加氨试液即溶解，再加稀硝酸酸化后，沉淀复生成。如供试品为生物碱或其他有机碱的盐酸盐，须先加氨试液使成碱性，将析出的沉淀滤过除去，取滤液进行试验。

沉淀需分离后再加氨水溶解，因AgCl是在硝酸酸性溶液中析出的，溶液酸度很强，如不分离直接加水则需氨水量很大。

$$Cl^- + AgNO_3 \longrightarrow AgCl \downarrow (白) + NO_3^-$$
$$AgCl + 2NH_3 \cdot H_2O \longrightarrow [Ag(NH_3)_2]^+ + Cl^- + 2H_2O$$
$$[Ag(NH_3)_2]^+ + Cl^- + 2H^+ \longrightarrow AgCl \downarrow + 2NH_4^+$$

② 取供试品少量，置试管中，加等量的二氧化锰，混匀，加硫酸湿润，缓缓加热，即发生氯气，能使用水湿润的碘化钾淀粉试纸显蓝色。

在酸性条件下，氯化物经二氧化锰氧化生成氯气，氯气氧化碘化钾生成I_2而使淀粉显蓝色。

$$2H_2SO_4 + 2NaCl + MnO_2 \xrightarrow{微热} Cl_2 + Na_2SO_4 + MnSO_4 + 2H_2O$$
$$Cl_2 + 2KI \longrightarrow 2KCl + I_2$$
$$淀粉 + I_2 \longrightarrow 淀粉\text{-}I_2 （无色\rightarrow 蓝色）$$

2. 专属鉴别试验

药物专属鉴别试验是根据每一种药物的化学结构差异及其所引起的物理化学特性不同，选用某些特有的灵敏的专属反应来鉴别药物的真伪，它是证实某一种药物的依据。如巴比妥类药物含有丙二酰脲母核，主要的区别在于某些位置取代基不同，如苯巴比妥含有苯环，司可巴比妥含有双键，硫喷妥钠含有硫原子，可根据这些取代基的性质，采用各自的专属反应进行鉴别。

一般鉴别试验与专属鉴别试验区别在于，一般鉴别试验是以某类药物的共同化学结构为依据，根据其共同的物理化学性质进行药物真伪的鉴别；专属鉴别试验是在一般鉴别试验的基础上，利用各种药物的化学结构差异来鉴别药物，以区别同类药物或具有相同化学结构的药物，达到确证药物真伪的目的。

三、任务实施

（一）标准查询

根据任务要求，找所需检测标准（见附件1），并填写检品信息卡（可参照附件2）。

（二）标准解读

本次任务检品为水杨酸镁胶囊，检测项目为【鉴别】（3）水杨酸盐鉴别反应。

与检测项目相关的药典标准为：《中国药典》2020年版二部品种水杨酸镁胶囊、《中国药典》2020年版四部通则0301一般鉴别试验 水杨酸盐鉴别方法。

（三）主要仪器设备

离心机。

（四）主要试剂及溶液配制

1. 主要试剂清单

① 三氯化铁：分析纯（AR）。

② 盐酸：分析纯（AR）。

③ 醋酸铵：分析纯（AR）。

2. 主要溶液清单

① 三氯化铁试液：取三氯化铁9g，加水使溶解成100ml，即得。

② 稀盐酸：取盐酸234ml，加水稀释至1000ml，即得。本液含HCl应为9.5%～10.5%。

③ 醋酸铵试液：取醋酸铵10g，加水使溶解成100ml，即得。

（五）主要仪器调试

1. 量器准备

试验中所用的量具均应经检定校正、洗净后使用。

2. 离心机调试

① 离心机状态检查。标识清晰（检定校准合格且在有效期内），清洁，离心室内无异物，处于水平状态，转子和离心管无裂纹或腐蚀，外接电源符合要求，离心机接地，挂稳离心管，离心管无卡滞现象。

② 开机检查控制面板状态正常，设置相应转子号、转速、离心力、温度、时间和升降速档位等参数。

③ 填写离心机使用记录。

（六）测定

1. 鉴别步骤

见表2-1-10。

表 2-1-10 水杨酸镁胶囊的水杨酸盐鉴别试验

序号		标准规定	操作步骤	注意事项
1	(1)	取本品内容物适量	取 1 粒胶囊,倒出内容物,置于烧杯内,加 20ml 纯化水溶解,过滤,得供试品溶液	
	(2)	取供试品的中性或弱酸性稀溶液,加三氯化铁试液 1 滴,即显紫色	取一支试管,加入 2ml 供试品溶液,滴加 1 滴三氯化铁试液,振摇,观察现象,记录	若实验产生颜色过深,可将步骤(1)的供试品溶液加水稀释,再加三氯化铁试液
2	(1)	取供试品溶液,加稀盐酸,即析出白色水杨酸沉淀	取一支试管,加入 1ml 供试品溶液,逐滴加入稀盐酸,观察现象,记录	逐滴加入稀盐酸,边加边振摇,并注意观察反应现象
	(2)	分离,沉淀在醋酸铵试液中溶解	①将上述产物转移至离心管,放入离心机,经离心沉降后,用吸出法或倾泻法分离沉淀 ②往沉淀中逐滴加入醋酸铵试液,振摇,观察现象,记录	①离心管必须对称放入套管中,防止机身振动,若只有一支样品管,另外一支要用等质量的水代替 ②启动离心机时,应盖上离心机顶盖后,方可慢慢启动 ③结束后先关闭离心机,在离心机停止转动后,方可打开离心机盖,取出样品,不可用外力强制离心机停止运动 ④离心机使用期间,人员不得离开

2. 注意事项

① 供试品和供试液的取用量应按各品种项下的规定。固体供试品应研成细粉;液体供试品如果太稀可浓缩,如果太浓可稀释。

② 试药和试液的加入量、方法和顺序均应按各试验项下的规定。如未作规定,试液应逐滴加入,边加边振摇,并注意观察反应现象。

③ 试验中需分离沉淀时,采用离心机分离,经离心沉降后,用吸出法或倾泻法分离沉淀。

④ 颜色反应须在玻璃试管中进行,并注意观察颜色的变化。

(七)原始记录及数据分析

按照药典及相关法规要求如实记录数据,并进行数据分析。原始记录可借鉴附件 3。

(八)检测报告

根据实验结果,如实填写检验检测报告,并按照药典标准判定本样品该项目是否符合标准要求。检验检测报告模板可借鉴附件 4。

(九)思考练习

① 试述水杨酸盐鉴别试验的原理。

② 试述一般鉴别试验和专属鉴别试验的区别。

参考文献

[1] 国家药典委员会. 中华人民共和国药典二部. 2020年版. 北京：中国医药科技出版社, 2020：124-125.
[2] 国家药典委员会. 中华人民共和国药典四部. 2020年版. 北京：中国医药科技出版社, 2020：35.
[3] 中国食品药品检定研究院. 中国药品检验标准操作规范. 2019年版. 北京：中国医药科技出版社, 2019：108-109.
[4] 国家药典委员会. 中国药典分析检测技术指南. 北京：中国医药科技出版社, 2017：2-18.

附件 1

水杨酸镁胶囊

Shuiyangsuanmei Jiaonang

Magnesium Salicylate Capsules

本品含无水水杨酸镁（$C_{14}H_{10}MgO_6$）应为标示量的95.0%～105.0%。

【性状】本品内容物为白色细小颗粒。

【鉴别】取本品的内容物适量，照水杨酸镁项下的鉴别（1）、（3）项试验，显相同的结果。

【检查】干燥失重　取本品内容物，在105℃干燥4小时，减失重量应为17.5%～20.0%（通则0831）。

溶出度　照溶出度与释放度测定法（通则0931第二法）测定。

溶出条件　以水900ml为溶出介质，转速为每分钟50转，依法操作，经45分钟时取样。

供试品溶液　取溶出液10ml，滤过，精密量取续滤液适量，用水定量稀释成每1ml中约含无水水杨酸镁20μg的溶液。

对照品溶液　见含量测定项下。

测定法　见含量测定项下。计算每粒的溶出量。

限度　标示量的80%，应符合规定。

其他　应符合胶囊剂项下有关的各项规定（通则0103）。

【含量测定】照紫外-可见分光光度法（通则0401）测定。

供试品溶液　取装量差异项下的内容物，混匀，精密称取适量，加水适量，振摇使水杨酸镁溶解并定量稀释制成每1ml中约含无水水杨酸镁20μg的溶液。

对照品溶液与测定法　见水杨酸镁含量测定项下。

【类别】同水杨酸镁。

【规格】0.25g（按$C_{14}H_{10}MgO_6$计）

【贮藏】密封保存。

水杨酸镁

Shuiyangsuanmei

Magnesium Salicylate

$C_{14}H_{10}MgO_6 \cdot 4H_2O$　370.60

本品为双（2-羟基苯甲酸-O^1，O^2）镁四水合物。按干燥品计算，含$C_{14}H_{10}MgO_6$应为98.0%～103.0%。

【性状】本品为白色结晶性粉末；无臭；有风化性；水溶液显微酸性反应。

本品在乙醇中易溶，在水中溶解。

【鉴别】（1）取含量测定项下的供试品溶液，照紫外-可见分光光度法（通则0401）测定，在296nm的波长处有最大吸收。

（2）本品的红外光吸收图谱应与对照的图谱（光谱集60图）一致。

（3）本品的水溶液显镁盐与水杨酸盐的鉴别反应（通则0301）。

【检查】镁　取本品约0.8g，精密称定，置200ml量瓶中，加水适量，振摇15分钟后，用水稀释至刻度，摇匀，滤过，精密量取续滤液50ml，置250ml锥形瓶中，加水50ml、氨-氯化铵缓冲液（pH 10.0）5ml与铬黑T指示剂少许，用乙二胺四醋酸二钠滴定液（0.05mol/L）滴定，至溶液由紫红色转变为纯蓝色。每1ml乙二胺四醋酸二钠滴定液（0.05mol/L）相当于1.215mg的镁。按干燥品计算，含镁应为7.9%～8.3%。

干燥失重　取本品，在105℃干燥4小时，减失重量应为17.5%～20.0%（通则0831）。

重金属　取本品0.50g，加水20ml溶解后，加醋酸盐缓冲液（pH 3.5）2ml与水适量使成25ml，依法检查（通则0821第一法），含重金属不得过百万分之四十。

【含量测定】照紫外-可见分光光度法（通则0401）测定。

供试品溶液　取本品，精密称定，加水溶解并定量稀释制成每1ml中约含无水水杨酸镁20μg的溶液。

对照品溶液　取水杨酸镁对照品，精密称定，加水溶解并定量稀释制成每1ml中约含无水水杨酸镁20μg的溶液。

测定法　取供试品溶液与对照品溶液，在296nm的波长处分别测定吸光度，计算。

【类别】解热镇痛、非甾体抗炎药。

【贮藏】密封保存。

【制剂】（1）水杨酸镁片（2）水杨酸镁胶囊

附件2

××××××××××××公司　　　　　　　　　　文件编号：××××××××××××

检品信息卡

检品编号：

样　品　名　称		规　　　格	
剂　　　　　型		数　　　量	
保质期/限期 使用日期		生产日期/ 批　　号	
贮藏条件		收样日期	
生产单位/ 产　　　地		检验类别	
委托单位			
检验项目			
检验依据			
判定依据			

××××××××××公司		文件编号：××××××××××××	
检品流转表			
	流转程序	签名	日期
业务科	收检录入		
	核对分发		
主检科室	检科室签收		
	（主）检验人收样		
	检验完成		
	核对		
	审核		
	授权签字人审签		
业务科	报告打印		
	校对发出		
备注：			

附件 3

××××××××××公司　　　　　　文件编号：××××××××××××

原始记录

检品编号：_____　　检品名称：_____

批　　号：_____　　规　　格：_____

数　　量：_____　　剂　　型：_____

检验项目：_____

检验依据：_____

样品状态：包装完整□，无异常情况□，数量满足实验要求□。

检验日期：

检验地点：温度：　　　　℃　　　　相对湿度：　　　　％

一、仪器设备

仪器名称：　　　　型号：　　　　编号：　　　　效期：

二、检验方法和结果

取 1 粒胶囊，倒出内容物，置于烧杯内，加 20ml 纯化水溶解，过滤，得供试品溶液。

（1）取一支试管，加入____ml 供试品溶液，再滴加 1 滴三氯化铁试液，振摇，观察溶液颜色为_____。

（2）另取一支试管，加入____ml 供试品溶液。逐滴加入_____ml 稀盐酸，观察现象为_____。

离心，分离出沉淀，往沉淀中加入_____ml 醋酸铵试液，观察现象为_____。

三、结论

检验人：　　　　复核人：　　　　　　　　　　第　　页共　　页

附件 4

| ××××××××××公司 | 文件编号：×××××××××××××× |

检验检测报告

报告编号：　　　　　　　　　　　　　　　　　　第　页　共　页

检 品 名 称	_____	收样日期	_____
生产单位/产　　地	_____	贮藏条件	_____
规　　　格	_____	包装方式	_____
检 品 状 态	_____	生产批号	_____
检 品 数 量	_____	完成日期	_____
检 验 依 据	_____		
检 验 项 目	_____		
检 验 类 别	委托□　复验□　其他□_____		
委 托 单 位	_____		

结果评价：

备注：

报告编制人：　　　审核人：　　　授权签字人：　　　（盖章）

　　　　　　　　　　　　　　　　　　　　　　　　　年　　月　　日

检验项目	计量单位	标准限制	检测结果	结论
【鉴别】(3) 水杨酸盐鉴别				

（以下空白）

第六节　学习任务三　通则 8006 滴定法
——碳酸氢钠片的含量测定

能力目标

1. 熟悉滴定法的基本原理。
2. 掌握滴定液两种配制方法的区别。
3. 掌握滴定液的标定方法。
4. 能正确使用滴定管。
5. 能规范书写原始记录，出具检测报告。

6. 能规范整理实验现场和处理废弃物。

一、任务描述

某药品检测实验室接收一批碳酸氢钠片的委托检验，要求按照药典方法进行检测，检测项目为【含量测定】。

业务科室收样人员与送检人员核对检品数量、包装等样品外观信息，检查确认无误后，按照实验室内部流程，对检品进行编号，制作检品信息卡，标记检品状态，将检品信息卡连同检品一起分发给检测科室人员。双方人员交接完毕后，填写检品流转单。药品检测人员开始对检品进行检测并及时填写检测原始记录。检测完成后，依据检测结果出具检验检测报告。

二、相关理论知识

（一）滴定分析法概述

滴定分析法是将一种已知准确浓度的试剂溶液准确地滴加到待测物质的溶液中，根据所消耗的试剂溶液体积和浓度，计算待测物质含量的化学分析法，又称为容量分析法。滴定分析法常用于测定含量在1%以上的中高含量组分，该法仪器简单、操作简便快速，结果比较准确，是药物检验中一种常用的含量测定方法。

根据滴定时发生的化学反应类型的不同，滴定分析法可分为酸碱滴定法、沉淀滴定法、配位滴定法和氧化还原滴定法。滴定分析大多数情况下在水溶液中进行，若待测物难溶于水或其他原因无法以水为溶剂时，会采用水以外的溶剂为滴定介质，即为非水滴定法。

（二）基本概念

1. 滴定液

系指在滴定分析中用于滴定被测物质含量的标准溶液，具有准确的浓度。滴定液的浓度以"mol/L"表示，取4位有效数字。滴定液的制备应按现行版《中国药典》规定进行配制和标定。配制分为直接法和间接法。

（1）直接法　滴定液的直接配制应使用基准物质。基准物质是能用来直接配制标准溶液、纯度一般在99.9%以上的物质，性状稳定，不发生副反应。基准物质取用时应先用玛瑙乳钵研细，按规定条件干燥至恒重后精密称定（有引湿性的基准物质宜采用减量法进行称重），溶解后稀释成准确体积的溶液，根据基准物质的质量和溶液体积，即可计算出该滴定液的准确浓度，最终结果取4位有效数字。配制过程应有核对人，并在记录中签名以示负责。

（2）间接法　当滴定液溶质没有基准物质时，需先配制成大致浓度的溶液，再通过标定确定其准确浓度。标定是指根据规定的方法，用基准物质或已标定的滴定液准确测定滴定液浓度（mol/L）的操作过程。

标定过程应遵循下列有关规定。

工作中所用分析天平、滴定管、量瓶和移液管等，均应经过检定合格。标定工作宜在室温（10～30℃）下进行，并应在记录中注明标定时的室内温度及湿度。基准物质在研细并按规定条件干燥至恒重后，精密称取（精确至4～5位有效数字）。

标定工作应由初标者（一般为配制者）和复标者在相同条件下各作平行试验3份，各项原始数据经校正后，根据计算公式分别进行计算。3份平行试验结果的相对平均偏差，除另有规定外，不得大于0.1%；初标平均值和复标平均值的相对偏差也不得大于0.1%；标定结果按初、复标的平均值计算，取4位有效数字。

采用间接法配制的滴定液浓度应为名义值的 0.95～1.05，如超出范围应加入适量的溶质或溶剂予以调整。

2. 化学计量点和滴定终点

在滴定过程中，当滴入的滴定液的物质的量与待测定组分的物质的量按化学计量定量反应完成时，反应达到了计量点，在滴定过程中，指示剂发生颜色变化的转变点称为滴定终点。滴定终点与计量点不一定恰恰符合，由此所造成分析的误差叫做滴定误差，滴定分析法的相对误差一般在 0.2% 以下。

3. 滴定度

滴定度（T）系指每 1ml 某摩尔浓度的滴定液相当于被测物的质量，常用"T"表示。

$$T=\frac{被测物质量}{滴定液体积}$$

药典中一般都直接提供滴定度，用于计算待测样品的含量。如水杨酸的含量测定方法中，规定"每 1ml 氢氧化钠滴定液（0.1mol/L）相当于 12.21mg 的 $C_7H_6O_2$"，其中 12.21mg/ml 即为滴定度。

4. 校正因子

校正因子（F）是指滴定液的实际浓度与规定浓度的比值，常用"F"表示。药典中给出的滴定度都是根据滴定液的规定浓度计算而得，而在实际工作中，配制的滴定液浓度一般不会恰好与滴定液的规定浓度一致，因此不能直接应用药典上提供的滴定度进行计算，要乘以滴定液的浓度校正因子进行换算。

$$F=\frac{滴定液实际浓度}{滴定液规定浓度}$$

（三）原料药含量计算

原料药含量计算公式为：

$$含量(\%)=\frac{测得量(g)}{供试品量(g)}\times 100\%$$

不同的滴定方法，其计算公式有差别。常用的滴定分析法有直接滴定法和剩余滴定法。

1. 直接滴定法

直接用滴定液滴定被测物质的方法，称为直接滴定法。直接滴定法是滴定分析法中最常用、最基本的滴定方法，如用盐酸滴定液直接滴定氢氧化钠待测液。用此法进行含量测定时，计算公式可根据是否做空白试验分为两种情况。

（1）不需做空白试验时

$$含量(\%)=\frac{TFV}{W}\times 100\%$$

式中，T 为滴定度；F 为校正因子；V 为消耗滴定液的体积；W 为供试品取样量。

计算示例：精密称取维生素 C 0.2090g，加新沸过的冷水 100ml 与稀醋酸 10ml 使溶解后，加淀粉指示液 1ml，立即用碘滴定液（0.1040mol/L）滴定，至溶液显蓝色，在 30 秒内不褪色，消耗滴定液 22.45ml。已知每毫升碘滴定液（0.1mol/L）相当于 8.806mg 的维生素 C（$C_6H_8O_6$）。计算本品的含量。

$$维生素 C 含量(\%)=\frac{TFV}{W}\times 100\%$$

$$= \frac{8.806 \times \frac{0.1040}{0.1} \times 22.45}{0.2090 \times 1000} \times 100\%$$

$$= 98.4\%$$

（2）需做空白试验时

$$含量(\%) = \frac{TF(V-V_0)}{W} \times 100\%$$

式中，V_0 为空白消耗滴定液的体积。

计算示例：精密称取尼可刹米 0.1480g，加冰醋酸 10ml 与结晶紫指示剂 1 滴，用高氯酸滴定液（0.1008mol/L）滴定至溶液显蓝紫色，消耗滴定液 8.28ml。同时用空白试验校正，消耗滴定液 0.05ml。每 1ml 高氯酸滴定液（0.1mol/L）相当于 17.82mg 的 $C_{10}H_{14}N_2O$，求该供试品的含量。

$$尼可刹米含量(\%) = \frac{TF(V-V_0)}{W} \times 100\%$$

$$= \frac{17.82 \times \frac{0.1008}{0.1} \times (8.28-0.05)}{0.1480 \times 1000} \times 100\%$$

$$= 99.9\%$$

2. 剩余滴定法

剩余滴定法也叫回滴定法。若滴定反应速度较慢或反应物是不易溶解的固体，滴定剂加入样品后反应无法瞬间定量完成，此时可先加入一定量的过量滴定液 A，待反应定量完成后再用另一种滴定液 B 滴定剩余的滴定液 A。剩余滴定法多数需要进行空白试验校正。

$$含量(\%) = \frac{TF(V_0-V)}{W} \times 100\%$$

式中，T 为滴定度；F 为校正因子；V 为消耗滴定液 B 的体积；V_0 为空白消耗滴定液 B 的体积；W 为供试品取样量。

计算示例：精密称取司可巴比妥 0.1053g，置 250ml 碘量瓶中，加水 10ml，振摇使溶解，精密加入溴滴定液（0.05mol/L）25ml，再加盐酸 5ml，密塞振摇 1 分钟，暗处放置 15min，加碘化钾试液 10ml 摇匀，用硫代硫酸钠滴定液（0.1005mol/L）滴定，至近终点时，加淀粉指示液，继续滴定至蓝色消失，消耗滴定液 17.10ml，并用空白试验校正，消耗滴定液 25.08ml。每 1ml 溴滴定液（0.05mol/L）相当于 13.01mg 的 $C_{12}H_{17}NaO_3$，求该供试品的含量。

$$含量(\%) = \frac{TF(V_0-V)}{W} \times 100\%$$

$$= \frac{13.01 \times \frac{0.1005}{0.1} \times (25.08-17.10)}{0.1053 \times 1000} \times 100\%$$

$$= 99.1\%$$

（四）制剂含量计算

制剂的含量用标示百分含量表示，如药典对维生素 C 片的含量要求"本品含维生素 C（$C_6H_8O_6$）应为标示量的 93.0%～107.0%"。其中标示量是指该剂型单位剂量的制剂中规定的主药含量,通常在该剂型的规格上表示出来。标示百分含量的计算公式如下。

$$标示量(\%) = \frac{实测量}{标示量} \times 100\%$$

我们以片剂和注射剂的直接滴定法为例进行讨论,其他剂型可参照这两种剂型的含量计算。

1. 片剂

$$标示量(\%) = \frac{每片实测含量}{标示量} \times 100\%$$

$$= \frac{\frac{测得量}{供试品量} \times 平均片重}{标示量} \times 100\%$$

$$= \frac{\frac{TFV}{W}\overline{W}}{标示量} \times 100\%$$

式中,T 为滴定度;F 为校正因子;V 为消耗滴定液的体积;$\overline{W}$ 为平均片重;W 为供试品取样量。

2. 注射剂

$$标示量(\%) = \frac{C_{实测}}{C_{标示}} \times 100\% = \frac{TFV}{V_S C_{标示}} \times 100\%$$

式中,V 为消耗滴定液的体积;V_S 为供试品的取样体积;$C_{标示}$ 为标示量,g/ml 或 mg/ml。

计算示例:取 20 片维生素 C 片,其总重为 1.5640g,研细,精密称取细粉 0.3016g,按《中国药典》方法,用碘滴定液(0.04980mol/L)滴定至终点时消耗碘滴定液 20.88ml。每 1ml 碘滴定液(0.05mo/L)相当于 8.806mg 的 $C_6H_8O_4$。求维生素 C 片标示量(规格为 50mg)。

$$维生素 C 片标示量(\%) = \frac{\frac{TFV}{W}\overline{W}}{标示量} \times 100\%$$

$$= \frac{\frac{8.806 \times \frac{0.04980}{0.05} \times 20.88}{0.3016} \times \frac{1.5640}{20}}{50} \times 100\%$$

$$= 95.0\%$$

三、任务实施

(一)标准查询

根据任务要求,找所需检测标准(见附件1),并填写检品信息卡(可参照附件2)。

(二)标准解读

本次任务检品为碳酸氢钠片,检测项目为【含量测定】,采用直接滴定法进行检测,从反应类型来看属于酸碱滴定法,滴定液为盐酸滴定液(0.5mol/L)。

盐酸没有基准物质,需根据药典进行配制和标定(通则8006滴定液)。

（三）主要仪器设备

电子天平、酸式滴定管或聚四氟乙烯滴定管、电炉、马弗炉。

（四）主要试剂及溶液配制

1. 主要试剂清单

① 无水碳酸钠：基准试剂。
② 盐酸：分析纯（AR）。
③ 甲基红：分析纯（AR）。
④ 溴甲酚绿：分析纯（AR）。
⑤ 乙醇：分析纯（AR）。

2. 主要溶液清单

① 盐酸滴定液（0.5mol/L）：取盐酸45ml，加水适量使成1000ml，摇匀。
② 甲基红-溴甲酚绿混合指示液：取0.1％甲基红的乙醇溶液20ml，加0.2％溴甲酚绿的乙醇溶液30ml，摇匀，即得。
③ 0.1％甲基红的乙醇溶液：取0.1g甲基红，加95％乙醇溶解并定容至100ml。
④ 0.2％溴甲酚绿的乙醇溶液：取0.2g溴甲酚绿，加95％乙醇溶解并定容至100ml。

（五）主要仪器调试

1. 量器准备

试验中所用的量具和滴定管均应经检定校正、洗净后使用。滴定管应附有校正曲线或校正值。

2. 电子天平调试

（1）天平状态检查　准确度等级满足实验要求，标识清晰（检定校准合格且在有效期内），清洁无异物，处于水平状态，牢固不晃动，周围无气流及振动干扰，必要时需要检查有无除静电装置。

（2）开机自检　接通电源，按下开机按钮，天平开机自检，自检完成后预热30分钟以上，待用。必要时需对天平准确性进行校正。目前市场上，部分天平可进行自动校正。这些天平只需按自动校正按钮即可按程序完成。不带自动校正功能的天平，可采取外部校正的方式进行天平准确性校正，具体校正方法需参考天平使用说明书。

（3）填写电子天平使用记录。

3. 马弗炉调试

① 状态检查：标识清晰（检定合格且在有效期内）。
② 设定温度为300℃，待用。
③ 填写马弗炉使用记录。

4. 电炉调试

① 状态检查：标识清晰。
② 开机调试：正常待用。

（六）盐酸滴定液（0.5mol/L）的标定

① 取基准无水碳酸钠10g在玛瑙乳钵中研细后，置具盖瓷坩埚内，在300℃下马弗炉内干燥至恒重，移至称量瓶中，密盖，贮于干燥器中备用。
② 滴定管润洗、赶气泡、装液、调零。

③ 用减量法称取干燥至恒重的基准无水碳酸钠约0.8g（称量范围0.72～0.88g），精密称定，置锥形瓶中，加水50ml使溶解。

④ 加入10滴甲基红-溴甲酚绿混合指示液，摇匀，用盐酸滴定液（0.5mol/L）滴定至溶液由绿色变为紫红色时，用电炉煮沸2分钟，冷却至室温，继续滴定至溶液由绿色变为暗紫色。

⑤ 读数，记录数据。

⑥ 计算盐酸滴定液浓度，公式如下

$$c(\text{mol/L}) = \frac{m}{(V+\Delta V_1+\Delta V_2)\times 26.50}$$

式中，c为盐酸滴定液的浓度，mol/L；m为基准物质无水碳酸钠的称取量，mg；V为盐酸滴定液消耗的体积，ml；ΔV_1为盐酸滴定液（0.5mol/L）的温度补偿参数；ΔV_2为滴定管的体积补偿参数；26.50为与每1ml的盐酸滴定液（0.5mol/L）相当的无水碳酸钠的质量，mg。

⑦ 初标者平行操作三次，计算得平均值和相对标准偏差（应≤0.1%）。

⑧ 复标者平行操作三次，计算得平均值和相对标准偏差（应≤0.1%）。

⑨ 计算初标平均值和复标平均值的相对平均偏差（应≤0.1%）。

⑩ 计算初标、复标的平均值，取4位有效数字作为标定结果。

（七）供试品制备

见表2-1-11。

表2-1-11　供试品溶液制备步骤

序号	标准规定	操作步骤	注意事项
1	取本品10片，精密称定，研细	（1）电子天平托盘上放称量纸，清零，随机取供试品10片，称重，读数，记录。求平均片重 （2）将10片供试品置于研钵中，研成细粉	（1）精密称定：系指称取重量准确至所取重量的千分之一。选择万分之一电子天平，满足实验要求 （2）研磨时不可将供试品洒出研钵，研至粉末手捏无颗粒感即可
2	精密称取适量（约相当于碳酸氢钠1g），加水50ml，振摇使碳酸氢钠溶解	（1）确定称样量：称样量$(g)=\dfrac{1g\times\text{平均片重}}{\text{片剂标示量}}$ （2）称取样品置于锥形瓶，用量筒量取蒸馏水50ml加入锥形瓶，振摇溶解样品，备用	（1）片剂标示量即片剂的规格 （2）按计算称样量称取供试品粉末2份 （3）实际取用量不得超过计算称样量的±10%

（八）测定

1. 供试品的含量测定

① 滴定管润洗、赶气泡、装液、调零。

② 往供试品溶液中加甲基红-溴甲酚绿混合指示液10滴，摇匀，用盐酸滴定液（0.××××mol/L，根据实验确定）滴定至溶液由绿色变为紫红色时，用电炉煮沸2分钟，冷却至室温，继续滴定至溶液由绿色变为暗紫色。

③ 读数，记录数据。

④ 计算供试品含量。

⑤ 平行操作两次，计算平均值和相对平均偏差。

2. 注意事项

① 滴定管应洁净，玻璃活塞应密合、旋转自如。盛装滴定液前，应先用少量滴定液淋洗 3 次。盛装滴定液后，宜用小烧杯覆盖管口。

② 滴定管校正值与原标示值之比的绝对值大于 0.05% 时，应在计算中采用校正值予以补偿。

③ 标定中，滴定液宜从滴定管的起始刻度开始；滴定液的消耗量，除另有特殊规定外应大于 20ml，读数应估计到 0.01ml。

④ 取用滴定液时，一般应先轻摇贮存大量滴定液的容器，使管中与黏附于瓶壁的液滴混合均匀，而后分取略多于需用量的滴定液置于洁净干燥的具塞玻璃瓶中，用以直接转移至滴定管内，或用移液管量取，避免因多次取用而反复开启贮存滴定液的大容器；倒出后的滴定液不得倒回原贮存容器中，以避免污染。

⑤ 滴定液出现浑浊、沉淀、颜色变化等现象时，不得再用，应重新配制。

⑥ 标定 3 份平行试验结果的相对平均偏差，测定 2 份平行试验结果的相对平均偏差，均不得大于 0.1%。

（九）原始记录及数据分析

按照药典及相关法规要求如实记录数据，并进行数据分析。滴定液的配制与标定记录可借鉴附件 3，原始记录可借鉴附件 4。

（十）检测报告

根据实验结果，如实填写检验检测报告，并按照药典标准判定本样品该项目是否符合标准要求。检验检测报告模板可借鉴附件 5。

（十一）思考练习

① 试述滴定液两种配制方法的区别及标定的意义。

② 试述滴定管操作步骤。

参考文献

[1] 国家药典委员会. 中华人民共和国药典二部. 2020 年版. 北京：中国医药科技出版社，2020：1779-1780.

[2] 国家药典委员会. 中华人民共和国药典四部. 2020 年版. 北京：中国医药科技出版社，2020：429-430.

[3] 中国食品药品检定研究院. 中国药品检验标准操作规范. 2019 年版. 北京：中国医药科技出版社，2019：686-704.

附件 1

碳酸氢钠片

Tansuaqingna Pian

Sodium Bicarbonate Tablets

本品含碳酸氢钠（$NaHCO_3$）应为标示量的 95.0%～105.0%。

【性状】本品为白色片。

【鉴别】取本品的细粉适量，加水振摇，滤过，滤液显钠盐与碳酸氢盐的鉴别反应（通则 0301）。

【检查】碳酸盐　取本品，研细，精密称取适量（相当于碳酸氢钠 1.00g），加新沸过并用冰冷却的水 100ml，轻轻旋摇使碳酸氢钠溶解，加酚酞指示液 4～5 滴，如显红色，立即加盐酸滴定液（0.5mol/L）1.30ml，应变为无色。

崩解时限 照崩解时限检查法（通则 0921），在人工胃液中进行检查，应在 30 分钟内全部崩解。

其他 应符合片剂项下有关的各项规定（通则 0101）。

【含量测定】取本品 10 片，精密称定，研细，精密称取适量（约相当于碳酸氢钠 1g），加水 50ml，振摇使碳酸氢钠溶解，加甲基红-溴甲酚绿混合指示液 10 滴，用盐酸滴定液（0.5mol/L）滴定至溶液由绿色转变为紫红色，煮沸 2 分钟，放冷，继续滴定至溶液由绿色变为暗紫色。每 1ml 盐酸滴定液（0.5mol/L）相当于 42.00mg 的 $NaHCO_3$。

【类别】同碳酸氢钠。

【规格】（1）0.3g　（2）0.5g

【贮藏】密封，在干燥处保存。

附件 2

××××××××××公司　　　　　　　　　　文件编号：××××××××××

检品信息卡

检品编号：

样品名称		规格	
剂　　型		数量	
保质期/限期使用日期		生产日期/批号	
贮藏条件		收样日期	
生产单位/产地		检验类别	
委托单位			
检验项目			
检验依据			
判定依据			

检品流转表

	流转程序	签名	日期
业务科	收检录入		
	核对分发		
主检科室	检科室签收		
	（主）检验人收样		
	检验完成		
	核对		
	审核		
	授权签字人审签		
业务科	报告打印		
	校对发出		
备注：			

附件3

×××××××××××公司　　　　　　文件编号：××××××××××××××

标准滴定液配制与标定记录

盐酸标准滴定溶液（　　mol/L）

1. 配制：吸取＿＿ml浓盐酸，注入＿＿ml水中，摇匀。配制人：　　　　日期：
2. 标定：

称取工作基准试剂无水碳酸钠＿＿＿＿g，经＿＿＿℃高温炉中灼烧至恒重。

日期：　　　　温度：　　　　　　　　湿度：

仪器设备：　名称：　　　型号：　　　编号：　　　效期：

　　　　　　名称：　　　型号：　　　编号：　　　效期：

基准物质 \ 称量过程	0/g	1/g	2/g	3/g	4/g	5/g
无水碳酸钠＋坩埚						

精密称取已灼烧至恒重的工作基准试剂无水碳酸钠，溶于＿＿＿＿ml水中，加＿＿＿滴甲基红-溴甲酚绿混合指示液，用配制好的滴定液滴定至溶液由绿色变为紫红色，煮沸＿＿＿分钟，冷却后继续滴定至溶液再呈暗紫色，同时做空白试验。

日期：　　　　温度：　　　　　　　　湿度：

滴定管 \ 标定次数 \ 项目	型号：　编号：　效期：					
	初标者：			复标者：		
	1	2	3	4	5	6
基准物质称量量(m)/g						
滴定管起始读数/ml						
滴定管终点读数/ml						
滴定管补正/ml						
温度补正/ml						
空白消耗/ml						
滴定消耗真实体积(V)/ml						
计算公式			$c=1000m/[53.00(V_1-V_2)]$			
标定浓度值/(mol/L)						
单人标定浓度均值/(mol/L)						
单人相对标准偏差/%	（应≤0.1%）			（应≤0.1%）		
双人相对平均偏差/%			（应≤0.1%）			
标定浓度均值/(mol/L)						

附件 4

| ××××××××××公司 | 文件编号：×××××××××××××× |

原始记录

检品编号：_____　　检品名称：_____
批　　号：_____　　规　　格：_____
数　　量：_____　　剂　　型：_____
检验项目：_____
检验依据：_____

样品状态：包装完整□，无异常情况□，数量满足实验要求□。
检验日期：
检验地点：温度：　　　　℃　　　　相对湿度：　　　　％

一、仪器设备
名称：　　　　　型号：　　　　　编号：　　　　　效期：
名称：　　　　　型号：　　　　　编号：　　　　　效期：

二、检验方法
本品规格为_____，取_____片，精密称定_____g，平均片重为_____
____g，研细，精密称取 2 份粉末_____g、_____g，分别置锥形瓶中，加水
_____ml，振摇使溶解，即得供试品 1 和供试品 2。加甲基红-溴甲酚绿混合指示液 10 滴，用盐酸滴定液（_____mol/L）进行滴定。每 1ml 盐酸滴定液（0.5mol/L）相当于 42.00mg 的 $NaHCO_3$。

三、检验结果

表 1　供试品溶液含量测定结果

基准物	消耗滴定液体积/ml	供试品含量/%	供试品含量平均/%	相对平均偏差/%
供试品 1				
供试品 2				

1. 相对平均偏差应在±0.1%以内。供试品含量应为标示量的 95.0%～105.0%。

供试品含量（%）= $\dfrac{TFV\overline{W}}{W}$ ×100%。式中，T 为滴定度，F 为校正因子，V 为消耗滴定液的体积，$\overline{W}$ 为平均片重，W 为供试品取样量。

五、结论

检验人：　　　　　　复核人：

附件 5

| ××××××××××公司 | 文件编号：×××××××××××××× |

检验检测报告

报告编号：　　　　　　　　　　　　　　　　第　页　共　页

检 品 名 称	_____	收样日期	_____
生产单位/产　　地	_____	贮藏条件	_____
规　　　格	_____	包装方式	_____
检 品 状 态	_____	生产批号	_____
检 品 数 量	_____	完成日期	_____
检 验 依 据	_____		
检 验 项 目	_____		
检 验 类 别	委托□　复验□　其他□_____		
委 托 单 位	_____		

结果评价：

备注：

报告编制人：　　　审核人：　　　授权签字人：　　　（盖章）

　　　　　　　　　　　　　　　　　　　　　　　　　　　年　月　日

检验项目	计量单位	标准限制	检测结果	结论
【含量测定】				

（以下空白）

第二章　固体称量

第一节　天平分类与注意事项

一、天平的分类

天平是实验室中常用的仪器,它是一种衡器,用于衡量物体的质量。

天平按称量原理一般分为两大类:以杠杆原理构成的天平为机械天平;以电磁力平衡原理,直接显示质量读数的天平为电子天平。

目前,分析实验操作及教学过程中主要使用的是电子分析天平,其包括常量天平、半微量天平、微量天平和超微量天平。

(1) 超微量电子天平　其最大量程是2~5g,其标尺分度值 d 等于 $0.1\mu g$。

(2) 微量天平　微量天平的量程一般在3~50g,其分度值 d 等于 $1\mu g$。

(3) 半微量天平　半微量天平的量程一般在20~200g,其分度值 d 等于 $0.01mg$。

(4) 常量电子天平　常量电子天平的最大量程一般在200~500g,其分度值 d 等于 $0.1mg$。

二、称量的概念

称量是一个过程,称量准确与否直接关系测定结果的准确。《中国药典》2020年版凡例对称量有一些原则性规定。分别讨论如下。

1. 偏离规定称样(量)可允许的范围

试验中供试品(对照品)与试药等"称重"或"称量"的量,均以阿拉伯数码表示,其精确度可根据数值的有效数位来确定,如下表2-2-1。

表2-2-1　取用量及其精确度

称取量	称取范围	称取量	称取范围
0.1g	0.06~0.14g	2.0g	1.95~2.05g
2g	1.5~2.5g	2.00g	1.995~2.005g

2. 精密称定和称定

精密称定系指称取质量应准确至所取质量的千分之一;称定系指称取质量应准确至所取质量的百分之一。"约"若干,系指取用量不得超过规定量的±10%。

3. 恒重

除另有规定外,系指供试品连续两次干燥或炽灼后称重的差异在0.3mg以下的质量;干燥至恒重的第二次及以后各次称重均应在规定条件下继续干燥1小时后进行,炽灼至恒重的第二次称重应在继续炽灼30分钟后进行。

三、分析天平的使用

目前各企业和机构常用的是电子分析天平，故以电子分析天平为例进行介绍。

1. 外部构造

电子天平从上到下主要由两个侧窗、称量盘、防对流圈、显示屏、功能按键、水准器和水平调节脚组成。电子天平背部有电源适配器插口，在电子天平使用过程中，电源线一端插入天平电源适配器插口中，另一端连接交流电插座。如图 2-2-1。

2. 功能按键

电子天平一般具备以下功能按键：POWER 键（开/关）、CAL 键（校准键）、O/T 键（归零键/去皮键）、UNIT 键（切换单位键）、PRINT 键（输出打印键）、1d/10d 键（切换精密度显示键），如图 2-2-2。

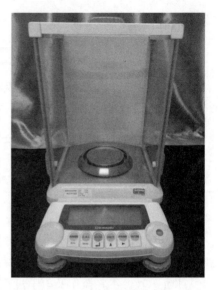

图 2-2-1 AUY-120 型电子天平

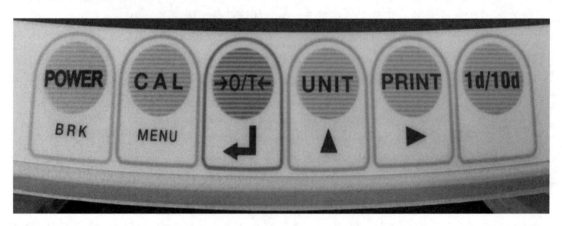

图 2-2-2 AUY-120 型电子天平功能按键

3. 使用前的准备

① 根据被称物重量范围和称量精度的要求，选择具有适宜精度与量程的天平。

② 选择好适宜的天平后，在使用天平前，应检查该天平的使用登记记录，了解天平前一次使用情况以及天平是否处于正常可用状态。并检查水准器内的气泡是否位于水准器圆的中心位置，否则应予调节使天平处于水平状态。

③ 如天平处于正常可用状态，必要时用软毛刷将天平盘上的灰尘轻刷干净。

④ 称量前，应先调好零点。

⑤ 称量时使用的器皿，应根据称量需要选用大小适宜的称量瓶或称量管。

4. 电子分析天平的使用

（1）接通电源并打开天平开关，天平通过开机自检后需根据天平说明书要求预热后（一般 30 分钟以上）方可进行称量操作。也可于上班时即通电预热至下班关断电源，使天平长期处于预热状态，此时的天平无需预热即可进行称量操作。

（2）调整零点 天平预热后，按使用说明书调整零点，一般电子天平均装有自动调零钮，轻轻按动即可自动调零。

（3）天平校正　一般电子天平设有校正功能，校正方式分为外部砝码校正和内部砝码校正（部分型号天平具有该功能），具体操作应按使用说明书进行。电子天平应在每日或每次使用前进行校正，必要时可增加校正的频次。

① 外部砝码校正：如 AE-163 型电子天平，在分度值 0.1mg、最大载荷 160g 档下进行校正时，天平显示"CAL……"稍待片刻，闪显"100"，此时应将天平自身配备的 100g 标准砝码轻推置入，天平即开始校正，片刻后显示 100.0000，继后闪显"0"，此时应将 100g 标准砝码拉回，片刻后天平显示 0.0000；至天平校正完毕，即可称量。

② 内部砝码校正：可为自动触发或手动触发。如 XS205DU 型电子天平，在菜单栏中选择"系统"，按"校正测试"键，将"FACT"定义为"开"，按"OK"键，再按"退出"键完成设置，一旦环境温度变化超过设定值时，天平将自动触发内置的砝码进行校正。另外，实验室也可根据需要在菜单栏中选择"内部校正"，手动触发天平内部砝码校正，片刻显示"校正结束"，按"OK"键返回应用界面，即可称量。

（4）称量　根据称量需要或待测试样的性质选择不同的称量方法进行称量。

（5）记录与登记　称量过程中或称量完成后，应即时对称量结果进行记录或打印，接入实验室信息管理系统的天平可直接将称量数据录入系统。

（6）称量完毕后按关机键关机，并对天平进行清洁整理；盖好防尘罩，规范填写使用记录。

四、电子天平使用注意

① 天平应放置于稳定的工作台上，避免振动、气流及阳光照射。

② 天平应远离热源及高强电磁场等环境。

③ 天平室内应保持恒定的温度和湿度，温度在 20℃左右为佳，相对湿度在 40%～60% 范围内为佳。

④ 如果天平长时间内不使用需要拔开电源插头，否则不需拔开。

⑤ 首次使用前、放置地点变动、环境温度强烈变化后或称量操作一段时间后应对天平进行校准。

⑥ 使用前查看天平的量程，不可过载使用，以免损坏天平。

⑦ 称量时不要直接用手接触待测物（包括承装容器），以免手上的汗、油及其他微小之物影响称量的准确性。

⑧ 根据称量需要选择适合精度的天平，并不是精度越高的天平称量结果越准确。只有根据称量目的选择称量级别合适的天平，再根据被称量物的物理化学性质选择合适的称量方法，配合规范的操作，才能够得到正确有效的称量结果。

第二节　称量操作的分类与注意事项

称量是一个称取某物体或所需分析试样质量的过程，称量的准确性直接影响分析结果的准确与否。称量是分析操作中的常用步骤，也是最重要的操作之一。称量极易引起分析误差，对测定结果所造成的影响又常常难以察觉。因此，为确保分析结果的准确性，务必掌握良好、规范的称量操作。

一、称量容器

称量过程中应选用适当的称量容器辅助称量。称量容器加上被称量物的质量不得超过天平最大载量。称量容器的大小形状应适于放入天平秤盘,不得影响称量。注意称量容器应清洁干燥。

常用的称量容器有称量瓶、称量漏斗、称量管、称量舟以及称量纸。按照被称量物的量和类型(液体、固体或粉末)选择称量容器。如称取小量物质时选用质量轻的称量容器。使用称量容器时,建议戴手套,用镊子或其他适宜夹取工具,因为手上的油脂会引起增重。

称量漏斗为最好的称量容器,因为它又可作为称量皿,又可作为转移漏斗,方便将被称物转移至容量瓶。称量漏斗有不同规格,应选用适宜的规格。

称量纸用于称量固体物。称量纸必须用手操作,应注意防止洒落。

二、良好的称量操作

称量操作一般可分为三个基本步骤:准备、检查和称量。

1. 准备

称量第一步要准备器具,如适当规格的称量容器、称量瓶、镊子、移液管和刮板等。容器规格不得超过天平的载量。用于称量的容器应清洁干燥。如需用溶液或试剂,也应做好准备。

准备好待称物料。有时需要研磨或干燥。有的待称物料已经加温或在冰箱中存放,称量前,物料应放置至天平的温度。为防止冷凝,冷藏的物料在容器开启前应放置至室温。

2. 检查

天平检查是非常重要的,每次称量操作前应检查天平,否则容易出现误差,导致错误的分析数据。天平使用者应检查天平室环境、天平校正和天平的不确定性。不要认为前一个使用者用后天平仍处于正常状态。

(1) 天平室环境　天平应放置在振动很低、气流很小的合适位置。天平电源应稳定。天平及其周围环境应清洁整齐。称量前用适宜毛刷等轻刷天平托盘,以清除前一个操作者可能残留的物质(注:称量操作者应清除残留物,弃去洒落物或纸张,移开称量用的器具)。天平移动时,应待达到新环境温度后再校正。

(2) 校正　检查天平是否放置牢固,水平气泡是否在中间位置。必要时,连接电源,校正前让天平预热至少1小时(分析天平和微量天平需要预热24小时)。由于外电源关系,天平电源中断后又来电,有的型号天平会显示称量前请校正的提示。如果操作者触动天平操作杆,则提示清除,天平显示为零,天平称量就不准,除非进行了校正。电子分析天平具有基于其应用载量的内部校正系统,为当前室温下的校正。

(3) 天平的不确定性——漂移　漂移是最通常的误差之一,也是最容易减小或消除的问题之一。操作者若不注意这个问题,则会出现天平漂移。应检查样品、天平和实验室环境有无下列误差来源,以便消除误差。必要时每次第一个使用人应使用检查砝码进行检查,并将其记录在使用日志上,以便比较。

影响天平不确定性的因素有以下几种:

① 一边天平门是开的。

② 天平温度与被称量物料温度不一致。

③ 样品有失重或增重。
④ 该天平最近移动过，但未与周围环境平衡或未再校正。
⑤ 实验室里有气流。
⑥ 实验室温度变化。
⑦ 天平未放置水平。
⑧ 实验室操作正在引起震动。
⑨ 称量时天平机械部件出现滞后（主要由天平过载或物体意外落到托盘导致）。

3. 称量

称量是三个基本步骤中的最后一个步骤，称量读数应选择方法规定的小数点后适宜位数。大多数药物分析用量小，一般设定读数到小数点后第 5 位，以达到一定准确度。称重接近 1g 的可用小数点后第 4 位的称量读数。不要让被称样品长时间放在天平上，因为样品与空气中水分或二氧化碳相互作用可能产生变化。

（1）载重限度 根据所称样品的量和准确度要求选择适宜的天平，天平均有载重限度，称量时不得超过。天平制造厂提供最大载样量，该限度随天平型号不同而不同。操作者应知晓所用天平的限度，以免损坏天平（注：电子天平按照"称重传感器"原理工作，产生的电输出与应变器的移动呈正比且在一定范围内呈线性）。

（2）常用称量方法 根据不同的称量需要或分析试样的不同性质，常选用不同的称量方法，常用的称量方法有直接称量法、固定质量称量法和递减称量法。

① 直接称量法：直接称量法是将称量物直接放在天平秤盘上进行称量的方法。例如，称量小烧杯的质量，容量器皿校正时称量某容量瓶的质量，重量分析实验中称量某坩埚的质量等，都使用这种称量法。

应用此方法时应注意放在天平内称量的物品应洁净干燥，并且注意称量物不能超出电子天平的量程。

② 固定质量称量法：当需要称取固定质量的试样时，可借助称量纸或称量容器，在上方加入所需称量的固定质量试样的方法，称为固定质量称量法，又称增量称量法。这种称量操作的速度很慢，适合称量不易吸潮、在空气中能稳定存在的粉末状或小颗粒（最小颗粒应小于 0.1mg，以便容易调节其质量）样品。

采用固定质量称量法称量时应注意以下两点：

a. 若不慎加入试剂超过指定质量，应根据情况用药匙取出多余试剂或重称。取出的多余试剂应弃去，不要放回原试剂瓶中。

b. 称量时应防止试剂散落于天平秤盘等容器以外的地方，称好的试剂必须定量地由称量容器直接转入接受容器，此即所谓"定量转移"。

③ 递减称量法：又称减量法，此法一般用来连续称取几个样品或试剂，称量质量允许在一定范围内波动。适用于称取易吸湿、易氧化或易与二氧化碳反应的试样。其称量步骤如下。

a. 从干燥器中取出称量瓶（注意不能直接用手接触称量瓶，而应该戴手套或用纸条夹取），打开瓶盖，用药匙加入适量试样（一般为称一份试样量的整数倍），盖上瓶盖。将装有试样的称量瓶放入天平称量，待数据显示稳定后，按下"去皮"键归零。

b. 取出称量瓶，在接收容器的上方倾斜瓶身，用称量瓶盖轻敲称量瓶口上缘，使试样缓慢落入容器中，瓶盖始终不要离开接收容器上方。当倾出的试样接近所需量（可从体积上估计或试重得知）时，一边继续用瓶盖轻敲瓶口，一边逐渐将瓶身竖直，使黏附在瓶口上的试样落回称量瓶，然后盖好瓶盖，放回称量室内称量。此时显示屏上读取的重量则是初始重量和剩余重量的差值，显示屏上显示的是负值，表示末次称量与首次称量相比减少的重量，也正是接收容器中增加的重量。

c. 有时一次很难得到合乎质量范围要求的试样，可重复以上第 b. 步操作，直至显示屏的读数的绝对值在所需的称量范围内即称量完毕。

d. 按上述方法连续递减，通过更换接收容器，可连续称取多份试样。

应用此方法时应注意以下几点。

a. 切勿把接收容器放入称量室中称量，把接收容器放在实验桌上即可。

b. 不要直接用手拿称量瓶，这样会因为汗渍等因素影响称量的准确性，应戴上手套或者用纸条夹取。

c. 敲取的时候称量瓶盖若离开接收容器上方，会导致瓶盖上的称量物洒落而没有完全落入接收容器中，导致称量结果不准确。

d. 称量物洒落在桌面上或者超出称量范围时要舍弃该份试样，重新称量。

三、称量注意事项

① 天平室空调的冷气或暖气不宜直接吹入天平室，应由天花板隔离进风。

② 天平室照明应选用产生热辐射较少的照明设备，如荧光灯等。

③ 分析天平不要放置在空调器下的边台上。搬动过的分析天平必须调整好水平，并对天平的计量性能作全面检查无误后才可使用。

④ 称量时，被称物和称量容器温度应与天平室温度一致；不要开动和使用前门，以防呼吸出的热量、水汽和二氧化碳及气流影响称量。取、放被称物与砝码时，可使用两侧门，关门时应轻缓。

⑤ 天平校正用的标准砝码应能追溯到国家标准，按计量溯源性要求定期计量检定。

⑥ 砝码只允许专用镊子取夹，绝不允许用手直接接触砝码；砝码只能放在砝码盒或天平盘上，绝不可放在其他任何地方；每一台机械天平只能使用其配套的专用砝码。

⑦ 开启或关闭机械天平的动作应轻缓仔细。开启或关闭天平时，要待指针（摆）在正中时，才能开或关。

⑧ 称取吸湿性、挥发性或腐蚀性物品时，应将称量瓶盖紧后称量，且尽量快速，注意不要将被称物（特别是腐蚀性物品）洒落在称盘或底板上；称量完毕，被称物及时带离天平室。

⑨ 同一个试验应在同一台天平上进行称量，以免由称量产生误差。称量完毕，及时将被称物从天平内取出，把砝码放回砝码盒内，关好天平门。

⑩ 电子分析天平不能称量有磁性或带静电的物体。

⑪ 采用内部砝码校正的电子天平应定期使用外部的标准砝码进行校正，标准砝码的准确度等级应与天平相对应，校正频率视对称量准确度要求的风险评估高低而定。如 XP26 型电子天平，可选用 20g（天平量程的 100%）的 F1 等级砝码和 1g（天平量程的 5%）的 E2 等级砝码进行外部校正，一般可每月进行一次并记录校正结果。

⑫ 当进行精密称定时，若称取重量小于电子天平的最小称样量，称量结果可能产生较大的相对误差。最小称样量可按下式计算。

$$最小称样量 = ks \times 规定的称量偏差$$

式中，k 为扩展因子（通常为 2 或更大的值）；s 为不少于 10 次重复性称量的标准偏差（单位通常为 mg），如果 s 小于 $0.41d$（d 为该天平的分度值），则 s 用 $0.41d$ 代替。

药典规定精密称定的称量误差为千分之一（0.10%），即：

$$最小称样量 = 2000s$$

重复性称量测试频率应对称量准确度的风险评估后确定，一般可每季度进行一次并记录测试结果。

⑬ 称量时不能直接将供试品置于秤盘上，通常应选择一个容器来盛装供试品，如称量纸、称量舟、铝箔、锡箔、试管、烧杯、量瓶或离心管等，材质通常为纸质的、金属的、玻璃的或塑料的等。为获得准确的称量结果，称量时需要结合供试品的性质及称样值来选择合适材质及大小的称量容器。

⑭ 对于干燥的粉末或颗粒状供试品，在称量的转移过程中会发生称量读数不稳定或者供试品损失的现象，这很可能是由静电引起的。为避免静电对称量结果的影响，需注意以下几点：a. 保持环境相对湿度不低于 40%；b. 避免使用塑料等易产生静电的称量器具；c. 使用去静电装置（如去静电笔）去除供试品或容器吸附的静电电荷。

第三节　学习任务一　通则 0832 水分测定法
——感冒退热颗粒的水分测定

能力目标

1. 掌握水分测定法第二法（烘干法）的操作方法和步骤。
2. 熟悉水分测定法中水分含量的计算。
3. 了解水分测定法中各个方法的适用条件。

一、任务描述

某药品生产企业生产了一批感冒退热颗粒（无糖型），委托第三方检测实验室按照药典标准要求，单独对水分进行测定。

药品生产企业人员携带样品到达第三方实验室后，签订委托协议，与实验室收样人员核对检品数量、包装等样品外观信息，检查确认无误后，按照实验室内部流程，对检品进行编号，制作检品信息卡，标记检品状态，将检品信息卡连同检品一起分发给检测科室人员。双方人员交接完毕后，填写检品流转单。药品检测人员开始对检品进行检测并及时填写检测原始记录。检测完成后，依据检测结果出具检验检测报告。

二、相关理论知识

（一）水分测定法

固体制剂的水分含量是控制制剂质量的一个重要指标。水分含量的多少将影响药品的稳定性、理化性质及药效作用。若水分过多，会引起药品变色、软化、黏结、变形、潮解，进而引起药品的霉变或化学成分的分解变质，影响药品的质量。水分过少，可能会导致药品有效成分随着水分一同丢失，并增加干燥成本；对于制剂而言，可能会引起松片、硬度大无法服用或影响有效成分的溶出。因此，为确保药品质量的稳定，《中国药典》2020年版中规定了药材和饮片、丸剂、散剂、颗粒剂、胶囊剂、茶剂应依法进行水分测定。

水分测定法（《中国药典》2020年版四部通则0832）一共包含五种测定方法，包括第一法（费休氏法）、第二法（烘干法）、第三法（减压干燥法）、第四法（甲苯法）及第五法（气相色谱法）。五种测定方法有不同的适用范围，在水分测定过程中应根据药品的性质选择合适的测定方法。其中，第一法（费休氏法）适用于受热易被破坏的药物；第二法（烘干法）适用于不含或少含挥发性成分的药品；第三法（减压干燥法）适用于含挥发性成分的贵重药品；第四法（甲苯法）适用于含挥发性成分的药品；第五法（气相色谱法）适用于药物中微量水分的精密测定。本节内容主要介绍第二法（烘干法）。

（二）第二法（烘干法）

1. 原理

本法基于热重力原理，测定物质加热前后的质量改变量。即通过热力手段对样品加热，样品中的水分经加热而挥发，样品的质量减少，通过精确测量加热前后样品的质量值，从而得出样品中水分含量的相对值。

适用于不含或少含挥发性成分的药品水分检测，其操作简单，利用水分在常压、100℃下蒸发挥散的特性，将待测试样在100～105℃的温度下连续干燥，挥尽其中水分，根据减失的重量即可计算出相应的水分含量（%）。

2. 仪器与用具

本法主要仪器是干燥箱和分析天平。分析天平分度值为0.001g及以上；干燥箱应有精准的温控装置，控制精度应高于±2℃。干燥箱按外形可分为卧式干燥箱和立式干燥箱两种。加热方式分为燃油加热、燃气加热、电加热等，电加热干燥箱最为常用。用具有扁形称量瓶和干燥器（底层放有干燥剂）。

3. 测定法

取供试品2～5g，如果供试品的直径或长度超过3mm，在称取前应快速制成直径或长度不超过3mm的颗粒或碎片平铺于干燥至恒重的扁形称量瓶中，厚度不超过5mm，疏松供试品不超过10mm，精密称定，开启瓶盖在100～105℃干燥5小时，将瓶盖盖好，移置干燥器中，放冷30分钟，精密称定，再在上述温度干燥1小时，放冷，称重，至连续两次称重的差异不超过5mg为止。

4. 水分含量计算

根据减失的重量，计算供试品中含水量（%），水分计算公式如下。

$$水分 = \frac{m_1 - m_2}{m_1 - m_0} \times 100\%$$

式中，m_1为测定前供试品加上称量瓶重，g；m_2为干燥后供试品加上称量瓶重，g；m_0为空称量瓶恒重，g。

5. 结果与判定

根据各品种项下的标准规定判定结果，计算结果按有效数字修约规则修约，使与标准中规定限度有效数位一致，其数值小于或等于限度时判为符合规定，其数值大于限度时判为不符合规定。

6. 注意事项

① 用烘干法测定水分时，往往几个供试品同时进行，因此称量瓶宜先用铅笔编码标记，瓶与瓶盖的编码一致；称量瓶放入干燥箱的位置，取出冷却、称重的顺序应先后一致。

② 若供试品含水量较大且含大量糖类，直接在105℃干燥易发生熔化现象，使表面结成一层薄膜，阻碍水分的继续蒸发，此时应先在低温下烘去大部分水分，再在规定温度下干燥至恒重。

③ 干燥器中以硅胶为干燥剂时，硅胶由蓝变红时应及时更换。

三、任务实施

（一）标准查询

根据任务要求，找所需检测标准（见附件1），并填写检品信息卡（可参照附件2）。

（二）标准解读

查找《中国药典》2020年版，本检测药品感冒退热颗粒（无糖型）的水分含量检测项目为【检查】项：应符合颗粒剂项下有关的各项规定（通则0104）。进一步查找通则0104可知，按【水分】项：中药颗粒剂照水分测定法（通则0832）测定，除另有规定外，水分不得超过8.0%。

由于本检测药品感冒退热颗粒（无糖型）的处方组成包括大青叶、板蓝根、连翘和拳参，属于不含有挥发性成分的普通药品，结合五种水分测定方法的适用条件，并秉承经济、绿色的原则，选择水分测定的第二法（烘干法）进行测定。

（三）主要仪器与用具

电子天平、电热恒温鼓风干燥箱、扁形称量瓶、干燥器、硅胶干燥剂。

（四）主要仪器调试

1. 电子天平调试

（1）天平状态检查　准确度等级满足实验要求，标识清晰（检定校准合格且在有效期内），清洁无异物，处于水平状态，牢固不晃动，周围无气流及振动干扰，必要时需要检查有无除静电装置。

（2）开机自检　接通电源，按下开机按钮，天平开机自检，自检完成后预热30分钟以上，待用。

必要时需对天平准确性进行校正，目前市场上，部分天平可进行自动校正。这些天平只需按自动校正按钮即可按程序完成。不带自动校正功能的天平，可采取外部校正的方式进行天平准确性校正，具体校正方法需参考天平使用说明书。

（3）填写电子天平使用记录。

2. 电热恒温鼓风干燥箱

① 干燥箱准确度等级满足实验要求，标识清晰（检定校准合格且在有效期内）设置温度为105℃，开启升温稳定后，待用。

② 填写使用记录。

（五）测定

见表2-2-2。

表 2-2-2 感冒退热颗粒的水分测定

序号	标准规定	操作步骤	注意事项
1	称量瓶恒重	(1)取洁净的称量瓶两个,瓶身、瓶盖编号 (2)置于105℃干燥箱中,打开瓶盖,干燥2小时 (3)打开干燥箱,盖好瓶盖,取出置于干燥器中冷却30分钟,用电子天平精密称重,记录 (4)再在相同条件下按照以上操作烘干1小时,冷却,称重,记录,直至恒重	(1)天平选择万分之一电子天平,准确至0.1mg (2)称量瓶放入干燥箱的位置,取出冷却、称重的顺序应先后一致 (3)恒重:连续两次干燥后称定的重量差异小于0.3mg (4)开关干燥箱门取放物品时注意防烫
2	取供试品2~5g,置干燥至恒重的扁形称量瓶中,精密称定	(1)取感冒退热颗粒10小袋,倒出内容物,混合均匀,即得供试品 (2)取供试品5g,加入已恒重的称量瓶中,精密称定,记录"供试品+称量瓶"的总重量 m_1	把供试品加入称量瓶的过程中注意防止供试品洒出
3	开启瓶盖在100~105℃干燥5小时	把装有供试品的称量瓶置于105℃干燥箱中,打开瓶盖,干燥5小时	
4	将瓶盖盖好,移至干燥器中,放冷30分钟,精密称定	将称量瓶瓶盖盖好,取出置于干燥器中冷却30分钟,精密称重,记录	(1)每个称量瓶及其瓶盖要始终配对 (2)确保干燥器内干燥剂的有效性
5	再在上述温度干燥1小时,放冷,称重,至连续两次称重的差异不超过5mg为止	再在相同条件下按照以上操作烘干1小时,冷却,称重,记录。计算与上一次重量的差值。直至两次干燥后称定的重量差异小于5mg为止	称量瓶放入干燥箱的位置,取出冷却、称重的顺序应先后一致

(六)原始记录及数据分析

记录电子天平的型号、干燥条件(包括温度、时间等)、各次称量(应做平行试验2份)、恒重数据(包括空称量瓶重及其恒重值、干燥后的恒重值)及计算等。可参照附件3。

(七)检测报告

根据实验结果,如实填写检验检测报告,并按照药典标准判定本样品该项目是否满足标准要求。检验检测报告模板可借鉴附件4。

(八)思考练习

简述用烘干法测定水分时的操作步骤。

参考文献

[1] 国家药典委员会. 中华人民共和国药典一部. 2020年版. 北京：中国医药科技出版社，2020：1792.
[2] 国家药典委员会. 中华人民共和国药典四部. 2020年版. 北京：中国医药科技出版社，2020：6-7，114-115.

附件1

感冒退热颗粒
Ganmao Tuire Keli

【处方】大青叶435g　板蓝根435g　连翘217g　拳参217g

【制法】以上四味，加水煎煮二次，每次1.5小时，合并煎液，滤过，滤液浓缩至相对密度约为1.08（90～95℃）的清膏，待冷至室温，加等量的乙醇使沉淀，静置，取上清液浓缩至相对密度为1.20（60℃）的清膏，加等量的水，搅拌，静置8小时。取上清液浓缩成相对密度为1.38～1.40（60℃）的稠膏，加蔗糖粉、糊精及乙醇适量，制成颗粒，干燥，制成1000g；或取上清液浓缩成相对密度为1.09～1.11（60℃）的清膏，加糊精、矫味剂适量，混匀，喷雾干燥，制成250g（无蔗糖），即得。

【性状】本品为棕黄色的颗粒；味甜、微苦或味苦、微甜（无蔗糖）。

【鉴别】（1）取本品1袋，加水50ml使溶解，滤过，滤液用乙醚振摇提取2次（40ml，30ml），合并乙醚液，浓缩至约0.5ml，作为供试品溶液。另取靛玉红对照品，加乙醚制成每1ml含0.05mg的溶液，作为对照品溶液。照薄层色谱法（通则0502）试验，吸取上述两种溶液各15μl，分别点于同一硅胶G薄层板上，以甲苯-三氯甲烷-丙酮（5：4：1）为展开剂，展开，取出，晾干。供试品色谱中，在与对照品色谱相应的位置上，显相同颜色的斑点。

（2）取本品5g或1.25g（无蔗糖），研细，加甲醇25ml，冰浴中超声处理20分钟，滤过，滤液蒸干，残渣加甲醇2ml使溶解，作为供试品溶液。另取连翘苷对照品，加甲醇制成每1ml含1mg的溶液，作为对照品溶液。照薄层色谱法（通则0502）试验，吸取上述两种溶液各5～10μl，分别点于同一硅胶G薄层板上，以三氯甲烷-甲醇-甲酸（9：2：0.1）为展开剂，展开，取出，晾干，喷以10%硫酸乙醇溶液，在105℃加热至斑点显色清晰。供试品色谱中，在与对照品色谱相应的位置上，显相同颜色的斑点。

【检查】应符合颗粒剂项下有关的各项规定（通则0104）。

【含量测定】照高效液相色谱法（通则0512）测定。

色谱条件与系统适用性试验　以十八烷基硅烷键合硅胶为填充剂；以乙腈-水（20：80）为流动相；检测波长为277nm。理论板数按连翘苷峰计算应不低于5000。

对照品溶液的制备　取连翘苷对照品适量，精密称定，加50%甲醇制成每1ml含20μg的溶液，即得。

供试品溶液的制备　取装量差异项下的本品，研细，取5g或1.25g（无蔗糖），精密称定，用甲醇加热回流2次，每次25ml，每次30分钟，滤过，残渣及滤器用甲醇15ml分次洗涤，洗液与滤液合并，蒸干，残渣加稀乙醇10ml使溶解，加在中性氧化铝柱（100～200目，3g，内径为1cm）上，用稀乙醇70ml洗脱，收集洗脱液，蒸干，残渣用50%甲醇溶解，转移至25ml量瓶中，加50%甲醇至刻度，摇匀，滤过，取续滤液，即得。

测定法　分别精密吸取对照品溶液与供试品溶液各20μl，注入液相色谱仪，测定，即得。

本品每袋含连翘以连翘苷（$C_{27}H_{34}O_{11}$）计，不得少于1.2mg。

【功能与主治】清热解毒，疏风解表。用于上呼吸道感染、急性扁桃体炎、咽喉炎属外感风热、热毒壅盛证，症见发热、咽喉肿痛。

【用法与用量】开水冲服。一次1~2袋，一日3次。

【规格】每袋装（1）18g（2）4.5g（无蔗糖）

【贮藏】密封。

附件2

××××××××××××公司　　　　　　　　　　　　文件编号：××××××××××××

检品信息卡

检品编号：

样　品　名　称		规　　　格	
剂　　　　型		数　　　量	
保质期/限期使用日期		生产日期/批　　号	
贮　藏　条　件		收样日期	
生产单位/产　　地		检验类别	
委　托　单　位			
检　验　项　目			
检　验　依　据			
判　定　依　据			

检品流转表

	流转程序	签名	日期
业务科	收检录入		
	核对分发		
主检科室	检科室签收		
	（主）检验人收样		
	检验完成		
	核对		
	审核		
	授权签字人审签		
业务科	报告打印		
	校对发出		
备注：			

附件 3

××××××××××公司　　　　文件编号：××××××××××××××

原始记录

检品编号：_____　　检品名称：_____
批　　号：_____　　规　　格：_____
数　　量：_____　　剂　　型：_____
检验项目：_____
检验依据：_____

样品状态：包装完整□，无异常情况□，数量满足实验要求□。
检验日期：
检验地点：温度：　　　　℃　　　　　相对湿度：　　　　　%

一、仪器设备
仪器名称：　　　　型号：　　　　编号：　　　　效期：

二、检验方法
取感冒退热颗粒 10 小袋，倒出内容物，混合均匀，照通则 0832 第二法测定：
1. 称量瓶恒重
温度：　℃；首次干燥：　h；重复干燥：　h；干燥器中放冷：　min。
称量瓶恒重：　　瓶 1　　　瓶 2
首次干燥：
重复干燥：
　　恒重：　　　　　　　　　　　　（与上一次称重差异≤0.3mg）

2. 精密称取供试品，样品 1_____g、样品 2_____g，依次平铺于上述干燥至恒重的扁形称量瓶中（厚度不超过 5mm），进行测定，
温度：　℃；首次干燥：　h；重复干燥：　h；干燥器中放冷：　min。
样品＋瓶恒重：样品 1＋瓶 1　　　样品 2＋瓶 2
首次干燥：
重复干燥：
恒重：　　　　　　　　　　　　（与上一次称重差异≤5mg）
水分（%）：
相对平均偏差（%）：　　　　　　（应≤1.5）
水分均值（%）：　　　　　　　　（应≤8.0）

三、结论

检验人：　　　　　　复核人：　　　　　　　　　　　　第　　页共　　页

附件 4

| ××××××××××公司 | 文件编号：×××××××××××××× |

检验检测报告

报告编号：　　　　　　　　　　　　　　　　　　　　　　　　第　页　共　页

检 品 名 称	_____	收样日期	_____
生产单位/产　　　地	_____	贮藏条件	_____
规　　　格	_____	包装方式	_____
检 品 状 态	_____	生产批号	_____
检 品 数 量	_____	完成日期	_____
检 验 依 据	_____
检 验 项 目	_____
检 验 类 别	委托□　复验□　其他□_____
委 托 单 位	_____

结果评价：

备注：

报告编制人：　　审核人：　　授权签字人：　　（盖章）

年　月　日

检验项目	计量单位	标准限制	检测结果	结论
【检查】水分				

（以下空白）

第四节　学习任务二　通则 2201 浸出物测定法——干姜的浸出物测定

能力目标

1. 掌握浸出物测定法中水溶性浸出物测定法项下热浸法的操作方法和步骤。

2. 熟悉浸出物含量的计算。
3. 了解水溶性浸出物测定、醇溶性浸出物测定和挥发性醚浸出物测定三种方法。

一、任务描述

某药材公司生产了一批干姜饮片，委托某检验机构按照药典标准进行检测。检测项目为【浸出物】。

业务科室收样人员与送检人员核对检品数量、包装等样品外观信息，检查确认无误后，按照实验室内部流程，对检品进行编号，制作检品信息卡，标记检品状态，将检品信息卡连同检品一起分发给检测科室人员。双方人员交接完毕后，填写检品流转单。药品检测人员开始对检品进行检测并及时填写检测原始记录。检测完成后，依据检测结果出具检验检测报告。

二、相关理论知识

（一）浸出物测定法

浸出物测定法系指用水、乙醇或其他适宜溶剂，有针对性地对药材、饮片或制剂中可溶性物质进行测定的方法。适用于有效成分尚不清楚或确实无法建立含量测定和虽建立含量测定，但所测含量甚微的药材及制剂。

浸出物测定法作为控制药品质量的一种方法，其收载于《中国药典》2020年版四部通则2201。一共包含三种不同的测定方法，分别为水溶性浸出物测定法、醇溶性浸出物测定法和挥发性醚浸出物测定法；其中水溶性浸出物测定法又分为冷浸法和热浸法。收载于《中国药典》2020年版的药材和饮片绝大部分均作出了浸出物的限定，因此绝大部分的药材和饮片在上市流通前需做好浸出物检测，以符合药典标准。

（二）仪器与用具

分析天平（分度值0.1mg），干燥器，干燥箱，电炉或电热套，水浴锅，药筛（二号筛、四号筛），锥形瓶，移液管，蒸发皿，冷凝管，索氏提取器。

（三）测定法

1. 水溶性浸出物测定法

测定用的供试品需粉碎，使能通过二号筛，并混合均匀。

冷浸法 取供试品约4g，精密称定，置250～300ml的锥形瓶中，精密加水100ml，密塞，冷浸，前6小时内时时振摇，再静置18小时，用干燥滤器迅速滤过，精密量取续滤液20ml，置已干燥至恒重的蒸发皿中，在水浴上蒸干后，于105℃干燥3小时，置干燥器中冷却30分钟，迅速精密称定重量。除另有规定外，以干燥品计算供试品中水溶性浸出物的含量（%）。

热浸法 取供试品2～4g，精密称定，置100～250ml的锥形瓶中，精密加水50～100ml，密塞，称定重量，静置1小时后，连接回流冷凝管，加热至沸腾，并保持微沸1小时。放冷后，取下锥形瓶，密塞，再称定重量，用水补足减失的重量，摇匀，用干燥滤器滤过，精密量取滤液25ml，置已干燥至恒重的蒸发皿中，在水浴上蒸干后，于105℃干燥3小时，置干燥器中冷却30分钟，迅速精密称定重量。除另有规定外，以干燥品计算供试品中水溶性浸出物的含量（%）。

2. 醇溶性浸出物测定法

照水溶性浸出物测定法测定。除另有规定外，以各品种项下规定浓度的乙醇代替水为溶剂。

3. 挥发性醚浸出物测定法

取供试品（过四号筛）2~5g，精密称定，置五氧化二磷干燥器中干燥12小时，置索氏提取器中，加乙醚适量，除另有规定外，加热回流8小时，取乙醚液，置干燥至恒重的蒸发皿中，放置，挥去乙醚，残渣置五氧化二磷干燥器中干燥18小时，精密称定，缓缓加热至105℃，并于105℃干燥至恒重。其减失重量即为挥发性醚浸出物的重量。

（四）记录与计算

1. 记录

记录精密加水（或乙醇）体积、冷浸或加热回流的时间、精密量取滤液的体积、干燥的温度和时间，蒸发皿恒重的数据，供试品称量的数据，干燥后及干燥至恒重的数据。

2. 计算

水（醇）溶性浸出物计算公式如下。

$$水（醇）溶性浸出物(\%)=\frac{(W_2-W_0)V_1}{W_1V_2}\times 100\%$$

式中，V_1 为加水（或乙醇）的体积，ml；V_2 为量取滤液的体积，ml；W_0 为空蒸发皿恒重，g；W_1 为供试品的重量，g；W_2 为干燥后浸出物及蒸发皿重量，g。

例如，按《中国药典》2020年版规定测定七厘散的浸出物。

【浸出物】取本品约2g，称定重量，用乙醇作溶剂，照浸出物测定法（通则2201 醇溶性浸出物测定法——热浸法）测定。本品含醇溶性浸出物不得少于60%。

经试验获得以下数据（表2-2-3、表2-2-4），求该七厘散的浸出物含量。

表2-2-3 蒸发皿恒重数据

编号	蒸发皿1	蒸发皿2
第一次干燥后蒸发皿重/g	32.2563	31.8936
第二次干燥后蒸发皿重/g	32.2561	31.8934

表2-2-4 七厘散浸出物的实验数据

试样	供试品重量/g	精密加入乙醇体积/ml	精密移取滤液体积/ml	干燥后浸出物和蒸发皿重量/g
供试品1	2.0035	100	25	32.5698
供试品2	2.0048	100	25	32.2102

解：根据醇溶性浸出物计算公式

$$醇溶性浸出物(\%)=\frac{(W_2-W_0)V_1}{W_1V_2}\times 100\%$$

$$醇溶性浸出物1(\%)=\frac{(32.5698\text{g}-32.2561\text{g})\times 100\text{ml}}{2.0035\text{g}\times 25\text{ml}}\times 100\%=62.6\%$$

$$醇溶性浸出物 2(\%) = \frac{(32.2102\text{g} - 31.8934\text{g}) \times 100\text{ml}}{2.0048\text{g} \times 25\text{ml}} \times 100\% = 63.2\%$$

醇溶性浸出物含量 = (62.6% + 63.2%)/2 ≈ 63%

答：醇溶性浸出物含量为 63%，符合规定。

（五）结果与判定

根据各品种项下的标准规定判定结果，计算结果按有效数字修约规则修约，使与标准中规定限度有效数位一致，其数值大于或等于限度时判定为符合规定，其数值小于限度时判为不符合规定。

（六）注意事项

① 水溶性和醇溶性浸出物药材应过二号筛；挥发性醚浸出物药材应过四号筛；丸剂应剪碎，混合均匀；或按照品种项下规定处理样品。

② 浸出物测定，供试品应平行测定 2 份，2 份的测定结果相对平均偏差应小于 5%。

③ 过滤时"用干燥滤器迅速滤过"，避免滤器残留溶剂对实验结果造成影响。迅速过滤是为防止溶剂挥发干扰测定结果，必要时可采用减压或加压的方式过滤。

④ 对于浸出物含量较高的供试品，在水浴上蒸干时应注意：先蒸至近干，然后旋转蒸发皿使浸出物均匀平铺于蒸发皿中，最后再蒸干。

⑤ 挥发性醚浸出物测定时"残渣置五氧化二磷干燥器中，干燥 18 小时"一步操作主要目的是除去醚浸出物中的水分，以防止在下一步加热操作中水分蒸发干扰测定，如果水分较多应及时更换干燥器中的五氧化二磷干燥剂。蜜丸测定挥发性醚浸出物时，供试品应尽量剪碎，以提高浸出效率。

三、任务实施

（一）标准查询

根据任务要求，找所需检测标准（见附件1），并填写检品信息卡（可参照附件2）。

（二）标准解读

根据《中国药典》2020 年版，本检测药品干姜饮片的检测项目同干姜药材【浸出物】项：照水溶性浸出物测定（通则 2201）项下的热浸法测定，不得少于 22.0%。

（三）主要仪器与用具

电子天平、电热干燥箱、干燥器、水浴锅、移液管、具塞锥形瓶、冷凝管、蒸发皿、硅胶干燥剂。

（四）主要仪器调试

1. 量器准备

试验中所用的移液管应经检定校正、洁净后使用。

2. 电子天平调试

（1）天平状态检查　准确度等级满足实验要求，标识清晰（检定校准合格且在有效期内），清洁无异物，处于水平状态，牢固不晃动，周围无气流及振动干扰，必要时需要检查有无除静电装置。

（2）开机自检　接通电源，按下开机按钮，天平开机自检，自检完成后预热 30 分钟以上，待用。

必要时需对天平准确性进行校正,目前市场上,部分天平可进行自动校正。这些天平只需按自动校正按钮即可按程序完成。不带自动校正功能的天平,可采取外部校正的方式进行天平准确性校正,具体校正方法需参考天平使用说明书。

(3) 填写电子天平使用记录。

3. 水浴锅调试

(1) 状态检查　标识清晰(校准合格且在有效期内),锅内用水足量清洁无水垢。

(2) 开机设置　打开仪器电源开关,设定温度为45℃,待用。

(3) 填写水浴锅使用记录。

4. 干燥箱

① 干燥箱准确度等级满足实验要求,标识清晰(检定校准合格且在有效期内)设置温度为105℃,开启升温稳定后,待用。

② 填写使用记录。

(五) 测定

见表2-2-5。

表2-2-5　干姜饮片水溶性浸出物测定

序号	标准规定	操作步骤	注意事项
1	蒸发皿恒重	(1)取洁净的蒸发皿两个,编号 (2)置于105℃干燥箱中,干燥2小时,打开干燥箱,取出置于干燥器中冷却30分钟,用电子天平精密称重,记录 (3)再在相同条件下按照以上操作烘干1小时,冷却,称重,记录,直至蒸发皿恒重	(1)天平选择万分之一电子天平,准确至0.1mg (2)恒重:连续两次干燥后称定的重量差异小于0.3mg
2	取供试品2~4g,精密称定,置100~250ml的锥形瓶中,精密加水50~100ml,密塞,称定重量,静置1小时	(1)取干姜饮片约4.0g,精密称定,记录为W_1,置250ml的锥形瓶中 (2)用移液管精密加水100ml(V_1),盖好锥形瓶塞,称定重量m_1,静置1小时	(1)药材应提前粉碎,过二号筛备用 (2)供试品平行操作2份
3	连接回流冷凝管,加热至沸腾,并保持微沸1小时	在锥形瓶上连接回流冷凝管,于水浴锅上加热至沸腾,并保持微沸1小时	试验开始时先打开冷凝水,再加热,实验结束时先停止加热,放冷后再关闭冷凝水 水浴锅恒温,确保溶液保持微沸

续表

序号	标准规定	操作步骤	注意事项
4	放冷后,取下锥形瓶,密塞,再称定重量,用水补足减失的重量,摇匀	放冷后,取下锥形瓶,盖好锥形瓶塞,再称定重量m_2,用水补足减失的重量(m_1-m_2)g,摇匀	锥形瓶在称量的过程中应把外壁擦干
5	用干燥滤器滤过,精密量取滤液 25ml,置已干燥至恒重的蒸发皿中,在水浴上蒸干	浸出物用干燥滤器滤过,用移液管精密移取滤液 25ml(V_2),置以上已干燥至恒重的蒸发皿中,在水浴锅上蒸干	水浴蒸干浸出物的过程中要注意观察,液体接近完全蒸干时应停止加热,利用余热把浸出物蒸干
6	于 105℃干燥 3 小时,置干燥器中冷却 30 分钟,迅速精密称定重量	(1)把以上浸出物放到干燥箱中,调节干燥箱温度为 105℃,干燥 3 小时 (2)取出,置干燥器中冷却 30 分钟,迅速精密称定重量,记录为 W_2	蒸发皿放入干燥箱的位置,取出冷却、称重的顺序应先后一致
7	以干燥品计算供试品中水溶性浸出物的含量(%)	结合水溶性浸出物的含量(%)的计算公式,代入计算得到浸出物的含量(%)	标准中规定限度为 3 位有效数字,最终浸出物的含量平均值计算结果应按有效数字修约规则修约为 3 位有效数字

(六)原始记录及数据分析

记录电子天平的型号、热浸和干燥条件(包括温度、时间等)、各次称量(应作平行试验 2 份)及恒重数据(包括空蒸发皿重及其恒重值、取样量、干燥后的重量)及计算等。可参照附件 3。

(七)检测报告

根据实验结果,如实填写检验检测报告,并按照药典标准判定本样品该项目是否满足标准要求。检验检测报告模板可借鉴附件 4。

(八)思考练习

试述用热浸法测定浸出物的操作步骤。

参考文献

[1] 国家药典委员会. 中华人民共和国药典一部. 2020 年版. 北京:中国医药科技出版社,2020:15-16.
[2] 国家药典委员会. 中华人民共和国药典四部. 2020 年版. 北京:中国医药科技出版社,2020:232-233.

附件 1

干姜

Ganjiang

ZINGIBERIS RHIZOMA

本品为姜科植物姜 Zingiber officinale Rosc. 的干燥根茎。冬季采挖,除去须根和泥沙,晒干或低温干燥。趁鲜切片晒干或低温干燥者称为"干姜片"。

【性状】干姜 呈扁平块状,具指状分枝,长 3~7cm,厚 1~2cm。表面灰黄色或浅灰棕色,粗糙,具纵皱纹和明显的环节。分枝处常有鳞叶残存,分枝顶端有茎痕或芽。质坚实,断面黄白色或灰白色，粉性或颗粒性，内皮层环纹明显，维管束及黄色油点散在。气香、特异，味辛辣。

干姜片　本品呈不规则纵切片或斜切片，具指状分枝，长1～6cm，宽1～2cm，厚0.2～0.4cm。外皮灰黄色或浅黄棕色，粗糙，具纵皱纹及明显的环节。切面灰黄色或灰白色，略显粉性，可见较多的纵向纤维，有的呈毛状。质坚实，断面纤维性。气香、特异，味辛辣。

【鉴别】（1）本品粉末淡黄棕色。淀粉粒众多，长卵圆形、三角状卵形、椭圆形、类圆形或不规则形，直径5～40μm，脐点点状，位于较小端，也有呈裂缝状者，层纹有的明显。油细胞及树脂细胞散于薄壁组织中，内含淡黄色油滴或暗红棕色物质。纤维成束或散离，先端钝尖，少数分叉，有的一边呈波状或锯齿状，直径15～40μm，壁稍厚，非木化，具斜细纹孔，常可见菲薄的横隔。梯纹导管、螺纹导管及网纹导管多见，少数为环纹导管，直径15～70μm。导管或纤维旁有时可见内含暗红棕色物的管状细胞，直径12～20μm。

（2）取本品粉末1g，加乙酸乙酯20ml，超声处理10分钟，滤过，取滤液作为供试品溶液。另取干姜对照药材1g，同法制成对照药材溶液。再取6-姜辣素对照品，加乙酸乙酯制成每1ml含0.5mg的溶液，作为对照品溶液。照薄层色谱法（通则0502）试验，吸取上述三种溶液各6μl，分别点于同一硅胶G薄层板上，以石油醚（60～90℃）-三氯甲烷-乙酸乙酯（2：1：1）为展开剂，展开，取出，晾干，喷以香草醛硫酸试液，在105℃加热至斑点显色清晰。供试品色谱中，在与对照药材色谱和对照品色谱相应的位置上，显相同颜色的斑点。

【检查】水分　不得过19.0%（通则0832第四法）。

总灰分　不得过6.0%（通则2302）。

【浸出物】照水溶性浸出物测定（通则2201）项下的热浸法测定，不得少于22.0%。

【含量测定】挥发油　取本品最粗粉适量，加水700ml，照挥发油测定法（通则2204）测定。本品含挥发油不得少于0.8%（ml/g）。

6-姜辣素　照高效液相色谱法（通则0512）测定。

色谱条件与系统适用性试验　以十八烷基硅烷键合硅胶为填充剂；以乙腈-甲醇-水（40：5：55）为流动相；检测波长为280nm。理论板数按6-姜辣素峰计算应不低于5000。

对照品溶液的制备　取6-姜辣素对照品适量，精密称定，加甲醇制成每1ml含0.1mg的溶液，即得。

供试品溶液的制备　取本品粉末（过三号筛）约0.25g，精密称定，置具塞锥形瓶中，精密加入75%甲醇20ml，称定重量，超声处理（功率100W，频率40kHz）40分钟，放冷，再称定重量，用75%甲醇补足减失的重量，摇匀，滤过，取续滤液，即得。

测定法　分别精密吸取对照品溶液与供试品溶液各10μl，注入液相色谱仪，测定，即得。

本品按干燥品计算，含6-姜辣素（$C_{17}H_{26}O_4$）不得少于0.60%。

饮片

【炮制】干姜　除去杂质，略泡，洗净，润透，切厚片或块，干燥。

【性状】本品呈不规则片块状，厚0.2～0.4cm。

【鉴别】【检查】【浸出物】【含量测定】同药材。

姜炭　取干姜块，照炒炭法（通则0213）炒至表面黑色、内部棕褐色。

【性状】本品形如干姜片块，表面焦黑色，内部棕褐色，体轻，质松脆。味微苦，微辣。

【鉴别】取本品粉末2g，加75%甲醇40ml，超声处理20分钟，滤过，滤液蒸干，残渣加乙酸乙酯1ml使溶解，作为供试品溶液。另取6-姜辣素对照品、姜酮对照品，加乙酸乙酯分别制成每1ml各含0.5mg的溶液，作为对照品溶液。照薄层色谱法（通则0502）试验，吸取供试品溶液和6-姜辣素对照品溶液各6μl、姜酮对照品溶液4μl，分别点于同一硅胶G薄层板上,以石油醚(60～90℃)-三氯甲烷-乙酸乙酯(2∶1∶1)为展开剂,展开,取出,晾干,喷以香草醛硫酸试液,在105℃加热至斑点显色清晰。供试品色谱中,在与对照品色谱相应的位置上,显相同颜色的斑点。

【浸出物】同药材,不得少于26.0%。

【含量测定】同药材,含6-姜辣素($C_{17}H_{26}O_4$)不得少于0.050%。

【性味与归经】辛,热。归脾、胃、肾、心、肺经。

【功能与主治】温中散寒,回阳通脉,温肺化饮。用于脘腹冷痛,呕吐泄泻,肢冷脉微,寒饮喘咳。

【用法与用量】3～10g。

【贮藏】置阴凉干燥处,防蛀。

【制剂】姜流浸膏。

附件2

××××××××××××公司　　　　　　　　文件编号:××××××××××××

检品信息卡

检品编号:

样品名称		规格	
剂型		数量	
保质期/限期		生产日期/批号	
使用日期			
贮藏条件		收样日期	
生产单位/产地		检验类别	
委托单位			
检验项目			
检验依据			
判定依据			

检品流转表

	流转程序	签名	日期
业务科	收检录入		
	核对分发		
主检科室	检科室签收		
	(主)检验人收样		
	检验完成		
	核对		
	审核		
	授权签字人审签		
业务科	报告打印		
	校对发出		
备注:			

附件 3

×××××××××××公司　　　　　　文件编号：×××××××××××××××

原始记录

检品编号：_____　　检品名称：_____
批　　号：_____　　规　　格：_____
数　　量：_____　　剂　　型：_____
检验项目：_____
检验依据：_____

样品状态：包装完整□，无异常情况□，数量满足实验要求□。
检验日期：
检验地点：温度：　　　℃　　　　　相对湿度：　　　%

一、仪器设备
仪器名称：　　　　型号：　　　　编号：　　　　效期：

二、供试品测定
药材粉碎，使过二号筛，混合均匀后，用水作溶剂，照水溶性浸出物测定法（通则2201）项下热浸法测定：

1. 蒸发皿恒重：
温度：　　℃；首次干燥：　　h；重复干燥：　　h；干燥器中放冷：　　min。

　　　　　　　　皿 1　　　　皿 2
首次干燥：
重复干燥：
恒重：　　　　　　　　　　　　（与上一次称重差异≤0.3mg）

2. 精密称取药材粉末，样品 1 _____ g、样品 2 _____ g，置100ml磨口锥形瓶中，精密加水 ____ ml，密塞，精密称定重量：_____

样＋瓶＋水总重：1 _____ g、2 _____ g，静置___小时后，连接回流冷凝管，加热至沸腾，并保持微沸___小时。放冷后，取下锥形瓶，密塞，再精密称定重量：_____

样＋瓶＋水总重：1 _____ g、2 _____ g，用水补足减失的重量，摇匀，用干燥漏斗过滤，精密量取滤液_____ml，依次置于已干燥至恒重的蒸发皿1、2中，在水浴上蒸干后，按下述条件进行测定：

温度：　　℃；干燥：　　h；干燥器中放冷：　　min。

　　　　　　　　样品1＋皿1　　　样品2＋皿2
干燥后浸出物＋蒸发皿重：
样品水分（%）：　　　（数据详见第　　页）
浸出物（%）：

相对平均偏差（%）：　　　（应≤1）
浸出物均值（%）：　　　（以干燥品计，应≥22.0%）

三、结论

检验人：　　　　　　　复核人：　　　　　　　　　　　　第　　页共　　页

附件 4

| ××××××××××公司 | 文件编号：××××××××××××× |

检验检测报告

报告编号： 　　　　　　　　　　　　　　　　　第　页　共　页

检 品 名 称	_____	收样日期	_____
生产单位/产　　地	_____	贮藏条件	_____
规　　　格	_____	包装方式	_____
检 品 状 态	_____	生产批号	_____
检 品 数 量	_____	完成日期	_____
检 验 依 据	_____
检 验 项 目	_____
检 验 类 别	委托□　复验□　其他□_____
委 托 单 位	_____

结果评价：

备注：
_____

报告编制人：　　　审核人：　　　授权签字人：　　　（盖章）

年　月　日

检验项目	计量单位	标准限制	检测结果	结论
【浸出物】				

（以下空白）

第三篇 仪器分析

第一章 光谱检测

第一节 学习任务一 通则 0401 紫外-可见分光光度法
——乙胺嘧啶片的紫外鉴别与含量测定

能力目标

1. 掌握紫外-可见分光光度法测量原理。
2. 了解紫外-可见分光光度计的结构、功能。
3. 能规范使用和维护紫外-可见分光光度计。
4. 掌握药品质量分析中常用的紫外-可见分光光度定性和定量方法。
5. 能规范书写原始记录,出具检测报告。
6. 能规范整理实验现场。

一、任务描述

某药品检测实验室接收一批药品的委托检验,要求按照药典方法进行检测。具体品种为乙胺嘧啶片,检测项目为1.【鉴别】(2);2.【含量测定】。

业务科室收样人员与送检人员核对检品数量、包装等样品外观信息,检查确认无误后,按照实验室内部流程,对检品进行编号,制作检品信息卡,标记检品状态,将检品信息卡连同检品一起分发给检测科室人员。双方人员交接完毕后,填写检品流转单。药品检测人员开始对检品进行检测并及时填写检测原始记录。检测完成后,依据检测结果出具检验检测报告。

二、相关理论知识

（一）紫外-可见分光光度法

1. 紫外-可见分光光度法及应用

紫外-可见分光光度法（《中国药典》2020年版四部通则0401）又称为紫外-可见（吸收）光谱法，是在190~800nm波长范围内测定物质的吸光度，用于药品的鉴别、杂质检查和含量测定的方法。

（1）药品的鉴别 对已知物质定性可以通过特定波长范围内样品的光谱与对照光谱或对照品光谱的比较，或通过确定最大吸收波长，或通过测量两个特定波长处的吸收比值作为鉴别方法。

（2）杂质检查 若该物质本身在紫外线区无吸收，而其杂质在紫外线区有相当强度的吸收，或杂质的吸收峰处该物质无吸收，则可用本法作杂质检查。

（3）含量测定 通常选择待测物质的最大吸收波长处测定吸光度，然后用对照品或吸收系数求算出待测物质的含量，多用于制剂的含量测定。

2. 朗伯-比尔定律

朗伯-比尔（Lambert-Beer）定律为光的吸收定律，它是紫外分光光度法定量分析的依据，其数学表达式如下。

$$A = \lg \frac{1}{T} = EcL$$

式中，A 为吸光度；T 为透光率；E 为吸收系数；c 为溶液浓度；L 为光路长度。

说明：如溶液的浓度（c）为1%（g/ml），光路长度（L）为1cm，相应的吸光度即为吸收系数，以 $E_{1cm}^{1\%}$ 表示；如溶液的浓度（c）为摩尔浓度（mol/L），光路长度（L）为1cm时，则相应的吸收系数为摩尔吸收系数，以 ε 表示。

当光穿过被测物质溶液时，物质对光的吸收程度随光的波长不同而变化。因此，通过测定物质在不同波长处的吸光度，并绘制其吸光度与波长的关系图即得被测物质的吸收光谱。从吸收光谱中，可以确定最大吸收波长 λ_{max} 和最小吸收波长 λ_{min}。紫外吸收光谱为物质对紫外区辐射的能量吸收图（如图3-1-1所示）。

（二）紫外-可见分光光度计

1. 仪器组成

紫外-可见分光光度计主要由光源、单色器、样品室、检测器、记录仪、显示系统和数据处理系统等部分组成。

为了满足紫外-可见光区全波长范围的测定，仪器备有两种光源，即氘灯和碘钨灯，前者用于紫外线区，后者用于可见光区。

单色器通常由进光狭缝、出光狭缝、平行光装置、色散元件、聚焦透镜或反射镜等组成。色散元件有棱镜和光栅两种，棱镜多用天然石英或熔融硅石制成，对200~400nm波长光的色散能力很强，对600nm以上波长的光色散能力较差，双光束仪器多用光栅为色散元件。

2. 仪器种类

紫外-可见分光光度计依据其结构和测量操作方式的不同可分为单光束和双光束分光光度计两类。

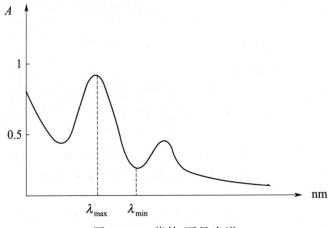

图 3-1-1 紫外-可见光谱

(1) 单光束分光光度计（如图 3-1-2 所示）有些仍为手工操作，即固定在某一波长，分别测量比较空白、样品或参比的透光率或吸光度。

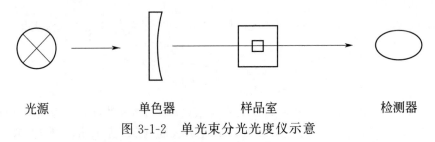

光源　　　　单色器　　　　样品室　　　　　　检测器

图 3-1-2　单光束分光光度仪示意

(2) 双光束分光光度计（如图 3-1-3 所示）通过扇形镜交替切换光路使分成样品（S）和参比（R）两光束，并先后到达检测器，检测器信号经调制分离成两光路对应信号，信号的比值可直接用记录仪记录。

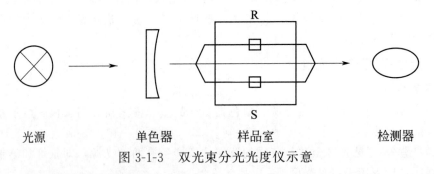

光源　　　　单色器　　　　样品室　　　　　　检测器

图 3-1-3　双光束分光光度仪示意

紫外-可见分光光度计应定期进行全面校正检定，还应按药典通则 0401 对仪器定期进行波长准确度、吸光度准确度及杂散光检查。不过，现在的仪器一般均有开机自检功能，可对波长准确性和吸光度准确性自检校正。

（三）定性和定量方法

1. 定性鉴别

主要方法有对照品、标准图谱对比法，吸收光谱特征数据对比法，吸光度的比值对比法。

(1) 对照品、标准图谱对比法　将样品和对照品以基本相同的浓度配制在相同溶剂中,在同一条件下分别测定吸收光谱,比较光谱图是否一致。

若二者是同一个物质,则二者的光谱图应完全一致。如果没有对照品,也可以与标准光谱图对照比较。

这种方法要求仪器准确度、精密度高,而且测定条件要相同,在《中国药典》中没有得到应用。

采用紫外光谱进行定性鉴别,有一定的局限性。主要是因为紫外吸收光谱吸收带不多,曲线形状变化不大,许多不相同的化合物可以有类似甚至雷同的吸收光谱。所以在得到相同的吸收光谱时,应考虑到并非同一物质的可能性。为了进一步确证,有时可更换溶剂或采用不同酸碱性的溶剂,再分别将对照品和样品配成溶液,测定光谱图以作比较。

若两种纯化合物的紫外光谱有明显差别时,即可以判断不是同一种物质。

(2) 吸收光谱特征数据对比法　最常用于鉴别的光谱特征数据有吸收峰、谷的波长,其波长应在该品种项下规定的波长±2nm 以内。一些药物或一类药物在一定溶剂中的最大紫外吸收峰的波长位置是固定的,其吸收系数亦是一个常数。可以按各品种项下规定的方法配制供试品溶液,在规定的波长处测定其吸光度,并计算吸收系数,判断是否在规定范围。例如本节学习任务 1 中的乙胺嘧啶片的原料药乙胺嘧啶的鉴别即规定:将乙胺嘧啶用 0.1mol/L 盐酸溶液溶解,并定量稀释制成每 1ml 中约含 13μg 的溶液后进行测定,应在 272nm 波长处有最大吸收,在 261nm 波长处有最小吸收;在 272nm 波长处的吸收系数($E_{1cm}^{1\%}$)为 309～329。

(3) 吸光度的比值对比法　有些药物的吸收峰较多,如维生素 B_{12} 有三个吸收峰(278nm、361nm、550nm),就可采用在三个吸收峰处测定吸光度,求出这些吸光度的比值,规定吸光度比值在某一范围,作为鉴别药物的依据之一。如维生素 B_{12} 在三个吸收峰处吸光度比值规定为:A_{361}/A_{278} 应为 1.70～1.88;A_{361}/A_{550} 应为 3.15～3.45。

2. 定量方法

主要有杂质定量方法、含量测定法。

(1) 杂质定量方法　如果某一化合物没有明显的吸收峰,而所含杂质有较强的吸收峰,则含有少量杂质就能被检查出来。例如乙醇中可能含有杂质苯,苯的最大吸收波长为 256nm,而乙醇在此波长处几乎无吸收,采用此方法检测乙醇含苯量的定量限可达到 10mg/L。

根据特定波长处的吸光度值可对某些杂质进行限度检测。在药品标准中可应用于溶液吸光度、溶液颜色检查法(第二法)以及特殊杂质的检查,例如药典中双水杨酯片【检查】项下"游离水杨酸的检查"。

(2) 含量测定方法　通常有 4 种测定方法,分别为对照品比较法、吸收系数法、计算分光光度法、比色法。其中对照品比较法和吸收系数法最为常用。

① 对照品比较法:按各品种项下规定的方法,分别配制供试品溶液和对照品溶液,对照品溶液中所含被测成分的量应为供试品溶液中被测成分标示量的 90%～110% 以内,用同一溶剂,在规定的波长处测定供试品溶液和对照品溶液的吸光度。按下式计算供试品溶液的浓度。

$$c_{供试品} = (A_{供试品}/A_{对照})c_{对照}$$

式中,$c_{供试品}$ 为供试品溶液的浓度,mg/ml;$A_{供试品}$ 为供试品溶液的吸光度;$c_{对照}$ 为对照品溶液的浓度,mg/ml;$A_{对照}$ 为对照品溶液的吸光度。

然后根据供试品的称量及稀释情况计算得供试品的百分含量。药典中水杨酸镁片【含量测定】即采用这种方法。

② 吸收系数法：朗伯-比尔定律中吸收系数是物质的常数，只要测定条件（溶液浓度与酸度，单色光纯度等）恒定，即可根据测得的吸光度计算浓度。

$$c_{测} = \frac{A}{EL}$$

式中，$c_{测}$ 为供试品溶液测得浓度；A 为供试品溶液吸光度；E 为药典或药品标准中规定的吸收系数；L 为光路长度。

例如，维生素 B_{12} 的水溶液在 361nm 的吸收系数为 207，若用 1cm 吸收池测得某维生素 B_{12} 溶液的吸光度是 0.414，求该溶液的浓度。

$$c_{测} = \frac{A}{EL} = \frac{0.414}{207 \times 1} = 0.002 (g/100ml)$$

应注意，用百分吸收系数计算的浓度为百分浓度，g/100ml。

若测定原料药物的含量，可按下式计算百分含量。

$$含量(\%) = \frac{c_{测}}{c_{配}} \times 100\%$$

例如，精密称取维生素 B_{12} 样品 25.00mg，用水溶解配成 100ml。精密吸取 10ml，又置 100ml 量瓶中，加水至刻度。取此溶液在 1cm 吸收池，于 361nm 处测得吸光度为 0.507，求维生素 B_{12} 的百分含量。

$$c_{配} = \frac{25.00}{100} \times \frac{10}{100} = 0.002500 (g/100ml) = 25.00 (\mu g/ml)$$

$$c_{测} = \frac{A}{EL} = \frac{0.507}{207 \times 1} = 0.0024493 (g/100ml) = 24.49 (\mu g/ml)$$

$$含量(\%) = \frac{c_{测}}{c_{配}} \times 100\% = \frac{24.49}{25.00} \times 100\% = 98.0\%$$

本节学习任务 1 中乙胺嘧啶片的【含量测定】即用的吸收系数法测定。

注：计算分光光度法、比色法的相关知识可参考《中国药典》四部相关章节。

3. 测定新样品的吸收系数时的注意事项

第一，样品应为精制品，称取样品时，其称量准确度应按《中国药典》规定要求。

第二，水分或干燥失重应另取样测定并予以扣除。

第三，所用的分光光度计应经过严格检定，特别是波长准确度和吸光度精度要进行校正。所用的容量器具及分析天平应经过检定，如有相差应加上校正值。

第四，测定所用的溶剂，其溶剂检查应符合规定。吸收池应于临用前配对或作空白校正。

三、任务实施

（一）标准查询

根据任务要求，找所需检测标准（见附件 1），并填写检品信息卡（可参照附件 2）。

（二）标准解读

本次任务中所述检品检测项目均与紫外-可见分光光度法（通则 0401）相关。

检品乙胺嘧啶片检测项目为【鉴别】(2) 和【含量测定】。

该品种鉴别（2）主要通过测量供试品溶液的最大最小吸收对药品的真伪进行判定；含量测定通过测量待测物质的最大吸收波长处吸光度，通过系列计算求出待测物质的含量。

（三）主要仪器设备

紫外-可见分光光度计、电子天平、水浴锅。

（四）主要试剂及溶液配制

（1）主要试剂清单　盐酸：分析纯（AR）。

（2）主要溶液清单　0.1mol/L 盐酸溶液：取盐酸 9ml 至 1000ml 容量瓶中，加水稀释定容至刻度，摇匀，备用。

（五）主要仪器调试

1. 量器准备

试验中所用的量瓶和移液管均应经检定校正、洗净后使用。

2. 电子天平调试

（1）天平状态检查　准确度等级满足实验要求，标识清晰（检定校准合格且在有效期内），清洁无异物，处于水平状态，牢固不晃动，周围无气流及振动干扰，必要时需要检查有无除静电装置。

（2）开机自检　接通电源，按下开机按钮，天平开机自检，自检完成后预热 30 分钟以上，待用。

必要时需对天平准确性进行校正，目前市场上，部分天平可进行自动校正。这些天平只需按自动校正按钮即可按程序完成。不带自动校正功能的天平，可采取外部校正的方式进行天平准确性校正，具体校正方法需参考天平使用说明书。

（3）填写电子天平使用记录。

3. 紫外-可见分光光度计调试

（1）状态检查　准确度等级满足实验要求，标识清晰（检定校准合格且在有效期内），清洁无异物，样品室内除比色皿架外，不应有其他东西遗留。比色皿成套清洁可用。

（2）开机自检　打开仪器电源开关，打开电脑，打开仪器软件，联机自检。自检完成后预热 30 分钟以上，待用。

必要时需要进行波长校正、暗电流校准，可在预热完成后，通过软件自动校正校准。

（3）光路校正　在光谱扫描模式下，设置扫描波长 200～800nm，点基线校正。

（4）检查吸收池配套性　使用的石英吸收池必须洁净。当吸收池中装入同一溶剂，在规定波长测定各吸收池的透光率，如透光率相差在 0.3％以下者可配对使用，否则必须加以校正。

（5）检查溶剂和吸收池的吸光度　将溶剂置 1cm 石英吸收池中，以空气为空白（即空白光路中不置任何物质），测定其吸光度。在 220～240nm 范围内不得超过 0.40，在 241～250nm 范围内不得超过 0.20，在 251～300nm 范围内不得超过 0.10，在 300nm 以上时不得超过 0.05。测量合格后，待用。以测试使用波长范围为准，例如乙胺嘧啶片【鉴别】（2）需测"在 272nm 的波长处有最大吸收，在 261nm 处有最小吸收"。则只需溶剂和吸收池的吸光度在 251～300nm 范围内不得超过 0.10，即可。

（6）填写紫外-可见分光光度计使用记录。

4. 水浴锅调试

（1）状态检查　标识清晰，锅内用水足量、清洁、无水垢。

(2) 开机设置 打开仪器电源开关,设定温度为45℃,待用。
(3) 填写水浴锅使用记录。

(六) 供试品制备

制备步骤见表3-1-1。

表3-1-1 供试品溶液制备步骤

序号	标准规定	操作步骤	注意事项
1	取本品20片,精密称定,研细	(1)电子天平托盘上放称量纸,清零,随机取供试品20片,称重,读数,记录。求平均片重 (2)将20片供试品置于研钵中,研成细粉	(1)精密称定:系指称取重量准确至所取重量的千分之一。选择万分之一电子天平,满足实验要求 (2)研磨时不可将供试品洒出研钵,研至粉末手捏无颗粒感即可
2	精密称取适量(约相当于乙胺嘧啶25mg)	确定称样量:称样量=25mg/6.25mg×平均片重	(1)供试品规格为6.25mg,即每片含乙胺嘧啶6.25mg (2)按计算称样量称取供试品粉末2份 (3)实际取用量不得超过计算称样量的±10%
3	置100ml量瓶中,加0.1mol/L盐酸溶液70ml,微温并时时振摇使乙胺嘧啶溶解,放冷,用0.1mol/L盐酸溶液稀释至刻度,摇匀,滤过	(1)将供试品粉末分别置100ml容量瓶中;容量瓶做好标记 (2)量筒量取70ml 0.1mol/L盐酸溶液置容量瓶中 (3)放入水浴锅振摇使乙胺嘧啶溶解 (4)放冷后用0.1mol/L盐酸溶液稀释定容,摇匀 (5)取漏斗和漏斗架及200ml锥形瓶各两个,过滤供试品,前10～20ml初滤液弃去,保留续滤液待用	(1)粉末转移过程中不得洒出 (2)加溶剂时要将粘壁粉末尽可能完全冲至容量瓶底部 (3)微温:水浴至40～50℃ (4)放冷:放冷至室温 (5)滤纸两折,玻璃棒靠在三层滤纸一侧引流
4	精密量取续滤液5ml,置另一100ml量瓶中,用0.1mol/L盐酸溶液稀释至刻度,摇匀	(1)分别精密量取续滤液5ml,分置两个100ml容量瓶中,容量瓶做好标记 (2)用0.1mol/L盐酸溶液稀释定容,摇匀,得供试品溶液	(1)精密量取系指量取体积的准确度应符合国家标准中对该体积移液管的精密度要求 (2)供试品溶液至少需要平行2份

(七) 测定

1. 鉴别

① 选择光谱测量模式,测量波长范围设置为250～290nm。
② 将测量池和参比池均盛放0.1mol/L盐酸溶液置于光路上,点基线校正,完成后取出测

量池。

③ 测量池盛放供试品溶液，置测量光路上，点击测量，测量完毕将数据和图谱保存打印。

2. 含量测定

① 选择光度测量模式，设置测定波长为 269nm、270nm、271nm、272nm、273nm、274nm、275nm。狭缝宽度选 2nm。

② 将测量池和参比池均盛放 0.1mol/L 盐酸溶液置于光路上，点校零。完成后取出测量池。

③ 测量池依次盛放供试品溶液，置测量光路上，点击测量，测量完毕将数据保存打印。

3. 注意事项

（1）关于狭缝　选用仪器的狭缝谱带宽度应小于供试品吸收带半高宽的 10%，否则测得的吸光度值会偏低，或以减小狭缝宽度时供试品溶液的吸光度不再增加为准。对于《中国药典》收载的采用紫外-可见分光光度法测定的大部分品种，可以使用 2nm 缝宽，但当吸收带的半高宽小于 20nm 时，则应使用较窄的狭缝，例如青霉素钾及钠的吸光度检查需用 1nm 缝宽或更窄，否则其 264nm 波长处的吸光度会偏低。

（2）关于吸收池

① 取吸收池时，手指拿毛玻璃面的两侧。

② 装入样品溶液的体积以池体积的 4/5 为宜。

③ 使用挥发性溶液或易腐蚀溶液时应加盖。

④ 透光面要用擦镜纸由上而下擦拭干净，检视应无残留溶剂。

⑤ 为防止溶剂挥发后溶质残留在吸收池的透光面，可先用蘸有空白溶剂的擦镜纸擦拭，然后再用干擦镜纸拭净。

⑥ 吸收池放入样品室时应注意每次放入方向相同。

⑦ 测定完毕后吸收池应及时用溶剂及水冲洗干净，晾干，防尘保存。

⑧ 吸收池如污染不易洗净时，可用硫酸-发烟硝酸（体积比 3∶1）混合液稍加浸泡后，洗净备用。

4. 关机及后处理

① 吸收池及时用溶剂及水冲洗干净，晾干，防尘保存。

② 关闭紫外-可见分光光度计软件、仪器电源，将干燥剂放入样品室内。关闭电子天平和水浴锅电源。

③ 清洁仪器，清洁试验台。

④ 填写所用仪器使用记录。

⑤ 记录测量时实验场所温湿度。

⑥ 清洗所用玻璃仪器，晾干，放置于储存柜中。

（八）原始记录及数据分析

按照药典及相关法规要求如实记录数据，并进行数据分析。原始记录可借鉴附件 3。

（九）检测报告

根据实验结果，如实填写检验检测报告，并按照药典标准判定本样品该项目是否满足标准要求。检验检测报告模板可借鉴附件 4。

（十）思考练习

① 试述紫外-可见分光光度法原理。

② 演示紫外-可见分光光度计使用过程中的注意事项。

参考文献

[1] 国家药典委员会. 中华人民共和国药典二部. 2020年版. 北京：中国医药科技出版社，2020：6-7.
[2] 国家药典委员会. 中华人民共和国药典四部. 2020年版. 北京：中国医药科技出版社，2020：39-40.
[3] 中国食品药品检定研究院. 中国药品检验标准操作规范. 2019年版. 北京：中国医药科技出版社，2019：109-115.
[4] 国家药典委员会. 中国药典分析检测技术指南. 北京：中国医药科技出版社，2017：21-33.

附件1

乙胺嘧啶片

Yi'anmiding Pian

Pyrimethamine Tablets

本品含乙胺嘧啶（$C_{12}H_{13}ClN_4$）应为标示量的90.0%～110.0%。

【性状】 本品为白色片。

【鉴别】（1）取本品的细粉适量（约相当于乙胺嘧啶5mg），加稀硫酸2ml，加热使乙胺嘧啶溶解，放冷，滤过，滤液加碘化汞钾试液2滴，即生成乳白色沉淀。

（2）取含量测定项下的溶液，照紫外-可见分光光度法（通则0401）测定，在272nm的波长处有最大吸收，在261nm的波长处有最小吸收。

（3）取本品的细粉适量（约相当于乙胺嘧啶0.1g），照乙胺嘧啶项下的鉴别（3）项试验，显相同的反应。

【检查】 含量均匀度 取本品1片，置100ml量瓶中，加0.1mol/L盐酸溶液适量，超声使乙胺嘧啶溶解，放冷，用0.1mol/L盐酸溶液稀释至刻度，摇匀，滤过，精密量取续滤液5ml，置25ml量瓶中，用0.1mol/L盐酸溶液稀释至刻度，摇匀，作为供试品溶液。照含量测定项下的方法测定含量，应符合规定（通则0941）。

溶出度 照溶出度与释放度测定法（通则0931第二法）测定。

溶出条件 以0.1mol/L盐酸溶液500ml为溶出介质，转速为每分钟75转，依法操作，经45分钟时取样。

测定法 取溶出液适量，滤过。照紫外-可见分光光度法（通则0401），在272nm的波长处测定吸光度，按$C_{12}H_{13}ClN_4$的吸收系数（$E_{1cm}^{1\%}$）为319计算每片的溶出量。

限度 标示量的75%，应符合规定。

其他 应符合片剂项下有关的各项规定（通则0101）。

【含量测定】 照紫外-可见分光光度法（通则0401）测定。

供试品溶液 取本品20片，精密称定，研细，精密称取适量（约相当于乙胺嘧啶25mg），置100ml量瓶中，加0.1mol/L盐酸溶液70ml，微温并时时振摇使乙胺嘧啶溶解，放冷，用0.1mol/L盐酸溶液稀释至刻度，摇匀，滤过，精密量取续滤液5ml，置另一100ml量瓶中，用0.1mol/L盐酸溶液稀释至刻度，摇匀。

测定法 取供试品溶液，在272nm的波长处测定吸光度，按$C_{12}H_{13}ClN_4$的吸收系数（$E_{1cm}^{1\%}$）为319计算。

【类别】 同乙胺嘧啶。

【规格】 6.25mg

【贮藏】 遮光，密封保存。

附件 2

××××××××××××公司　　　　文件编号：××××××××××××××

检品信息卡

检品编号：_____

样 品 名 称	_____	规　　　　格	_____
剂　　　　型	_____	数　　　　量	_____
保质期/限期使用日期	_____	生产日期/批　　号	_____
贮 藏 条 件	_____	收 样 日 期	_____
生产单位/产　　　地	_____	检 验 类 别	_____
委 托 单 位	_____		
检 验 项 目	_____		
检 验 依 据	_____		
判 定 依 据	_____		

检品流转表

流转程序		签名	日期
业务科	收检录入		
	核对分发		
主检科室	检科室签收		
	（主)检验人收样		
	检验完成		
	核对		
	审核		
授权签字人审签			
业务科	报告打印		
	校对发出		

备注：

附件 3

××××××××××××公司　　　　文件编号：××××××××××××××

原始记录

检品编号：_____　　检品名称：_____
批　　号：_____　　规　　格：_____
数　　量：_____　　剂　　型：_____
检验项目：_____
检验依据：_____
样品状态：包装完整□，无异常情况□，数量满足实验要求□。
检验日期：_____

检验人：　　　　　　　复核人：　　　　　　　　　　第　　页共　　页

第一章　光谱检测

××××××××××公司	文件编号：××××××××××××××

检验地点：　　　　温度：　　　　　℃　　　　　相对湿度：　　　　　％

一、仪器设备

仪器名称：　　　　型号：　　　　编号：　　　　效期：

二、检验方法

（一）供试品溶液的制备

取本品 20 片，精密称定 M_{20} _____ g，研细，精密称取适量 M_1 _____ g，M_2 _____ g，置 _____ ml 量瓶中，加 0.1mol/L 盐酸溶液 _____ ml，微温并时时振摇使乙胺嘧啶溶解，放冷，用 0.1mol/L 盐酸溶液稀释至刻度，摇匀，滤过，精密量取续滤液 _____ ml，置另一 _____ ml 量瓶中，用 0.1mol/L 盐酸溶液稀释至刻度，摇匀，即得供试品溶液 1 和供试品溶液 2。

（二）供试品溶液测定

1.【鉴别】（2）：测定波长范围：_____。

2.【含量测定】：测定波长：_____。

三、检验结果

1.【鉴别】（2）供试品溶液在　　　nm 处有最大吸收，在　　　nm 处有最小吸收。数据及图谱见附件。

2.【含量测定】

表 1　标示量％计算结果

名称	A	M	M_{20}	标示量/％	相对平均偏差/％	平均标示量％
供试品 1						
供试品 2						

相对平均偏差应在±0.3％以内。乙胺嘧啶含量应为标示量的 90.0％～110.0％。

注：1. 附供试品溶液紫外检测数据报告。

2. 标示量％ $=\dfrac{A\times 1000\times n}{E_{1cm}^{1\%}\times L\times 100\times M}\times\dfrac{M_{20}}{20}\times 100$。式中，$A$ 为供试品溶液吸光度；$E_{1cm}^{1\%}$ 为 319；L 为光路长度 1cm；n 为稀释倍数 2000；M 为供试品称样量；M_{20} 为 20 片总重。

四、结论

检验人：　　　　复核人：　　　　　　　　　　　　第　　页　共　　页

附件 4

| ××××××××××公司 | 文件编号：×××××××××××××× |

检验检测报告

报告编号：　　　　　　　　　　　　　　　　　　　　　　　第　页共　页

检品名称		收样日期	
生产单位/产　地		贮藏条件	
规　　格		包装方式	
检品状态		生产批号	
检品数量		完成日期	
检验依据			
检验项目			
检验类别	委托□　复验□　其他□_____		
委托单位			

结果评价：

备注：

报告编制人：　　　审核人：　　　授权签字人：　　　（盖章）

　　　　　　　　　　　　　　　　　　　　　　　　　　　　　年　月　日

检验项目	计量单位	标准限制	检测结果	结论
【鉴别】(2)				
【含量测定】				

（以下空白）

第二节　学习任务二　通则 0402 红外分光光度法
——对乙酰氨基酚片的红外光谱鉴别

能力目标

1. 掌握红外分光光度法测量原理。
2. 了解色散型和傅里叶变换型红外分光光度计的结构、功能。
3. 能规范使用和维护红外分光光度计。
4. 掌握药品质量分析中常用的红外分光光度定性方法。
5. 能规范书写原始记录，出具检测报告。
6. 能规范清理实验现场。

📹 扫一扫　扫描二维码观看视频红外光谱测定操作方法。

一、任务描述

某药品检测实验室接收一批药品的委托检验,要求按照药典方法进行检测。具体品种为对乙酰氨基酚片,检测项目为【鉴别】(2)。

业务科室收样人员与送检人员核对检品数量、包装等样品外观信息,检查确认无误后,按照实验室内部流程,对检品进行编号,制作检品信息卡,标记检品状态,将检品信息卡连同检品一起分发给检测科室人员。双方人员交接完毕后,填写检品流转单。药品检测人员开始对检品进行检测并及时填写检测原始记录。检测完成后,依据检测结果出具检验检测报告。

二、相关理论知识

(一)红外分光光度法

物质分子吸收波数位于 $4000\sim400\,cm^{-1}$ 范围的红外光产生的吸收光谱称为红外吸收光谱。红外分光光度法(《中国药典》2020年版四部通则0402)是利用红外吸收光谱对有关物质进行鉴别分析的方法,是鉴别物质和分析物质化学结构的有效手段,广泛应用于物质的定性鉴别和物相分析。

红外吸收光谱是由分子的振动、转动能级跃迁引起的光谱。振动过程中,若分子的偶极矩发生变化,则相应的振动称为红外活性振动,红外活性振动产生吸收峰;没有偶极矩变化的振动称为非红外活性振动,非红外活性振动不产生吸收峰。连续改变辐射红外光的波数(或波长),记录红外光的透光率,就得到了物质的红外吸收光谱,因在红外光谱区实际所测得的图谱是分子的振动与转动运动的加和表现,所以红外光谱亦称为振-转光谱,属于光谱分析法中的分子光谱。不同分子具有不同的振动、转动形式和能级,因而具有指纹特性的不同红外吸收光谱可进行物质的定性分析。

以波长 λ(或波数 σ)为横坐标,其相应的百分透光率($T\%$)为纵坐标绘图,所测得的吸收曲线为红外光谱,如图3-1-4。

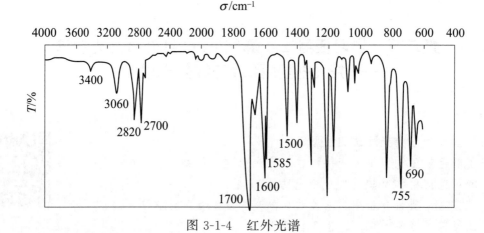

图3-1-4 红外光谱

(二)红外分光光度计

1. 红外分光光度计的基本结构

常用的红外分光光度计主要由光源、吸收池、单色器和检测器及数据处理系统组成。

2. 红外分光光度计的分类

常用的红外分光光度计分为色散型和傅里叶变换型。

（1）色散型红外分光光度计　以光栅为色散元件的红外分光光度计，以波数为线性刻度；以棱镜为色散元件的红外分光光度计，以波长为线性刻度。波数与波长的换算关系如下。

$$\text{波数}(cm^{-1}) = \frac{10^4}{\text{波长}(\mu m)}$$

（2）傅里叶变换型光谱仪　简称FT-IR，以迈克尔干涉仪为色散元件的红外分光光度计。该类型仪器现已成为药品检验检测和药物研究分析中最常用的红外光谱仪。

3. 红外分光光度计的检查校正

红外分光光度计应按药典通则0402定期进行全面校正检定。用聚苯乙烯薄膜（厚度约为0.04mm）校正仪器，绘制光谱图，用 $3027cm^{-1}$、$2851cm^{-1}$、$1601cm^{-1}$、$1028cm^{-1}$、$907cm^{-1}$ 处的吸收峰对仪器的波数进行校正。

傅里叶变换红外光谱仪在 $1000cm^{-1}$ 附近的波数误差应不大于 $\pm 1cm^{-1}$，在 $3000cm^{-1}$ 附近的波数误差应不大于 $\pm 5cm^{-1}$。

用聚苯乙烯薄膜校正时，仪器的分辨率要求在 $3110\sim 2850cm^{-1}$ 范围内可以清晰地分辨出7个峰，峰 $1583cm^{-1}$ 与谷 $1589cm^{-1}$ 之间的分辨深度不小于12%透光率峰，$2851cm^{-1}$ 与谷 $2870cm^{-1}$ 之间的分辨深度不小于18%透光率。

仪器的标称分辨率，除另有规定外，应不低于 $2cm^{-1}$。

（三）红外光谱测定制样方法

红外光谱测定常用的制样方法有压片法、糊法、膜法、溶液法、气体吸收池法和衰减全反射等。试样的具体制备方法应按各品种质量标准项下的有关规定进行操作。

（1）压片法　压片法是固体样品红外光谱分析中最常用的制样方法，凡是易于粉碎的固体样品均可以采用此法。具体制样方法为取供试品 $1\sim 1.5mg$，置于玛瑙研钵中，进行研细，然后加入干燥的溴化钾或氯化钾细粉 $200\sim 300mg$（与供试品的比约为200∶1）作为稀释剂，充分研磨混匀，置于直径13mm的压片模具中，使铺展均匀，抽真空约2分钟，加压至 $0.8\times 10^6 kPa$（约 $8T/cm^2$），保持压力约2分钟，撤去压力并放气后取出制成的供试片，目视检测，应呈透明状，其中供试品分布应均匀，并无明显的颗粒。亦可采用其他直径的压模制片，供试品与稀释剂的用量需相应调整以保证制得的供试片浓度合适。

（2）糊法　对于无适当溶剂又不能成膜的固体样品可采用此法。具体制样方法为取供试品约5mg，置于玛瑙研钵中，粉碎研细后，滴加少量液状石蜡或其他适宜的糊剂，研成均匀的糊状物，取适量糊状物夹于两个窗片或空白溴化钾片（每片约150mg）之间，作为供试片。另以溴化钾约300mg制成空白片作为补偿背景。亦可用专用装置夹持糊状物。制备时应注意尽量使糊状样品在窗片间分布均匀。

（3）膜法　参照糊法所述的方法，将能形成薄膜的液体样品铺展于适宜的盐片中，使形成薄膜后测定。若为高分子聚合物，可先制成适宜厚度的高分子薄膜，直接置于样品光路中测定。熔点较低的固体样品可采用熔融成膜的方法制样。

（4）溶液法　将供试品溶于适宜的溶剂中，制成1%～10%的溶液，灌入适宜厚度的液体池中测定。常用溶剂有四氯化碳、三氯甲烷、二硫化碳、己烷、环己烷及二氯乙烷等。选用溶液应在被测定波数范围内透明或仅有中至弱的吸收，但与样品间的相互作用应尽可能小。

（5）气体吸收池法　测定气体样品需使用气体吸收池，常用气体吸收池的光路长度为10cm。通常先把气体吸收池抽空，然后充以适当压力（约50mmHg）的供试品测定。也可用注射器向气体吸收池内注入适量的样品，待样品完全气化后测定。

（6）衰减全反射法（ATR）　取供试品适量，固体样品均匀地铺展在衰减全反射晶体上，用压头压紧，使样品与晶体紧密接触；液体样品直接滴在晶体探头上，挥发性强的需盖上液体盖子，采集ATR光谱图。本法适用于液体、粉末及纤维、高分子聚合物等难粉碎的样品。

（四）定性方法

1. 红外光谱定性鉴别

红外光谱的特征性非常强，除光学异构体及长链烷烃同系物以外，几乎没有两种化合物具有完全相同的红外吸收光谱。因此，各国药典中均广泛采用红外光谱法对药物进行鉴别，鉴别方法可以采用标准谱图对照法或者对照品比较法。

（1）标准谱图对比法　国家药典委员会编订有《药品红外光谱》，进行药物鉴别时，按照各品种规定的方法制备供试品并进行测定，记录样品的红外吸收光谱与标准谱图进行对比。如果两张谱图各吸收峰的位置和形状完全相同，峰的相对强度一样，其他一些理化数据（如熔点、沸点、比旋度等）、元素分析结果数值亦完全相同，就可确证是同一物质。

（2）对照品比较法　将供试品与相应的对照品在同样条件下绘制红外光谱，直接对比是否一致。如不一致，应按该药品光谱图中备注的方法进行预处理后再行绘制比较。

2. 供试品的测定

（1）原料药的鉴别　采用固体制样技术时，最常碰到的问题是多晶型现象，固体样品的晶型不同，其红外光谱往往也会产生差异。

当供试品的实测光谱与《药品红外光谱集》所收载的对照图谱不一致时，在排除各种可能影响光谱的外在或人为因素后，应按该药品光谱图中备注的方法或各品种项下规定的方法进行预处理，再绘制光谱，进行比对。

如未规定该品种供药用的晶型或预处理方法，则可使用对照品，并采用适当的溶剂对供试品与对照品在相同的条件下同时进行重结晶，然后依法绘制光谱，进行比对。如已规定特定的药用晶型，则应采用相应晶型的对照品依法进行比对。

当采用固体制样技术不能满足鉴别需要时，可改用溶液法、ATR法或显微红外法采集光谱图后进行比对。

（2）制剂的鉴别　制剂包括不加辅料的制剂、单方制剂和复方制剂。

① 不加辅料的制剂如无菌原料直接分装的注射用粉针剂及不加辅料的冻干剂和胶囊剂等其他成品，可直接取内容物绘制光谱图进行鉴别。

② 单方制剂一般采取简单的提取分离手段就能有效去除辅料，可根据不同剂型的特点选择不同的分离提取方法，取干燥后的提取物绘制光谱图进行鉴别。

③ 复方制剂一般情况比较复杂，根据具体问题具体分析。

a. 前处理：包括预处理和提取。

ⓐ 预处理：是提前去除可能影响样品红外光谱的部分，如包衣制剂应先去除包衣，双层

片将二层分开等。

ⓑ 提取：一般按照《中国药典》2020 年版二部中的具体品种项下所规定的方法对待测成分进行分离提取，如品种项下未规定提取方法，可参考国外药典或相关文献方法进行提取。对于无文献资料的制剂，可根据其活性成分和辅料的性质选择适当的提取方法。提取通常采用溶剂提取法，对于多数药品制剂，一般选用常用的溶剂如水、甲醇、乙醇、丙酮、三氯甲烷、二氯甲烷、乙醚、石油醚等就能基本达到分离效果。含有待测成分的提取溶液经过滤后，可通过析晶、蒸干、挥干等方法获得待测成分；必要时可经洗涤、重结晶等方法进行纯化。

b. 干燥：可根据《药品红外光谱集》备注中的干燥方法对待成分进行干燥，也可采用各品种项下规定的干燥失重方法或参考干燥失重测定法标准操作规范项下的方法进行干燥，可视待测成分情况适当增减干燥时间。

c. 图谱对比

ⓐ 若辅料无干扰，待测成分的晶型不变化，此时可直接与对照品图谱或对照图谱进行比对。

ⓑ 若辅料无干扰，但待测成分的晶型有变化，此种情况可用对照品经同法处理后的图谱比对。

ⓒ 若待测成分的晶型不变化，而辅料存在不同程度的干扰，此时可参照原料药的对照图谱，在指纹区内选择 3～5 个不受辅料干扰的待测成分的特征谱带作为鉴别依据。鉴别时，实测谱带的波数误差应小于规定值的 0.5%。

ⓓ 待测成分的晶型有变化，辅料也存在干扰，此种情况一般不宜采用红外光谱鉴别。

（3）多组分原料药的鉴别 多组分原料药的鉴别不能采用全光谱比对，而是以各组分原料药的标准谱图为参照，同样在指纹区内选择主要成分的若干个不受干扰的特征谱带作为鉴别依据，用于组成相对稳定的多组分原料药的鉴别。鉴别时，实测谱带的波数误差应小于规定值的 0.5%。

晶型、异构体的限度检查或含量测定：供试品制备和具体测定方法均按各品种项下有关规定操作。

3. 注意事项

① 红外实验室的室温应控制在 15～30℃，相对湿度应小于 65%，适当通风换气，以避免积聚过量的二氧化碳、水蒸气和有机溶剂蒸气。供电电压和接地电阻应符合仪器说明书要求。

② 背景补偿或空白校正记录供试品光谱时，双光束仪器的参比光路中应置相应的空白对照物（空白盐片、溶剂或糊剂等）；单光束仪器（常见的傅里叶变换红外仪）应先进行空白背景扫描，扫描供试品后扣除背景吸收，即得供试品光谱。

③ 样品测定时的扫描速度应与波长校正时的条件一致（快速扫描将使波长滞后）。制成图谱的最强吸收峰透光率应在 10% 以下，图谱的质量应符合《药品红外光谱集》的要求。

④ 样品提取后活性成分的纯度应保证在 90%～95% 的范围内，则可基本满足制剂红外鉴别的要求。

⑤ 测定结果低于 $1000cm^{-1}$ 波数的偏差应不超过 0.5%，其他波数的偏差应不超过 $\pm 10cm^{-1}$。

⑥ 进行图谱比较时，主要从整体上比较谱带最大吸收的位置、相对强度和形状与参考图谱的一致性。

三、任务实施

（一）标准查询

根据任务要求，找所需检测标准（见附件1）与标准谱图（见附件2），并填写检品信息卡（可参照附件3）。

（二）标准解读

本次任务中所述检品的鉴别与红外分光光度法（通则0402）相关。

检品对乙酰氨基酚片检测项目为【鉴别】（2）。

该品种鉴别（2）主要通过测量供试品溶液的红外光谱图与标准谱图进行对照从而对药品的真伪进行判定。

（三）主要仪器设备

傅里叶变换光谱仪、研钵、水浴锅、减压干燥器。

（四）主要试剂

(1) 丙酮 分析纯（AR）。

(2) 溴化钾 光谱纯（SP）。

（五）主要仪器调试

1. 玻璃仪器准备

所用量筒、漏斗、玻璃棒和蒸发皿等均洗净后使用。

2. 研钵准备

所用研钵和钵杵均洗净烘干后使用。

3. 傅里叶变换光谱仪调试

(1) 状态检查 仪器标识清晰（检定校准合格且在有效期内），清洁无异物，电压稳定，室温在15～30℃，相对湿度＜65％。打开通风设施。

(2) 开机自检 打开仪器电源开关，打开电脑，打开仪器软件，联机自检。自检完成后预热30min以上，待用。

(3) 填写傅里叶变换光谱仪使用记录。

4. 水浴锅调试

(1) 状态检查 标识清晰，锅内用水足量、清洁、无水垢。

(2) 开机设置 打开仪器电源开关，设定温度为60℃，待用。

(3) 填写水浴锅使用记录。

5. 减压干燥器调试

(1) 状态检查 标识清晰，真空罐与真空泵连接良好，保证压力应在2.67kPa（20mmHg）以下。检查干燥剂状态，并及时进行更换。

(2) 开机试运行，待用。

(3) 填写减压干燥器使用记录。

（六）供试品制备

步骤见表3-1-2。

表3-1-2　供试品制备步骤

序号	标准规定	操作步骤	注意事项
1	取本品的细粉适量（约相当于对乙酰氨基酚100mg）	取1片供试品置于研钵中，研成细粉	研磨时不可将供试品洒出研钵，研至粉末手捏无颗粒感即可
2	加丙酮10ml，研磨溶解，滤过	（1）量筒量取10ml丙酮溶液 （2）将丙酮溶液缓慢加入研钵，顺时针轻轻研磨，使对乙酰氨基酚溶解 （3）取漏斗和漏斗架及60mm蒸发皿，过滤供试品溶液，滤液待用	（1）加溶剂时沿研钵边缘缓慢加入，要将粘壁粉末尽可能完全冲至研钵底部 （2）顺时针轻轻反复研磨，使供试品溶解充分，并注意不可将溶液洒出研钵 （3）滤纸两折，玻璃棒靠在三层滤纸一侧引流进行过滤
3	滤液水浴蒸干，残渣经减压干燥	（1）将滤液置于60℃水浴锅蒸干 （2）残渣置于减压干燥器抽真空干燥至恒重	（1）减压干燥器内部为负压，开启前应注意缓缓旋开进气阀，使干燥空气缓慢进入，并避免气流吹散供试品 （2）干燥至恒重系指连续两次干燥后称重的差异在0.3mg以下

（七）压片

1. 压片

① 取200mg KBr干燥粉末，放入模具，将模具放入压片机中进行压片，制备空白片。

② 在玛瑙研钵中加入200mg KBr干燥粉末，再加入1mg供试品，将KBr粉末和供试品粉末充分研磨混合均匀。将研磨好的混合物小心均匀放入模具，将模具放入压片机中进行压片，制备样品片。

2. 注意事项

① KBr使用前应适当研细，并在120℃干燥4小时以上后，置于干燥器中备用，如发现结块，则应重新干燥。

② 选择玛瑙研钵进行研磨，研磨时按同一方向（顺时针或逆时针）均匀用力。

③ 供试品研磨应适度，通常以粒度2～5μm为宜。供试品过度研磨有时会导致晶格结构的破坏或晶型的转化。粒度不够细则易引起光散射能量损失，使整个光谱基线倾斜，甚至严重变形。

④ 制成的片厚宜在 0.5mm 以下，可减弱或避免光谱上出现干涉条纹。也可用金相砂纸将片稍微打毛以去除干扰。

⑤ 压片法取用的供试品量一般为 1～2mg，每种样品对红外吸收程度不一致，故常凭经验取用。一般要求所测得的光谱图中绝大多数吸收峰处于 10%～80% 透光率范围内。

⑥ 由于 KBr 对钢制模具的平滑表面会产生极强的腐蚀性，因此压片后应立即用水冲洗模具，再用去离子水冲洗三遍，用脱脂棉蘸取乙醇擦洗各部位，用电吹风吹干，保存至干燥器备用。

（八）测定

1. 背景扣除

① 设置光谱测量模式，测定范围为 $4000\sim400\text{cm}^{-1}$。
② 将制好的 KBr 空白薄片轻放至样品架内，插入样品池拉紧盖子，点击采集背景。

2. 鉴别

将制好的供试品 KBr 薄片轻放至样品架内，插入样品池拉紧盖子，点击采集样品，测量完毕将数据和图谱保存打印。

3. 关机及后处理

① 关闭软件，关闭仪器电源，盖上仪器防尘罩。
② 关闭电子天平、水浴锅和真空泵电源。
③ 清洁仪器，清洁试验台。
④ 填写所用仪器使用记录。
⑤ 记录测量时实验场所温湿度。
⑥ 清洗所用玻璃仪器，晾干，放置于储存柜中。

（九）原始记录及数据分析

按照药典及相关法规要求如实记录数据，并进行数据分析。原始记录可借鉴附件 4。

（十）检测报告

根据实验结果，如实填写检验检测报告，并按照药典标准判定本样品该项目是否满足标准要求。检验检测报告模板可借鉴附件 5。

（十一）思考练习

① 试述红外分光光度法原理。
② 演示红外分光光度计使用过程中的注意事项。

参考文献

[1] 国家药典委员会. 中华人民共和国药典二部. 2020 年版. 北京：中国医药科技出版社，2020：387.
[2] 国家药典委员会. 中华人民共和国药典四部. 2020 年版. 北京：中国医药科技出版社，2020：40-41.
[3] 中国食品药品检定研究院. 中国药品检验标准操作规范. 2019 年版. 北京：中国医药科技出版社，2019：115-121.
[4] 国家药典委员会. 药品红外光谱集第一卷. 北京：中国医药科技出版社，光谱号 131.

附件 1

对乙酰氨基酚片
Duiyixian'anjifen Pian
Paracetamol Tablets

本品含对乙酰氨基酚（$C_8H_9NO_2$）应为标示量的 95.0%～105.0%。

【性状】 本品为白色片、薄膜衣或明胶包衣片，除去包衣后显白色。

【鉴别】（1）取本品的细粉适量（约相当于对乙酰氨基酚 0.5g），用乙醇 20ml 分次研磨使对乙酰氨基酚溶解，滤过，合并滤液，蒸干，残渣照对乙酰氨基酚项下的鉴别（1）、（2）项试验，显相同的反应。

（2）取本品细粉适量（约相当于对乙酰氨基酚 100mg），加丙酮 10ml，研磨溶解，滤过，滤液水浴蒸干，残渣经减压干燥，依法测定。本品的红外光吸收图谱应与对照的图谱（光谱集 131 图）一致。

【检查】 对氨基酚 照高效液相色谱法（通则 0512）测定。临用新制。

供试品溶液 取本品细粉适量（约相当于对乙酰氨基酚 0.2g），精密称定，置 10ml 量瓶中，加溶剂适量，振摇使对乙酰氨基酚溶解，加溶剂稀释至刻度，摇匀，滤过，取续滤液。

对照品溶液 取对氨基酚对照品与对乙酰氨基酚对照品各适量，精密称定，加溶剂溶解并定量稀释制成每 1ml 中各约含 20μg 的混合溶液。

溶剂、色谱条件与系统适用性要求 见对乙酰氨基酚有关物质项下。

测定法 精密量取供试品溶液与对照品溶液，分别注入液相色谱仪，记录色谱图。

限度 供试品溶液色谱图中如有与对照品溶液中对氨基酚保留时间一致的色谱峰，按外标法以峰面积计算，含对氨基酚不得过对乙酰氨基酚标示量的 0.1%。

溶出度 照溶出度与释放度测定法（通则 0931 第一法）测定。

溶出条件 以稀盐酸 24ml 加水至 1000ml 为溶出介质，转速为每分钟 100 转，依法操作，经 30 分钟时取样。

测定法 取溶出液适量，滤过，精密量取续滤液适量，用 0.04%氢氧化钠溶液定量稀释成每 1ml 中含对乙酰氨基酚 5～10μg 的溶液。照紫外-可见分光光度法（通则 0401），在 257nm 的波长处测定吸光度，按 $C_8H_9NO_2$ 的吸收系数（$E_{1cm}^{1\%}$）为 715 计算每片的溶出量。

限度 标示量的 80%，应符合规定。

其他 应符合片剂项下有关的各项规定（通则 0101）。

【含量测定】照紫外-可见分光光度法（通则 0401）测定。

供试品溶液 取本品 20 片，精密称定，研细，精密称取适量（约相当于对乙酰氨基酚 40mg），置 250ml 量瓶中，加 0.4%氢氧化钠溶液 50ml 与水 50ml，振摇 15 分钟，用水稀释至刻度，摇匀，滤过，精密量取续滤液 5ml，置 100ml 量瓶中，加 0.4%氢氧化钠溶液 10ml，用水稀释至刻度，摇匀。

测定法 见对乙酰氨基酚含量测定项下。

【类别】 同对乙酰氨基酚。

【规格】（1）0.1g （2）0.3g （3）0.5g

【贮藏】 密封保存。

附件 2

中文名：对乙酰氨基酚

英文名：Paracetamol

分子式：$C_8H_9NO_2$

试样制备：KBr压片法

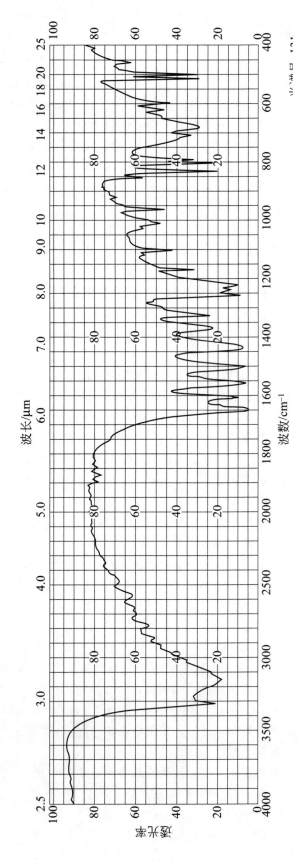

附件 3

××××××××××公司　　　　　文件编号：××××××××××××××

检品信息卡

检品编号：

样 品 名 称		规 　 　 格	
剂　　　型		数　 　 量	
保质期/限期		生产日期/	
使 用 日 期		批 　 　 号	
贮 藏 条 件		收 样 日 期	
生产单位/产　　　地		检 验 类 别	
委 托 单 位			
检 验 项 目			
检 验 依 据			
判 定 依 据			

检品流转表

流转程序		签名	日期
业务科	收检录入		
	核对分发		
主检科室	检科室签收		
	（主）检验人收样		
	检验完成		
	核对		
	审核		
授权签字人审签			
业务科	报告打印		
	校对发出		

备注：

附件 4

××××××××××公司　　　　　文件编号：××××××××××××××

原始记录

检品编号：＿＿＿＿＿＿＿　　　检品名称：＿＿＿＿＿＿＿
批　　号：＿＿＿＿＿＿＿　　　规　　格：＿＿＿＿＿＿＿
数　　量：＿＿＿＿＿＿＿　　　剂　　型：＿＿＿＿＿＿＿
检验项目：＿＿＿＿＿＿＿＿＿＿＿＿＿＿＿＿＿＿＿＿＿＿
检验依据：＿＿＿＿＿＿＿＿＿＿＿＿＿＿＿＿＿＿＿＿＿＿
样品状态：包装完整□，无异常情况□，数量满足实验要求□。
检验日期：

检验人：　　　　　复核人：　　　　　　　　　第　　页共　　页

××××××××××公司　　　　　文件编号：××××××××××××××

检验地点：温度：　　　　℃　　　　相对湿度：　　　　％

一、仪器设备

仪器名称：　　　　型号：　　　　编号：　　　　效期：

二、检验方法

（一）供试品溶液的制备

取本品＿＿＿＿片，置研钵中，研磨成细粉，加丙酮溶液＿＿＿＿ml，研磨使对乙酰氨基酚溶解，滤过，滤液于＿＿＿＿℃水浴锅蒸干，残渣减压干燥至恒重得供试品粉末。

（二）供试品粉末用溴化钾压片测定，测定波数范围：＿＿＿＿＿＿＿＿。

三、检验结果

供试品测试图谱（见　　　页），与标准谱图131号（见　　　页）＿＿＿＿（是否一致）。

四、结论

检验人：　　　　复核人：　　　　　　　　第　页共　页

附件5

××××××××××公司　　　　　文件编号：××××××××××××××

检验检测报告

报告编号：　　　　　　　　　　　　　　　　　　　　第　页共　页

检 品 名 称		收 样 日 期	
生产单位/产　　　地		贮 藏 条 件	
规　　　格		包 装 方 式	
检 品 状 态		生 产 批 号	
检 品 数 量		完 成 日 期	
检 验 依 据			
检 验 项 目			
检 验 类 别	委托□　复验□　其他□＿＿＿＿		
委 托 单 位			

结果评价：

备注：

报告编制人：　　　审核人：　　　授权签字人：　　　（盖章）

　　　　　　　　　　　　　　　　　　　　　　　年　月　日

检验项目	计量单位	标准限制	检测结果	结论
【鉴别】(2)				

（以下空白）

第三节　学习任务三　通则 0406 原子吸收分光光度法
——金银花中重金属及铅的测定

能力目标

1. 掌握原子吸收分光光度法测量原理。
2. 了解原子吸收分光光度计的结构、功能。
3. 能规范使用和维护原子吸收分光光度计。
4. 掌握药品质量分析中常用的金属元素分析方法。
5. 能按标准规范完成实验操作。
6. 能规范书写原始记录，出具检测报告。
7. 能规范整理实验现场和处理废弃物。

扫一扫　扫描二维码观看视频原子吸收分光光度法。

一、任务描述

某药品检测实验室接收一批中药材的委托检验，要求按照药典方法进行部分项目检测。具体品种为金银花，检测项目为【检查】重金属及有害元素铅。

业务科室收样人员与送检人员核对检品数量、包装等样品外观信息，检查确认无误后，按照实验室内部流程，对检品进行编号，制作检品信息卡，标记检品状态，将检品信息卡连同检品一起分发给检测科室人员。双方人员交接完毕后，填写检品流转单。药品检测人员开始对检品进行检测并及时填写检测原始记录。检测完成后，依据检测结果出具检验检测报告。

二、相关理论知识

（一）原子吸收分光光度法

原子吸收分光光度法（《中国药典》2020 年版四部通则 0406）的测量对象是呈原子状态的金属元素和部分非金属元素，是基于测量蒸气中原子对特征电磁辐射的吸收强度进行定量分析的一种仪器分析方法。原子吸收分光光度法遵循分光光度法的吸收定律，一般通过比较对照品溶液和供试品溶液的吸光度，计算供试品中待测元素的含量。

（二）原子吸收分光光度计

原子吸收分光光度计主要由光源、原子化器、单色器、背景校正系统、自动进样系统和检测系统等组成。

1. 光源

原子吸收分光光度计常用的光源为空心阴极灯。灯的阴极由待分析元素的物质构成，工作时使该元素激发并发射特征光谱。待分析元素只能用该元素的空心阴极灯测定。

2. 原子化器

原子化器主要有火焰型、电热型、氢化物发生型和冷蒸气型四种类型。

（1）火焰型　由导管将样品带入雾化器后形成气溶胶，再与燃气和助燃气混合，在燃烧器上形成火焰，使样品中离子原子化。不同元素原子化时所需温度不同，因此需要通过调节燃气和助燃气的比例及种类来适应不同元素的分析。常用混合气体为乙炔-空气。调节燃气和助燃气的比例及种类也可以改善测定的灵敏度和稳定性。

（2）电热型　通常用石墨管作为炉体，以电加热控制温度，以氩气为保护气进行原子化。因此又称无火焰原子化器或石墨炉原子化器。一般分析程序有四个阶段：干燥、灰化（驱除基体、高温分解）、原子化、清洗。

（3）氢化物发生型　氢化物发生原子化器利用某些元素易形成低沸点氢化物的性质而设计，可以减少或避免因高温导致的背景干扰与化学干扰。在存在还原剂（除另有规定外，通常采用硼氢化钠）的酸性介质中，As、Sb、Bi、Ge、Sn、Pb、Se等元素易生成低沸点的易受热分解的氢化物，通过载气将生成的低沸点物质导入由石英管与加热器组成的原子吸收池中，在石英管中氢化物因受热而分解，并形成基态原子。

（4）冷蒸气型　专门用于测汞，在汞蒸气发生器中，汞离子被还原成汞，然后用载气将汞蒸气直接导入原子吸收池中进行测定。

3. 单色器

单色器一般置于原子化器之后，将复合光分解成单色光或一定宽度的谱带。单色器由入射狭缝、准直镜、光栅、聚焦透镜及出射狭缝组成。其中光栅的优劣是决定单色器性能的关键参数。光栅是由一系列等距等宽平行排列的狭缝阵列组成。高质量的单色器具有灵敏度高、杂散光低的优点。

4. 背景校正系统

原子吸收测定中常见的干扰因素是背景干扰，属于光谱干扰的范畴。形成背景干扰的主要原因是样品中的共存组分及其在原子化过程中形成的次生分子或原子的热发射、光吸收与光散射；表现为增加表观吸光度，使测定结果偏离。常用的背景校正法有氘灯（紫外区）或卤钨灯（可见光区）连续光源校正、塞曼效应校正、自吸收校正和非吸收线校正四种。

连续光源校正灵敏度高，适用于火焰型原子吸收分光光度计，缺点是对调整仪器的光路平衡要求较高。塞曼效应校正主要用于石墨炉型原子吸收分光光度计，不适用于火焰型原子吸收分光光度计。自吸收校正使用同一光源进行校正，操作简便，但会加速空心阴极灯的老化，严重影响其使用寿命，因此该方法现已很少使用。非吸收线校正由于背景吸收随校正波长而改变，导致该法准确度较差，只适用于待测元素特征吸收附近的背景干扰。

5. 检测系统

由检测器、信号处理器和数据处理器组成，检测器多为光电倍增管，一般要求在180～900nm宽光谱工作范围的光电倍增管作为检测元件。要求检测器的输出信号灵敏度高、噪声低、漂移小及稳定性好。

（三）原子吸收测定元素分析步骤

1. 原子吸收用于元素分析的基本流程

在实际检测工作中，要先根据检测要求确定分析样品所含元素种类、含量水平。多数情况下，这两个信息是已知的，少数情况下样品中所含元素水平会超出规定范围或未知。具体工作流程可参考图3-1-5。

2. 样品前处理

元素在样品中的存在形式多样，有游离态、结合态、混合态等。应该根据样品性状、检测

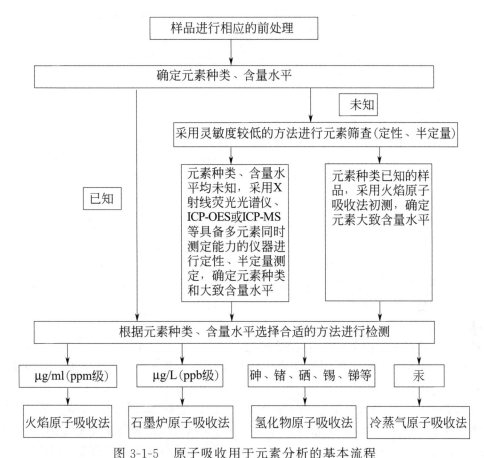

图 3-1-5 原子吸收用于元素分析的基本流程

目的、所用分析仪器性能选取合适的样品前处理方式，以保证分析结果的可靠准确。

(1) 样品制备的要求

① 取样应均匀有代表性，固体样品应干燥。取样量要根据被测元素的含量、分析方法和测量精度要求大小适当；过小不能保证测量精度和灵敏度，过大增加工作量和实际消耗，降低工作效率。

② 样品中待测元素完全进入提取溶液，便于检测。

③ 防止污染：污染影响测量的灵敏度和检出限，主要来自于空气、水、容器和试剂。

④ 避免损失：浓度很低（小于 $1\mu g/ml$）的金属溶液，由于吸附等原因，不稳定，不能作为储备液使用。最好现用现配。储备液应为高浓度（$1000\mu g/ml$ 以上）溶液。

(2) 样品的消解方法

① 干灰化法：在一定温度下将样品中有机基质分解、无机物残留的一种方法。根据灰化温度，将高于 100℃ 的称为高温干灰化法；低于 100℃ 的称为低温干灰化法。

高温干灰化时样品放置于坩埚（铂坩埚或陶瓷坩埚）一般先经 100～105℃ 干燥除去水分和挥发物。再在马弗炉内以 450～600℃ 灰化灼烧，冒烟直至有机物燃烧完全，留下金属氧化物及其他无机盐。该方法优点是：能灰化大量样品，方法简单，无试剂污染，空白低。缺点是：易造成低沸点元素损失，如 Hg；可使非金属甚至某些金属氧化成挥发性产物，如 As、Sb、Ge、Ti 等，造成损失；含氯的样品在灰化温度下易形成有挥发性的氯化物，如 Pb、Cd、Ge 等；灰化不完全时，生成的碳粒可吸附金属元素，造成结果偏低。某些金属或其化合物还可能与二氧化硅或硅酸盐反应，甚至与铂形成合金，如 Pb，造成待测元素损失。

低温干灰化利用低温等离子体发生装置，使试样氧化分解。灰化温度低于 100℃。可避免高温干灰化法的诸多缺点。该法的缺点是：设备造价较马弗炉高很多。

② 湿式消解法：湿式消解法属于氧化分解法，在一定条件下，用强氧化剂将样品中的有机物质氧化分解，使待测组分转化为可测定形态的方法。常用的氧化剂有浓硝酸、浓硫酸、浓盐酸、高氯酸、高锰酸钾、双氧水等。

湿法消解方法很多，可以根据不同样品选择不同的消解设备，拟定不同的消解方法。如对于不溶于水的无机试样，可用合适的稀无机酸进行处理。对于具有正标准电极电位的金属，可以采用热的浓酸，如浓硝酸、浓硫酸、浓磷酸等，或加热共沸，或加热回流，或共沸至干。对于生物组织、高分子聚合材料和器官、组织、细胞保存液中有机体，可采用混合酸消解法。混合酸往往有多种特性，如氧化性、还原性、络合性，其溶解能力更强。常用的混合酸有硝酸-高氯酸、盐酸-硝酸、硝酸-硫酸、硝酸-双氧水等。

为保证样品消解充分，实验操作时应特别注意电热板加热的温度和时间的控制，其中铅、镉、砷、铜消解时应注意加热到高氯酸完全排尽（冒浓烟直至白烟散尽），最终消解液应呈无色透明或略带黄色，汞消解时应注意温度不超过 140℃，消解完全后加 20% 硫酸溶液 5ml、5% 高锰酸钾溶液 0.5ml，摇匀后滴加 5% 盐酸羟胺溶液至紫红色恰消失，该步骤主要是将消解液中有机汞全部转成二价汞，盐酸羟胺作为还原剂再将二价汞转化为原子态汞，同时还原过量的高锰酸钾。为保证消解完全，硝酸-高氯酸的用量和使用次数可适当增加，但最终必须保证高氯酸全部排尽。

③ 微波消解法：采用频率在 300MHz 至 300GHz 的电磁波，穿透绝缘体介质，直接把能量辐射到有电介特性的物质上，在酸性条件下，通过样品对微波的吸收增进化学反应，提高反应物温度，激发分子高速度旋转和振动，使之处于反应的准备状态或亚稳态，促进样品的电离或氧化还原反应，加速反应进程。在消解管中各类反应方程式如下。

有机材料反应式：$CH_2 + 2HNO_3 + \triangle T \longrightarrow CO_2\uparrow + 2NO\uparrow + 2H_2O$

金属反应式：$6H^+ + 3Me + 2HNO_3 + \triangle T \longrightarrow 3Me^{2+} + 2NO\uparrow + 4H_2O$

地质样品反应式：$SiO_2 + 4HF + \triangle T \longrightarrow SiF_4\uparrow + 2H_2O$

样品质量越大，气体产物越多，在密闭反应环境中，反应温度越高，产生的压力越大。根据经验，温度升高 10℃，反应速度提高 1 倍。

微波消解法优点：消解速度快、分解完全、污染小、节约能源，且能避免砷、汞等易挥发元素的损失，有效弥补了湿法消解、干法消解在此方面的不足。

微波消解反应在密闭容器中进行，容易发生爆炸。因此要根据消解罐容积，严格称取对应质量的样品，提高反应安全系数。

容积为 100ml 的消解罐最大固体称样量 0.5g，未知固体样品及粉末状样品称样量一般不超过 0.2g；其他体积的消解罐按比例取样。

固体样品应进行适当破碎、研磨进行称量，加工过程中应避免移入其他元素干扰；液体样品黏度较小可采用移液管或移液器加样称重；黏度稍大的可用悬滴法加样称重；凝胶类可采用玻棒搅动样品成球状粘连块后送入称量容器底部黏附的方法称取样品；粉末状样品用长纸筒送入称量容器底部称重。所有样品在称量时均应送入容器底部避免粘壁。

微波消解常用酸分为两类：非氧化性酸如盐酸、氢氟酸，氧化性酸如硝酸、过氧化氢等。

微波消解中温度及功率程序的设置对于样品的消解起着至关重要的作用，一般宜采用分步消解，因为分步消解不但有利于样品受热均匀从而消解完全，并可防止消解罐内压力升高过快造成危险。消解后的样品溶液应为无色或略带浅黄绿色的澄明溶液，部分样品可能残存有少量灰色硅酸盐沉淀，可振摇后离心操作。不同的样品基质，消解程序可能不同，必要时应做预实验摸索最佳的消解条件。

3. 原子吸收分析方法

（1）基本操作要点

① 实验空气、水、试剂与容器：大气污染很难校正，但可以通过空气过滤系统和排风系统将局部污染降到最低；试验用水为去离子水（电阻率应不小于 $18M\Omega \cdot cm$）；容器选择根据测定要求而定，保证容器清洁，并采用合适的洗涤方式。多数情况下选用聚四氟乙烯材质的容器。使用前所有容器在 10%~20% 的硝酸溶液中浸泡过夜，去离子水冲洗干净。试验试剂至少应选择优级纯或痕量元素分析用试剂（如电子级试剂），不同级别试剂不可混用。

每次测定必须做空白试验，样品测定结果应扣除空白值后再进行计算。空白本底值应尽可能低，不超过仪器或方法检出限最佳，最高不得超过待测样品浓度的 30%。若空白值过高，则测定结果可信性差，应考虑造成污染的可能因素，排除后重新进行试验。

② 标准物质：应选择符合规定（药典、标准、作业指导书）的有证标准物质，在规定的有效期内使用，存储时应按规定要求存放，避免高温和光照。标准储备液取用应符合证书规定，经稀释后作为标准曲线的系列标准溶液，标准溶液应临用新配，逐级稀释时应尽量避免使用纯水作为稀释溶剂，推荐使用同供试品溶液基质相同的溶液，以减少基质不同带来的误差和干扰。

③ 供试品溶液：应按各品种项下的规定制备。供试品要求制备 2 份样品溶液，各测定 3 次，计算平均值。

④ 试验精密度：测定的相对标准偏差（RSD），火焰法≤3%，石墨炉法≤5%。

⑤ 线性范围：线性范围可根据需要而定，一般应在仪器推荐的浓度范围内，应包含测试浓度，每一浓度至少测定 3 次，计算平均值。定量测定时 Abs 一般在 0.3~0.5 为佳，标准曲线至少 5 个点，相关系数应不小于 0.99；限量测定时，标准曲线至少 5 个点，相关系数应不小于 0.95；线性拟合时一般采用线性回归，也可采用非线性拟合方法。

⑥ 实验条件选择

a. 吸收波长应按标准规定选择，若无特殊规定，可参考仪器推荐波长。波长选择应遵循谱线干扰少、灵敏度满足要求的原则。测定高含量的元素时，可选灵敏度较低的吸收波长。

b. 狭缝宽度应选择不会降低吸光强度的最大狭缝宽度。

c. 空心阴极灯应选择质量好、背景值低的，一般背景读数应小于 5%，质量好的背景读数应小于 1%。阴极灯工作电流的大小直接影响放电的稳定性和锐线光的输出强度。灯电流过小，背景低、灵敏度高，但需提高检测器的增益，从而会增加噪声、降低信噪比，灯电流过大，背景增大，降低锐线光的强度，灵敏度降低，另外还会缩短阴极灯的使用寿命。空心阴极灯的工作电流应首选仪器厂商推荐的参数设置，对于高熔点的 Ni、Co、Ti 等元素空心阴极灯，工作电流可适当大些，对于熔点低、易溅射的 K、Bi、Na 等元素的空心阴极灯，工作电流可适当小些，日常分析中工作电流以在额定电流的 40%~60% 范围内为宜。

d. 原子化器需要按标准规定选择，若无特殊规定，可根据待测溶液浓度级别选择，ppm 级浓度选择火焰原子化器，ppb 级别浓度选择石墨炉原子化器。

⑦ 分析方法：常用分析方法有标准曲线法、标准加入法、杂质检查法、内标法。

a. 标准曲线法：使用多个浓度级别（不少于5点）的待测元素对照品溶液对特征波长的吸收强度绘制标准曲线；按各品种项下的规定制备供试品溶液，使待测元素的估计浓度在标准曲线浓度范围内，测定吸光度，取3次读数的平均值，从标准曲线上查得相应的浓度，计算被测元素含量。样品的测定读数宜在曲线范围中间或稍高处。供试品溶液测定完后，应使用与供试品溶液浓度接近的标准溶液进行回校。

　　b. 标准加入法：当基体干扰严重时，可选择采用标准加入法，消除基体的干扰，使结果更加准确可靠。取同体积按各品种项下规定制备的供试品溶液4份，分别加至4个同体积的量瓶中，除（1）号瓶外，其他（2）、（3）、（4）号量瓶分别再准确加入比例量的待测元素标准液，均按规定的溶剂稀释至刻度，形成标准液加入量从零开始递增的一系列溶液。测定这一系列溶液的吸光度，用吸光度对加入的待测元素溶液浓度作图得一直线，外推并延长至与横坐标轴相交，该交点与原点之间的距离即是未知样品中待测元素的浓度。采用该方法的前提是待测元素上述标准曲线法的工作曲线呈线性并通过原点。否则将会导致误差。

　　c. 杂质检查法：取供试品，按各品种项下的规定，制备供试品溶液；另取等量的供试品，加入限量的待测元素溶液，制备成对照溶液。分别测定对照溶液，调节仪器使具合适的读数（a）；在相同的操作条件下喷入供试品溶液，读数（b）；b值应小于（$a-b$）。

　　d. 内标法：在标准样品和供试品中分别加入第二元素作为内标元素。测定分析元素和内标谱线的吸光度比值，并以此对被测元素的含量或浓度绘制工作曲线。内标元素要求与被测元素在基体或原子化器中表现的物理、化学性质相同或相似。且试样中不应含有这种元素。该方法只适用于双通道原子吸收分光光度计。

　　⑧ 原始记录与结果判定：通过原子吸收软件采集及计算的数据，注意规范保存电子数据，并及时打印纸质版数据作为原始记录附件。计算结果按有效数字和数值的修约及其运算标准操作规范修约，使其与标准中规定限度的有效数位一致。其数值符合各品种项下规定时，则判定为符合规定；不符合各品种项下规定时，则判定为不符合规定。

　　⑨ 仪器的检定及校正：原子吸收分光光度计属于精密分析仪器，为保证分析结果的准确性，日常使用和维护中应定期进行检定和校正，包括波长准确度、重复性、光谱分辨率、基线稳定性、精密度与检出限等，具体检定方法需根据不同的仪器进行校正，可参考仪器供应商提供的资料或《中国药品检验标准操作规程》。

　　⑩ 干扰效应及消除：原子吸收分光光度法测定中的干扰因素通常有光谱干扰、物理干扰、化学干扰、电离干扰。

　　a. 光谱干扰：主要来自光源和原子化装置。理想光源光谱为只含一条可供吸收的发射线，但分析用光谱线通常含有两条以上不能完全分开的谱线，这些谱线可能都被待测元素吸收，如镍的灵敏吸收线为232.0nm，但其两侧还有231.98nm及232.14nm的吸收线，也可能只有一条被吸收，其他不能。产生这种情况的原因有：元素本身就具有较复杂的光谱，如铁、钴、镍，发射出不能被单色器完全分开的谱线，还有空心阴极灯材料中含有杂质会发出干扰谱线。还有元素吸收线重叠时也会产生干扰。原子化过程中产生的非目标元素原子蒸气以外的其他物质，如硫酸、磷酸等无机酸分子，生成的氯化物、氧化物、氢化物等气体分子，不挥发固体微粒等，对分析用光谱线产生的吸收以及散射同样会引起干扰。

　　b. 物理干扰：指由于溶液的物理性质导致的分析值误差，包括标准样品和样品之间的黏度和表面张力不同。在火焰原子吸收中，物理性质的差别会影响雾化量、雾化率和雾粒的大小。当使用有机溶剂时，上述现象更为明显。如待测元素溶解在4-甲基-2-戊酮、乙酸-正丁基或其他有机溶剂中时，灵敏度会比水溶液提高2~3倍。在石墨炉原子吸收中物理性质的不同将引起样品在石墨管中扩散或渗透的差别。当黏度较高时，部分样品残留在吸液管或毛细管中，导致分析误差，因此可采用标准加入法，用于校正的标准样品与测定样品的组成，最大限度减小分析误差。

c. 化学干扰：是指样品溶液引入火焰或石墨炉等原子化器中发生化学反应而导致基态原子数量降低产生的干扰。如待测元素不能从它的化合物中全部解离出来或与共存组分形成难解离的化合物，降低原子化效率。

d. 电离干扰：主要存在于火焰原子化法中，被测元素在火焰中形成自由原子后，随火焰温度的升高会进一步发生电离，使基态原子数减少，导致吸收减少，但电离过程是一个可逆过程，当火焰中的电子浓度增加，则电离平衡向生成基态原子的方向移动，使吸光度增大。电离作用大小也与待测元素电离电位大小和火焰温度有关。电离电位<6eV，易发生电离，火焰温度越高，越易发生电离。

火焰原子吸收可采取下列方法对干扰进行校正：通过离子交换和溶剂提取，将目标元素与其他元素分离；加入过量的干扰元素；加入干扰抑制剂，校正对碱土金属测定的干扰，可加入Sr、La、EDTA或其他螯合试剂；采用标准加入法等。另外，校正产生难离解化合物的干扰，可采用氧化亚氮-乙炔火焰，较高的火焰温度下干扰程度会下降。

石墨炉原子吸收可采用类似火焰原子吸收的方法进行校正：通过离子交换和溶剂提取；基体匹配或标准加入法等其他技术；加入基体改进剂。

（2）火焰原子化法　火焰原子化法可用火焰种类很多，但常用的是乙炔-空气火焰和乙炔-氧化亚氮火焰。两种气体相关特性如表3-1-3所示。

表3-1-3　乙炔-空气火焰和乙炔-氧化亚氮火焰特性比较

特性	乙炔-空气	乙炔-氧化亚氮
火焰温度	2450℃	3000℃
燃烧头尺寸	50mm或100mm	仅有50mm
助燃气流量	5L/min	8L/min
贫燃焰燃气流量	0.8～1.0L/min 热焰用于测定Bi、Cs、Ca、Cu、Au、Li、Mg、Ni、Rh、Se、Ag、Ti等元素	3.8～4.2L/min 用于测定Se
化学计量焰燃气流量	1.0～1.2L/min 用于测定Sb、Cd、In、Ir、Pb、Pt、K、Rb等元素	4.2～4.6L/min 用于测定Al、As、Ba、Ca、Cr、Eu、Ga、Ge、Ho、Lu、Mg、Nd、Os、P、Pr、Re、Rh、Sr、Tb、Tm、Sn、Ti、V、Yb、Y、Zr等元素
富燃焰燃气流量	1.2～2.3L/min 冷焰用于测定Ru、Mo等元素	4.6～5.0L/min 用于测定B、Dy、Er、Gd、Hf、La、Mo、Nb、Sm、Sc、Si、Ta、W、U等元素

火焰结构可分为四个区域。

预热区：燃气被加热到着火温度的区域。

第一反应区：燃烧但不充分，有复杂的反应，中间核心处呈蓝色。

中间薄层区：产生自由原子的区域，温度较高，其厚度因元素性质不同而异。铜、镁、银原子产生后，再化合速度较慢，此区较宽。钙、钡、锶原子产生后，再化合速度快，此区较窄。

第二反应区：氧化较充分，燃烧充分，反应产物扩散进入大气。由此可见，火焰不同区域具有不同的温度，不同的氧化性或还原性，因此，火焰不同区域的待测元素自由原子密度及干扰成分浓度也不同。为了获得较高的灵敏度和避免干扰，应选择最佳观测高度，让光束通过火焰的最佳区域。

观测高度可大致分三个部位。

光束通过氧化焰区，即火焰外层。这一高度大约离燃烧器缝口 6～12mm 处。此处火焰稳定，干扰较少，透明度较好，对紫外线吸收较弱，但灵敏度稍低。特别适于吸收在紫外线区的元素。

光束通过氧化焰和还原焰混合区域，即火焰中间层。这一高度大约是离燃烧器缝口 4～6mm 处。此处火焰稳定性比前一种差，温度稍低，干扰较多，但灵敏度较高。适用于铍、铅、硒、锡、铬等元素分析。

光束通过还原焰，即火焰最里层。这一高度大约是离燃烧器缝口 4mm 以下，此处火焰稳定性最差，干扰最多，对紫外线吸收最强，而吸收灵敏度较高，适用于长波段元素的分析。

燃烧器高度的选择，通常是在燃气种类和燃助比固定的条件下，测量标准溶液在不同燃烧器高度时的吸光度，进而绘制吸光度-高度曲线，根据曲线选择合适的燃烧器高度，以获得较高的灵敏度和稳定性。

燃烧头和雾化器的最佳化选择可以手动进行，也可以通过软件选相关"最佳化"菜单，自动进行。

火焰型原子化器以乙炔气为燃气，操作中应特别注意安全。乙炔钢瓶始终保持垂直位置，附近严禁明火；乙炔管道内的压力不得高于 100kPa（15psi）；不得使用铜质管道和配件；做完实验后将燃烧器及管道内的余气烧掉。乙炔气瓶不可用尽，因气瓶底部往往沉积了部分杂质，会污染仪器，影响检测结果。通常主阀压力低于 0.5MPa 以下就要考虑更换气体。

火焰原子化法操作流程（仅供参考）：打开仪器主机电源→启动工作站联机→装灯（若未安装）→开灯预热 15 分钟→编制或载入方法→检查水封→打开排风、开气（燃气和助燃气）检查有无泄漏→点火，用纯化水冲洗管路系统，观察焰色应呈稳定的青蓝色→分析，测试应遵循待测元素由稀到浓的顺序，吸管每次测完样品或标准溶液应清洗干净，吸光度降低至基线附近后，方能继续测下一个样品→分析结束喷洗去离子水 5～10 分钟，熄火→关气→关灯→关闭主机电源→保存数据并打印→记录温湿度，填写使用记录，清洁实验台面。

(3) 石墨炉原子化法 石墨炉原子化系统中，石墨管在氩气保护下经电加热产生高温使待测元素原子化。

石墨管的质量影响分析的灵敏度与稳定性，目前常用的石墨管有普通石墨管、镀层石墨管、平台镀层石墨管。按加热方式的不同，又有纵向加热石墨管和横向加热石墨管之分。

普通石墨管适用于原子化温度≤2000℃ 的元素，如 Cd、Pb、Ag 等元素的测试。镀层石墨管适用于低温、中温、高温原子化的元素。平台镀层管适用于中温、低温原子化的元素，优点是精度好，消除干扰能力强。

此外，石墨管的品质除与其材质和构造有关外，加工精度也很重要。加工精准的石墨管与石墨锥接触良好，又不会因尺寸太大导致对石墨锥的破坏性挤压，能够大大提高石墨锥的使用寿命。

石墨锥使用寿命比石墨管长，其完整性、洁净程度对测试结果具有一定影响，更换比较耗时，操作复杂。当石墨锥已使用过，在装入石墨管之前应将石墨锥与石墨管接触处用挤去酒精的棉棒进行清洁处理，而后将石墨管装入石墨炉中，校正进样孔。

在正式测试之前，要先启动仪器事先设计好的空烧程序，对石墨管进行空烧，使石墨管空烧的吸收值近似一个很小的吸收值或者为零。由于不同石墨管的电阻多少会有差别，换一批新石墨管测定时，必须先进行待测元素的烘干温度和时间、灰化温度和时间、原子化温度和时间的选择试验，求得待测元素的最佳温度和时间。

石墨管容易被高氯酸、硫酸等强氧化介质破坏，因此，必须将待测样品溶液中的硫酸和高氯酸清除干净。

石墨炉用高纯氩气（≥99.99%）做保护气体，而不采用氮气。因为氮气在高温下与石墨管的碳生成有毒的 CN 分子，产生严重的分子发射和背景吸收，使绝大多数金属元素的吸收值降低。同时石墨管的寿命也比使用氩气做保护气体时要短。但 As、Si 用氮气做保护气时灵敏度高于氩气。

石墨炉的升温程序包含干燥—灰化—原子化—清除四个阶段，每一阶段需要设置温度、升温速率、时间、气流速度，最佳的参数设置能更好地去除溶剂和大多数基体组分，待测样品产生稳定的基态自由原子，并能清除残留干扰。

石墨炉原子化法操作流程（仅供参考）：打开仪器主机电源→启动工作站联机→装灯（若未安装）→开灯预热 15 分钟→开冷却水、开氩气、开石墨炉电源、安装石墨管（记录使用次数，确保试验可正常完成）、准直进样针、将石墨炉放入光路并调节→编制或载入方法→更换洗针液，排空废液瓶→打开排风、清洗进样针、空烧石墨管 1～3 次→按设定好的方法放置样品，开始测量空白值、灵敏度、精密度，若未达要求不可测试，找出原因并排除直至达标方可进行测试；分析时溶液由低到高进行测定，测试遇到浓溶液，需进行清洗并进行验证，通过后方可继续测定，若遇到高含量元素污染，尤其是高温元素（如钡元素）应第一时间立即停止试验，更换石墨管，清洗进样系统，更换进样头；切不可一直进行石墨管净化，防止原子化器的全面污染。严禁在进样过程中触碰进样臂；进样臂仅能做上下移动，否则会造成机械损伤，影响进样精度→分析结束、关灯、放置进样针、关冷却水、关氩气、关石墨炉电源、关主机→保存数据并打印→记录温湿度，填写使用记录，清洁实验台面。

三、任务实施

（一）标准查询

根据任务要求，找所需检测标准（见附件 1），并填写检品信息卡（可参照附件 2）。

（二）标准解读

本次任务检品金银花检测项目为【检查】重金属及有害元素铅。

与检测项目相关的药典标准为：《中国药典》2020 年版四部通则 2321 铅、镉、砷、汞、铜测定法和通则 0406 原子吸收分光光度法。

该品种铅的测定主要通过石墨炉原子化法用标准曲线进行测定；样品制备方法有三种方法，分别为微波消解法、湿法消解法、干灰化法。本次任务选用微波消解法，该法为目前药检、医疗器械检验领域元素分析样品制备时最为常用的方法之一。

（三）主要仪器设备

石墨炉原子吸收分光光度计、电子天平、微波消解仪。

（四）主要试剂及溶液配制

1. 主要试剂清单

（1）硝酸　高纯试剂。

第一章　光谱检测

(2) 磷酸二氢铵　优级纯及以上。

(3) 硝酸镁　优级纯及以上。

(4) 铅单元素标准溶液　100μg/ml，有证标准物质。

(5) 水　经超纯水制备的去离子水，使用前应检查其相关的铅含量符合测定要求。

2. 主要溶液清单

(1) 2％硝酸溶液　取硝酸2ml，加水稀释至100ml，即得。

(2) 含1％磷酸二氢铵和0.2％硝酸镁的混合溶液　取磷酸二氢铵1g，硝酸镁0.2g，加水溶解并稀释至100ml，即得。

（五）主要仪器调试

1. 量器准备

试验中所用容器应在20％硝酸溶液中浸泡过夜。所用的量瓶和移液管均应经检定校正、洗净后使用。

2. 电子天平调试

(1) 天平状态检查　准确度等级满足实验要求，标识清晰（检定校准合格且在有效期内），清洁无异物，处于水平状态，牢固不晃动，周围无气流及振动干扰，必要时需要检查有无除静电装置。

(2) 开机自检　接通电源，按下开机按钮，天平开机自检，自检完成后预热15分钟以上，待用。

必要时需对天平准确性进行校正。目前市场上，部分天平可进行自动校正。这些天平只需按自动校正按钮即可按程序完成。不带自动校正功能的天平，可采取外部校正的方式进行天平准确性校正，具体校正方法需参考天平的使用说明书。

(3) 填写电子天平使用记录。

3. 石墨炉原子吸收分光光度计调试

(1) 状态检查　准确度等级满足实验要求，标识清晰（检定校准合格且在有效期内），清洁无异物，准备好铅元素灯，检查氩气容量，检查冷却循环水，检查气路密闭性，准备好所用标准石墨管，检查自动进样器吸液头、清洗液、废液瓶、样品杯。

(2) 开机自检　打开仪器电源开关，打开电脑，打开仪器软件，联机自检。自检完成后装灯并开灯预热15分钟以上，待用。打开石墨炉电源，安装石墨管，准直进样针、将石墨炉放入光路并调节。打开氩气，打开冷却循环水机，打开排风、清洗进样针、空烧石墨管1~3次，编辑测定方法，开始测量空白值、灵敏度、精密度，若未达要求不可测试，找出原因并排除直至达标方可进行测试。

(3) 填写石墨炉原子吸收分光光度计使用记录。

4. 微波消解仪调试

(1) 状态检查　标识清晰（性能确认合格且在有效期内），消解罐干净完好，数量满足测试要求。

(2) 开机设置　打开仪器电源开关，调用或设置消解程序，待用。

(3) 填写微波消解仪使用记录。

（六）供试品制备

步骤见表3-1-4。

表 3-1-4 供试品溶液制备步骤

序号	标准规定	操作步骤	注意事项
1	取供试品粗粉0.5g,精密称定,置聚四氟乙烯消解罐内	(1)取金银花样品撕碎置研钵中研成粗粉 (2)消解罐标记为空白0、样品1、样品2 (3)取粗粉用电子天平精密称重,读数并记录	(1)研磨前取样应有代表性,研磨时不可将供试品洒出研钵,研至粗粉即可。研钵需在20%硝酸溶液中浸泡过夜,洗净,干燥 (2)精密称定:系指称取重量准确至所取重量的千分之一。选择万分之一电子天平,满足实验要求 (3)用称量纸称取粉末后,折成长条;消解罐平放,将样品送入底部后竖起,不可将粉末洒到内壁 (4)做平行样,并做一份空白样品 (5)取样量应在0.46~0.54g
2	加硝酸3~5ml混匀,浸泡过夜	空白0、样品1、样品2三罐分别加硝酸5ml	(1)可用刻度吸管加液,也可用专用的瓶口分液器加液 (2)加液速度不可过快 (3)加样应在通风橱内进行,并做好防护措施
3	盖好内盖,旋紧外套,置适宜的微波消解炉内,进行消解(按仪器规定的消解程序操作)	(1)盖好内盖,旋紧外套至不能再紧时,回拧30° (2)消解罐在转子上放置要均匀 (3)消解仪消解程序如下 第一步:功率600W,经3分钟,从室温至100℃,保持5分钟 第二部:功率1200W,经5分钟,从100℃至180℃,保持14分钟	(1)使用消解仪前要确认消解罐外壁、转子及消解仪炉内腔干燥洁净 (2)不同中药消解程序可能不同,必要时应做预实验进行优化 (3)消解过程中要随时观察是否出现异常,如出现爆管等特殊情况,要及时汇报给仪器管理员
4	消解完后,取消解内罐至电热板上缓缓加热至红棕色蒸气挥尽,并继续浓缩至2~3ml,放冷,用水转入25ml量瓶中,并稀释至刻度	(1)消解完毕后,需使消解罐自然冷却至70℃以下,再缓缓释放压力,打开消解罐,置电热板上,130℃以下缓缓加热,至红棕色蒸气挥尽,并继续浓缩至2~3ml,放冷 (2)用水转移至25ml量瓶中,并稀释至刻度。摇匀,即得供试品溶液	(1)消解完毕后,消解罐内因有机物分解产生大量气体,使罐处于高压状态,若温度较高时打开,会使消解液冲出罐体,造成实验失败及操作风险 (2)消解液应呈无色或略带浅绿色的澄明液体,部分样品可能残留少量硅酸盐沉淀,可振摇后离心除去 (3)用水转移时应做定量转移,不可有损失

(七)标准溶液的制备

精密量取铅标准溶液(100μg/ml)1ml于100ml量瓶中,用2%硝酸溶液稀释至刻度,即得铅标准储备液(1μg/ml)。

可参照表 3-1-5 步骤操作。

表 3-1-5　标准曲线配制步骤

序号	铅标液浓度/(ng/ml)	精密量取体积/ml	稀释体积/ml	稀释后浓度/(ng/ml)
1	1000	2	25	80
2	1000	3	50	60
3	1000	2	50	40
4	1000	1	50	20
5	1000	1	200	5
6	1000	0	25	0

稀释溶剂为 2% 硝酸溶液。

实际应用时可根据供试品溶液中待测元素的含量进行调整，标准系列溶液的浓度点应不少于 5 个。

（八）测定

1. 【检查】重金属及有害元素铅

① 选择石墨炉模式，测量波长设置为 283.3nm。

② 背景校正方式为氘灯法或塞曼校正。

③ 石墨管类型选标准空心阴极灯，工作电流为 9mA，狭缝 0.5nm。

④ 原子化程序为：干燥温度 110℃，持续 20 秒；灰化温度 800℃，持续 15 秒；原子化温度 1600℃，持续 3 秒；清除温度 2200℃，持续 2 秒。

⑤ 标准曲线计算方式：一般采用线性回归，但在测定线性范围较窄的情况下，采用二次方程最小二乘法拟合回归更能反映真实的浓度-吸收度关系。$r \geq 0.995$。样品测定值，应在校准曲线线性范围内，若其吸收值高于校准曲线，选适当稀释后再行测定。

⑥ 样品重复测试 3 次取平均值。

⑦ 样品测试顺序为：净化→标曲（由低到高）→空白→样品。

⑧ 进样量 20μl。

2. 测试与保存

测试，并保存数据，测试完成打印图谱。

3. 记录与计算

空白吸光度，应为 0 或接近 0；三次重复测量相对标准偏差应≤5%；灵敏度，吸光度范围应在 0.04~0.3；校准曲线，r 应≥ 0.995；读取供试品元素浓度，c（ng/ml）；记录样品取样量 m（g）。

含量计算公式：　含量（mg/kg）$= \dfrac{CV}{M}$。式中，C 为读取的供试品元素浓度，ng/ml；V 为样品消解后稀释的体积，mL；M 为样品的取样量，g。

计算平行样铅含量的相对绝对差：在重复性条件下获得的两次独立测定结果的绝对差值不得超过算数平均值的 20%，若样品含量接近于检测限，两次独立测定结果的绝对差值不得超过算数平均值的 50%。符合规定的前提下计算样品中铅的平均含量（mg/kg）。

4. 关机及后处理

① 关灯、关冷却循环水、关氩气、关排风、清理自动进样器废液和清洗液、关闭石墨炉电源、关闭主机电源、关闭软件、关闭计算机电源。

② 关闭电子天平和微波消解仪。

③ 清洁仪器，清洁试验台，清理实验用品。含铅废液的处理：在废液中加入氢氧化钙，调节 pH 值大于 11，使废液中的铅生成 $Pb(OH)_2$ 沉淀．然后加入 $Al_2(SO_4)_3$（凝聚剂），将 pH 值降至 7~8，则 $Pb(OH)_2$ 与 $Al(OH)_3$ 共沉淀，分离沉淀，达标后，排放废液。沉淀收集至一定量后，交给专业的公司来统一处理。

④ 填写所用仪器使用记录。

⑤ 记录测量时实验场所温湿度。

⑥ 清洗所用量器及容器，晾干，放置储存柜中。

（九）原始记录及数据分析

按照药典及相关法规要求如实记录数据，并进行数据分析。原始记录可借鉴附件 3。

（十）检测报告

根据实验结果，如实填写检验检测报告，并按照药典标准判定本样品该项目是否满足标准要求。检验检测报告模板可借鉴附件 4。

（十一）思考练习

① 试述原子吸收分光光度法原理。

② 总结原子吸收分光光度计使用过程中的注意事项。

参考文献

[1] 国家药典委员会．中华人民共和国药典一部．2020 年版．北京：中国医药科技出版社，2020：230-231.

[2] 国家药典委员会．中华人民共和国药典四部．2020 年版．北京：中国医药科技出版社，2020：41-42，234-236.

[3] 中国食品药品检定研究院．中国药品检验标准操作规范．2019 年版．北京：中国医药科技出版社，2019：125-129，643-647.

[4] 国家药典委员会．中国药典分析检测技术指南．北京：中国医药科技出版社，2017：63-69，769-772.

附件 1

金银花

Jinyinhua

LONICERAE JAPONICAE FLOS

本品为忍冬科植物忍冬 Lonicera japonica Thunb. 的干燥花蕾或带初开的花。夏初花开放前采收，干燥。

【性状】本品呈棒状，上粗下细，略弯曲，长 2~3cm，上部直径约 3mm，下部直径约 1.5mm。表面黄白色或绿白色（贮久色渐深），密被短柔毛。偶见叶状苞片。花萼绿色，先端 5 裂，裂片有毛，长约 2mm。开放者花冠筒状，先端二唇形；雄蕊 5，附于筒壁，黄色；雌蕊 1，子房无毛。气清香，味淡、微苦。

【鉴别】（1）本品粉末浅黄棕色或黄绿色。腺毛较多，头部倒圆锥形、类圆形或略扁圆形，4~33 细胞，排成 2~4 层，直径 30~64~108μm，柄部 1~5 细胞，长可达 700μm。非腺毛有两种：一种为厚壁非腺毛，单细胞，长可达 900μm，表面有微细疣状或泡状突起，有的具螺纹；另一种为薄壁非腺毛，单细胞，甚长，弯曲或皱缩，表面有微细疣状突起。草酸钙簇晶直径 6~45μm。花粉粒类圆形或三角形，表面具细密短刺及细颗粒状雕纹，具 3 孔沟。

（2）取本品粉末 0.2g，加甲醇 5ml，放置 12 小时，滤过，取滤液作为供试品溶液。另取绿原酸对照品，加甲醇制成每 1ml 含 1mg 的溶液，作为对照品溶液。照薄层色谱法（通则 0502）试验，吸取供试品溶液 10~20μl、对照品溶液 10μl，分别点于同一硅胶 H 薄层板上，以乙酸丁酯-甲酸-水（7:2.5:2.5）的上层溶液为展开剂，展开，取出，晾干，置紫外光灯（365nm）下检视。供试品色谱中，在与对照品色谱相应的位置上，显相同颜色的荧光斑点。

【特征图谱】照高效液相色谱法（通则 0512）测定。

色谱条件与系统适用性试验　除检测波长为 240nm 外，其他同【含量测定】酚酸类项下。

参照物溶液的制备　取绿原酸对照品适量，精密称定，加甲醇制成每 1ml 含 0.40mg 的溶液，即得。

供试品溶液的制备　同【含量测定】酚酸类项下。

测定法　分别精密吸取参照物溶液与供试品溶液各 2μl，注入液相色谱仪，测定，即得。

供试品特征图谱中应呈现 7 个特征峰，与参照物峰相应的峰为 S 峰，计算各特征峰与 S 峰的相对保留时间，应在规定值的 ±10% 之内，保留时间规定值为：0.91（峰1）、1.00［峰2(S)］、1.17（峰3）、1.38（峰4）、2.43（峰5）、2.81（峰6）、2.93（峰7）。

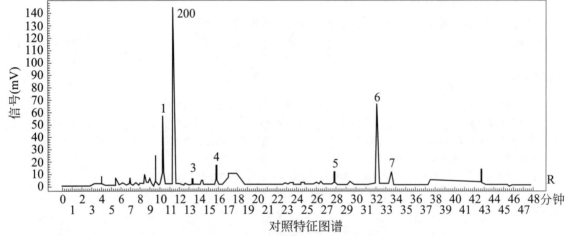

对照特征图谱

7个特征峰　峰2(S)：绿原酸；峰3：当药苷；
峰4：断氧化马钱子苷；峰5：(Z)-二聚断马钱苷烯醛；
峰6：3,5-二-O-咖啡酰奎宁酸；
峰7：4,5-二-O-咖啡酰奎宁酸

【检查】水分　不得过 12.0%（通则 0832 第四法）。

总灰分　不得过 10.0%（通则 2302）。

酸不溶性灰分　不得过 3.0%（通则 2302）。

重金属及有害元素　照铅、镉、砷、汞、铜测定法（通则 2321 原子吸收分光光度法或电感耦合等离子体质谱法）测定，铅不得过 5mg/kg；镉不得过 1mg/kg；砷不得过 2mg/kg；汞不得过 0.2mg/kg；铜不得过 20mg/kg。

【含量测定】酚酸类　照高效液相色谱法（通则 0512）测定。

色谱条件与系统适用性试验　以十八烷基硅烷键合硅胶为填充剂；以乙腈为流动相 A，0.1% 磷酸溶液为流动相 B，按下表中的规定进行梯度洗脱；柱温不高于 25℃；流速为每分钟 0.7ml，检测波长为 327nm。理论板数按绿原酸峰计算应不低于 10000。

时间/分钟	流动相/A%	流动相 B/%
0~8	14→19	86→81
8~14	19	81
14~34	19→31	81→69
34~35	31→90	69→10
35~40	90	10

对照品溶液的制备　取绿原酸对照品、3,5-二-O-咖啡酰奎宁酸对照品和4,5-二-O-咖啡酰奎宁酸对照品适量，精密称定，置棕色量瓶中，加75%甲醇制成每1ml含0.28mg、0.15mg、44μg的溶液，即得。

供试品溶液的制备　取本品粉末（过四号筛）约0.5g，精密称定，置具塞锥形瓶中，精密加入75%甲醇50ml，称定重量，超声处理（功率500W，频率40kHz）30分钟，放冷，再称定重量，用75%甲醇补足减失的重量，摇匀，滤过，取续滤液，即得。

测定法　分别精密吸取对照品溶液与供试品溶液各2μl，注入液相色谱仪，测定，即得。

本品按干燥品计算，含绿原酸（$C_{16}H_{18}O_9$）不得少于1.5%，含酚酸类以绿原酸（$C_{16}H_{18}O_9$）、3,5-二-O-咖啡酰奎宁酸（$C_{25}H_{24}O_{12}$）和4,5-二-O-咖啡酰奎宁酸（$C_{25}H_{24}O_{12}$）的总量计，不得少于3.8%。

木犀草苷　照高效液相色谱法（通则0512）测定。

色谱条件与系统适用性试验　用苯基硅烷键合硅胶为填充剂（Agilent ZORBAX SB-phenyl 4.6mm×250mm，5μm），以乙腈为流动相A，以0.5%冰醋酸溶液为流动相B，按下表中的规定进行梯度洗脱；检测波长为350nm。理论板数按木犀草苷峰计算应不低于20000。

时间/分钟	流动相 A/%	流动相 B/%
0~15	10→20	90→80
15~30	20	80
30~40	20→30	80→70

对照品溶液的制备　取木犀草苷对照品适量，精密称定，加70%乙醇制成每1ml含40μg的溶液，即得。

供试品溶液的制备　取本品粉末（过四号筛）约2g，精密称定，置具塞锥形瓶中，精密加入70%乙醇50ml，称定重量，超声处理（功率250W，频率35kHz）1小时，放冷，再称定重量，用70%乙醇补足减失的重量，摇匀，滤过。精密量取续滤液10ml，回收溶剂至干，残渣用70%乙醇溶解，转移至5ml量瓶中，加70%乙醇至刻度，即得。

测定法　分别精密吸取对照品溶液与供试品溶液各10μl，注入液相色谱仪，测定，即得。

本品按干燥品计算，含木犀草苷（$C_{21}H_{20}O_{11}$）不得少于0.050%。

【性味与归经】甘，寒。归肺、心、胃经。

【功能与主治】清热解毒，疏散风热。用于痈肿疔疮，喉痹，丹毒，热毒血痢，风热感冒，温病发热。

【用法与用量】6~15g。

【贮藏】置阴凉干燥处，防潮，防蛀。

附件 2

××××××××××公司　　　　　　　文件编号：××××××××××××××

检品信息卡

检品编号：

样 品 名 称		规 　　格	
剂 　　型		数 　　量	
保质期/限期使用日期		生产日期/批　　号	
贮 藏 条 件		收 样 日 期	
生产单位/产　　地		检 验 类 别	
委 托 单 位			
检 验 项 目			
检 验 依 据			
判 定 依 据			

检品流转表

流转程序		签名	日期
业务科	收检录入		
	核对分发		
主检科室	检科室签收		
	（主）检验人收样		
	检验完成		
	核对		
	审核		
授权签字人审签			
业务科	报告打印		
	校对发出		

备注：

附件 3

××××××××××公司　　　　　　　文件编号：××××××××××××××

原 始 记 录

检品编号：＿＿＿＿＿＿＿＿＿＿＿　　检品名称：＿＿＿＿＿＿＿

批　　号：＿＿＿＿＿＿＿＿＿＿＿　　规　　格：＿＿＿＿＿＿＿

数　　量：＿＿＿＿＿＿＿＿＿＿＿　　剂　　型：＿＿＿＿＿＿＿

检验项目：＿＿＿＿＿＿＿＿＿＿＿＿＿＿＿＿＿＿＿＿＿＿＿＿

检验依据：＿＿＿＿＿＿＿＿＿＿＿＿＿＿＿＿＿＿＿＿＿＿＿＿

样品状态：包装完整□，无异常情况□，数量满足实验要求□。

检验日期：

检验人：　　　　　　复核人：　　　　　　　　第　　页共　　页

×××××××××××公司　　　　　　文件编号：×××××××××××××××

检验地点：　　温度：　　　　℃　　　　相对湿度：　　　　%

一、仪器设备

仪器名称：_____　型号：_____　编号：_____　效期：_____

二、标准物质

铅单元素标准溶液　浓度：<u>100μg/ml</u>　批号：<u>201906</u>　来源：<u>中国计量科学研究院</u>　效期：<u>202006</u>

三、检验方法

（一）标准溶液的制备

精密量取铅标准溶液（100μg/ml），____ml，用2%硝酸溶液稀释至____ml量瓶中，即得铅标准储备液（1μg/ml）。

精密量取铅标准储备液（1μg/ml）<u>0、1、1、2、3、2</u> ml分别置25、200、50、50、50、25 ml容量瓶中，用2%硝酸溶液稀释至刻度，即得浓度为<u>0、5、20、40、60、80</u> ng/ml标准系列溶液。

（二）供试品溶液制备

取金银花样品撕碎置研钵中研成粗粉；取3个消解罐标记为空白0、样品1、样品2；取粗粉用电子天平精密称重，读数并记录。

0罐<u>0</u>；1罐_____g；2罐_____g。

0、1、2罐分别加硝酸____ml，盖好内盖，旋紧外套至不能再紧时，回拧3°。消解罐在转子上均匀放置。

消解仪消解程序：

第一步：功率<u>600</u>W，经<u>3</u>分钟，从室温至<u>100</u>℃，保持<u>5</u>分钟；

第二步：功率<u>1200</u>W，经<u>5</u>分钟，从<u>100</u>℃至<u>180</u>℃，保持<u>14</u>分钟。

消解完毕后，消解罐自然冷却至____℃，缓缓释放压力，打开消解罐，置电热板上，____℃缓缓加热，至红棕色蒸气挥尽，并继续浓缩至____ml，放冷。用水转移至____ml量瓶中，并稀释至刻度。摇匀，即得空白溶液和供试品1、2溶液。

（三）供试品溶液测定

原子化模式：<u>石墨炉</u>。　测量波长：<u>283.3nm</u>。

背景校正方式：<u>塞曼校正</u>。石墨管类型：<u>标准</u>。

空心阴极灯工作电流：<u>9mA</u>。狭缝：<u>0.5nm</u>。

原子化程序为：

干燥温度　：<u>110</u>℃，持续<u>20</u>秒；

灰化温度　：<u>800</u>℃，持续<u>15</u>秒；

原子化温度：<u>1600</u>℃，持续<u>3</u>秒；

清除温度　：<u>2200</u>℃，持续<u>2</u>秒。

标准曲线计算方式：线性回归，r：<u>≥0.995</u>。

样品重复测试<u>3</u>次取平均值。

进样量：<u>20μl</u>。

检验人：　　　　　　复核人：　　　　　　　　　　　　第　　页共　　页

××××××××××××公司　　　　　文件编号：××××××××××××××

四、检验结果

空白吸光度：_____（应为 0，或接近 0）

3 次重复测量相对标准偏差：_____（应≤5%）

灵敏度：_____（吸光度范围应在 0.04～0.3）

校准曲线：$Y=$ _____ $X-$ _____，$r=$ ____（应≥0.995）

供试品元素浓度：$c_1=$ ____ ng/ml、$c_2=$ ____ ng/ml

样品取样量：$m_1=$ ____ g、$m_2=$ ____ g

计算过程如下：

$$含量_1 = \frac{CV}{M} = \underline{\quad}\ (mg/kg)$$

$$含量_2 = \frac{CV}{M} = \underline{\quad}\ (mg/kg)$$

相对绝对差：____%（在重复性条件下获得的两次独立测定结果的绝对差值不得超过算数平均值的 20%，若样品含量接近于检测限，两次独立测定结果的绝对差值不得超过算数平均值的 50%。）符合规定。

平均含量____ mg/kg（应≤5mg/kg）

注：附原子吸收检测光谱图。

五、结论

检验人：　　　　　复核人：　　　　　　　　　　　　第　　页共　　页

附件 4

××××××××××××公司　　　　　文件编号：××××××××××××××

检验检测报告

报告编号：　　　　　　　　　　　　　　　　　　　　第　　页共　　页

检品名称	_____	收样日期	_____
生产单位/产地	_____	贮藏条件	_____
规　　格	_____	包装方式	_____
检品状态	_____	生产批号	_____
检品数量	_____	完成日期	_____
检验依据	_____		
检验项目	_____		
检验类别	委托☐　复验☐　其他☐		
委托单位	_____		

(续)报告编号: 第 页共 页

结果评价:

备注:

报告编制人: 审核人: 授权签字人: (盖章)

年 月 日

检验项目	计量单位	标准限制	检测结果	结论
【检查】重金属及有害元素铅				

(以下空白)

第二章 色谱检测

第一节 学习任务一 通则0502薄层色谱法——天然冰片的鉴别与检查

能力目标

1. 掌握薄层色谱法鉴别的原理。
2. 了解薄层色谱所需要的实验器皿及其用途。
3. 掌握薄层板的制备方法。
4. 掌握药品质量分析中常用的薄层色谱法定性和定量方法。
5. 能规范书写原始记录,出具检测报告。
6. 能规范整理实验现场和处理废弃物。

扫一扫 扫描书中二维码观看视频天然冰片的薄层鉴别。

一、任务描述

某药品检测实验室接收一批药品的委托检验,要求按照药典方法进行检测。具体品种为天然冰片,检测项目为1.【鉴别】;2.【检查】(异龙脑)。

业务科室收样人员与送检人员核对检品数量、包装等样品外观信息,检查确认无误后,按照实验室内部流程,对检品进行编号,制作检品信息卡,标记检品状态,将检品信息卡连同检品一起分发给检测科室人员。双方人员交接完毕后,填写检品流转单。药品检测人员开始对检品进行检测并及时填写检测原始记录。检测完成后,依据检测结果出具检验检测报告。

二、相关理论知识

(一)薄层色谱法

1. 薄层色谱法的基本原理

薄层色谱法(《中国药典》2020年版四部通则0502)是将细粉状的吸附剂或载体涂布于一块具有光洁表面的玻璃板、塑料板或铝基片上,形成均匀薄层(厚度0.25~1mm),待点样、展开后,各组分在薄层上得到彼此分离的方法。

薄层色谱法是一种微量、简便、快速的分离分析方法,属于平面色谱法。根据分离原理不同可以分为吸附薄层色谱法、分配薄层色谱法、离子交换薄层色谱法等。最为常见的是吸附薄层色谱法,其基本原理简述如下。

将含有A、B两种组分的混合溶液点在吸附薄层板一端的原点处(如图3-2-1所示),在层析缸中加入适量的展开剂,将薄层板放入层析缸中,使点有试样的一端浸入展开剂中(展开剂液面低于样品斑点),展开剂带动试样中A、B组分上升。在此过程中A、B两组分不断地被吸附剂吸附,又不断地被展开剂解吸附,A、B两组分在不断的吸附、解吸附的过程中产生了差速迁移，最终实现分离。组分 A 与吸附剂作用力较大，上行阻力较大，在薄层中移动速度较慢；组分 B 与吸附剂作用力较小，上行阻力较小，在薄层中移动速度较快。

2. 薄层色谱的保留参数

保留值是各组分在色谱体系中的保留行为，反映组分与固定相作用力的大小关系，是色谱过程热力学特征参数，对于薄层色谱而言，组分的保留参数用比移值（R_f）来表示。

比移值（R_f）是某组分在薄层板上的移动距离与展开剂在薄层板上的移动距离之比，是薄层色谱的基本定性参数。

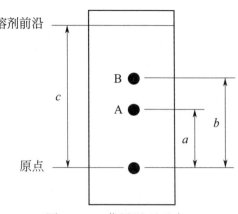

图 3-2-1　薄层展开示意

$$R_f = \frac{\text{点样原点至斑点中心的距离}}{\text{点样原点至溶剂前沿的距离}}$$

如图 3-2-1 中，组分 A 的比移值为 $R_f = a/c$；组分 B 的比移值为 $R_f = b/c$。

在一定色谱条件下比移值为常数，其取值在 0～1。当 $R_f = 0$ 时，表示该组分留在原点未被展开；当 $R_f = 1$ 时，表示该组分与展开剂的移动速度相同。除另有规定外，待测组分的比移值 R_f 以 0.2～0.8 为宜。

3. 薄层色谱的固定相和流动相

吸附薄层色谱中的固定相为吸附剂，常用的吸附剂有硅胶、氧化铝和聚酰胺等，其中最为常用的是硅胶。硅胶固定相中可加入黏合剂、荧光剂。硅胶薄层板常用的有硅胶 G、硅胶 GF_{254}、硅胶 H、硅胶 HF_{254}。G 表示含石膏黏合剂，H 表示不含石膏黏合剂，F_{254} 为在紫外线 254nm 波长下显绿色背景的荧光剂。

吸附薄层色谱法中流动相的洗脱作用，实质上是流动相分子与被分离的溶质分子竞争占据吸附剂表面活性中心的过程。强极性的流动相竞争占据活性中心的能力强，因而具有强的洗脱作用；非极性的流动相占据活性中心的能力弱，洗脱作用也相对弱得多。因此要使不同的组分能很好地分离开来，需要根据各组分的极性选择合适的展开剂展开。

极性越大的组分，被固定相吸附得越牢固，应选择极性较强的流动相才能将其从吸附剂上洗脱下来；相反，极性越小的组分应选择小极性的展开剂进行洗脱。有机物极性大小与其所含官能团的种类有关。

常见官能团极性强弱顺序如下：羧酸类＞酚类＞醇类＞酰胺＞胺类＞硫醇＞醛类＞酮类＞酯类＞二甲胺＞硝基化合物＞醚类＞烯烃＞烷烃。

薄层色谱中常见流动相的极性顺序为：水＞甲醇＞乙醇＞丙酮＞正丁醇＞乙酸乙酯＞三氯甲烷＞乙醚＞甲苯＞苯＞四氯化碳＞环己烷＞石油醚。

在薄层色谱分析中，展开剂的选择是组分能否成功分离的关键，应根据被分离组分的极性选择吸附剂和展开剂的种类，即被分离组分、吸附剂、展开剂三者之间是相互关联、相互制约的。如图 3-2-2 所示，三个圆弧分别代表吸附剂活度（Ⅰ最强、Ⅴ最弱）、展开剂的极性、被分离组分的极性，当圆弧内部三角形转至图中位置时，三角形 A、B、C 三个顶点所指位置分别代表非极性被分离组分、选择活度为Ⅰ～Ⅱ的吸附剂、选择非极性的展开剂。

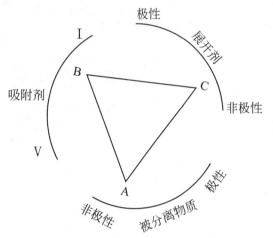

图 3-2-2 被分离组分、吸附剂和展开剂之间的关系

（二）薄层色谱系统

1. 薄层板

薄层板的好坏直接关系到样品的分离效果，一块好的薄层板应该具有吸附剂涂铺均匀、厚度一致、表面光滑、无气泡、价廉等特点。薄层板一般选用玻璃板作为载板，要求表面平整、光滑、清洁，大小可根据需要选用 10cm×10cm、20cm×20cm、5cm×20cm、10cm×20cm 等不同的规格。

薄层板可以自制，也可以采用商品薄层板。手工制板是将含黏合剂的吸附剂加入适量的水中调成糊状，然后铺层。手工铺层目前常用的方法有以下三种。

（1）倾注法　称取一定量的吸附剂，加适量的水调成糊状，倾倒在一定规格的玻璃上，大致摊开，然后轻轻地振动玻璃板，使糊状物成为均匀的薄层即可。薄层板铺好后，在水平台上阴干，然后再置于烘箱中升温活化后，置于干燥器中备用。该方法操作简单，但是薄层板厚度均匀性较差。

（2）刮平法　将一定规格的玻璃板放置在水平台上，两边用厚度相同的玻璃板做框边，框边玻璃板厚度比铺层玻璃板略高（两者的高度差即为薄层的厚度），将调好的糊状吸附剂倾倒在铺层玻璃上，用边缘平直的金属尺等物体沿着一个方向将糊状吸附剂刮平，然后去掉边框、晾干、活化即可。

（3）涂铺器法　涂铺器的种类和样式多种多样，但其构造都大同小异，主要有一个装吸附剂的槽，槽的一侧有可以调节铺层厚度的结构，外形如图 3-2-3 所示。

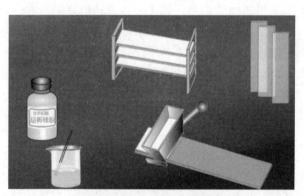

图 3-2-3　涂铺器铺层原理

2. 点样

样品溶液的配制一般选用易挥发的有机溶剂，这样便于点样后溶剂的挥发，进而减少斑点的扩散。点样的形状取决于检测的目的，如果用于分离制备某一组分，常采用条形点样；如果用于分析测试，则采用原点状点样。常用的点样工具为毛细管，定量毛细管的规格一般有 $0.5\mu L$、$1\mu L$、$2\mu L$、$3\mu L$、$4\mu L$ 等。除另有规定以外，点样原点距离底边 10～15mm，高效薄层板一般为 8～10mm。圆点状直径一般不大于 4mm，高效薄层板一般不大于 2mm。条带状

宽度一般为 5~10mm，高效薄层板条带状宽度一般为 4~8mm。点间距离可视斑点的扩散情况而定（相邻斑点互不干扰），一般不小于 8mm，高效薄层板一般不小于 5mm。

点样方式除采用毛细管手动点样外，还可以使用点样仪。点样仪可以分为手动点样仪、半自动点样仪和自动点样仪三类。

（1）手动点样仪　手动点样仪的结构基本大同小异，如图 3-2-4。点样时，将吸满样品的毛细管对准薄层板特定的位置轻轻下按，使毛细管轻微接触薄板，开始点样。如果样品浓度较稀，可经过反复多次的点样、吹干操作至点完规定的样品溶液。点样时注意不要划伤薄板涂层，以免影响分析结果的准确性。

（2）半自动点样仪　半自动点样仪除更换样品时（清洗、吸样和插入点样针）需要手动操作外，其他操作参数都能够通过编辑程序来设定，如图 3-2-5 为半自动点样仪。该点样仪可以将样品喷射在薄层板上，点样器不与薄层板直接接触，点样精准度较高。

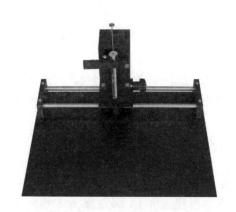

图 3-2-4　手动点样仪

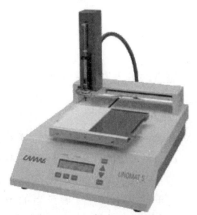

图 3-2-5　半自动点样仪

（3）自动点样仪　全自动点样仪如图 3-2-6 所示，吸样、点样、清洗、点样速度等全部由程序控制，自动化程度高，准确度和重现性均较高。点样方式为非接触点样，支持重叠点样；点样形状为圆点状点样、条带点样；点样状态实时显示，可重复点样，可随时调节点样速度；全自动点样仪点样速度快、点样精准度高、检出限低适合痕量分析，但是仪器的造价相对较高。

3. 展开

薄层色谱展开过程是在展开缸中完成的，如图 3-2-7 为双槽展开缸，这种层析缸便于薄层板预饱和。薄层色谱的展开方式有上行展开、水平展开、双向展开等，其中上行展开是最常用的展开方式。

上行展开时薄层板底端没入展开剂中，展开剂沿薄层板上行，上行过程中样品不断的吸附、解吸附完成分离分析。

双向展开一般采用方形的薄层板，将试样点在薄层板的一角，展开一次后将薄层板旋转90°（载有组分斑点的一端朝下）继续展开，这种展开方式适用于组分性质较为相近或组成较为复杂的样品。

4. 显色和定位

为了确定展开后斑点在薄层板上的位置，可以在日光下观察，可以借助紫外光灯或荧光灯观察，也可以喷洒显色剂使组分显色而定位。斑点定位后即可根据要求进行定性或者定量分析。

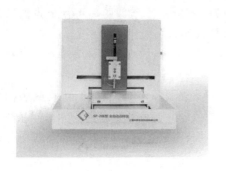

图 3-2-6　全自动点样仪

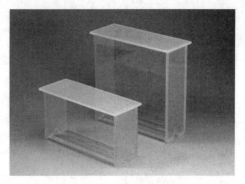

图 3-2-7　双槽展开缸

（三）定性和定量分析方法

1. 定性鉴别

可通过斑点的比移值 R_f、斑点的显色特性、斑点的原位扫描、与其他方法联用来进行定性鉴别。

（1）斑点的 R_f　在同一色谱条件下，化合物的比移值 R_f 为常数。若经过两种以上不同组成的展开剂展开后所得某物质的比移值 R_f 与标准品的比移值 R_f 一致，则可以认为该斑点与标准品是同一化合物。

本次学习任务 1 中天然冰片的【鉴别】就是用斑点的比移值 R_f 进行定性。

（2）斑点的显色特性　通过斑点在日光下的颜色、有无紫外吸收、荧光的颜色、专属性显色后斑点颜色的变化等情况与标准品进行对照可以帮助鉴定。

（3）斑点的原位扫描　展开后的斑点可以做原位扫描得到该斑点的光谱图，其吸收峰峰形及最大吸收波长应与标准品一致。

（4）与其他方法联用　将薄层色谱展开后得到的斑点洗脱、收集后，用气相色谱、液相色谱、紫外光谱等方法进行鉴定。

2. 定量方法

薄层色谱法常用的定量方法主要有杂质定量方法、含量测定方法。

（1）杂质定量方法　薄层色谱法进行杂质限量检查，一般采用自身稀释对比法和对照品对比法。若有杂质对照品则优先选用对照品比对法，如异烟肼中游离肼的检查；若无杂质对照品则选用自身稀释对比法。

本次学习任务 2 就是采用对照品对比法对检品天然冰片【检查】异龙脑。

（2）含量测定方法　含量测定主要有三种方法：目视法、斑点洗脱法、薄层扫描法。

① 目视法是一种简单的半定量方法。将相同量的试液与一系列不同浓度的标准溶液并排点样于同一块薄层板上，展开及显色后，目视比较斑点大小及颜色深浅，进而得出供试品含量的近似值。

② 斑点洗脱法是在薄层展开及斑点定位后，将斑点连同吸附剂用小刀刮下，置于 4～5 号砂芯漏斗中，边用合适的溶剂洗脱边减压抽滤，直至被测组分全部洗下为止。由于薄层色谱点样量为数十微克到数百微克，展开、洗脱后被测组分的量必然少于上述微量，因此洗脱下来的样品一般采用紫外或者荧光分光光度法等进行定量分析。

③ 薄层扫描法是用一束长宽可以调节的一定波长和一定强度的可见光或紫外光照射在斑点上，仪器的光电管或光电倍增管将斑点的光信号转变为电信号，根据该电信号与斑点吸收光

的强度关系进行定量分析。薄层扫描测定法分为两类，一类是紫外-可见吸收测定法，另一类是荧光测定法。

例如，《中国药典》2020年版一部九分散中士的宁的含量测定即采用薄层扫描法。

三、任务实施

（一）标准查询

根据任务要求，找所需检测标准（见附件1），并填写检品信息卡（可参照附件2）。

（二）标准解读

本次任务中所述检品检测项目均与薄层色谱法（通则0502）相关。

检品天然冰片检测项目为【鉴别】和【检查】异龙脑。

该检品【鉴别】主要根据供试品溶液的薄层色谱中主斑点的比移值（R_f值）对药品的真伪进行判定。

【检查】异龙脑是通过测量供试品溶液的薄层色谱中杂质斑点的颜色深浅来判断药品中所含杂质的量是否在所允许的范围内。

（三）主要仪器设备

硅胶G薄层板（市售，5cm×10cm）、双槽展开缸（100mm×100mm）、电子天平、电热恒温干燥箱等。

（四）主要试剂及溶液配制

1. 主要试剂清单

（1）香草醛　分析纯（AR）。

（2）硫酸　分析纯（AR）。

（3）三氯甲烷　分析纯（AR）。

（4）正己烷　分析纯（AR）。

（5）乙酸乙酯　分析纯（AR）。

（6）右旋龙脑　对照品。

（7）异龙脑　对照品。

2. 主要溶液清单

1%香草醛硫酸溶液：0.1g香草醛加入10ml浓硫酸。

（五）主要仪器调试

1. 量器准备

试验中所用的量瓶应经检定校正、洗净后使用。

2. 展开缸准备

展开缸洗净、干燥后备用。

3. 电子天平调试

（1）天平状态检查　准确度等级满足实验要求，标识清晰（检定校准合格且在有效期内），清洁无异物，处于水平状态，牢固不晃动，周围无气流及振动干扰，必要时需要检查有无除静电装置。

（2）开机自检　接通电源，按下开机按钮，天平开机自检，自检完成后预热30分钟以上，待用。

必要时需对天平准确性进行校正。目前市场上,部分天平可进行自动校正。这些天平只需按自动校正按钮即可按程序完成。不带自动校正功能的天平,可采取外部校正的方式进行天平准确性校正,具体校正方法需参考天平使用说明书。

(3) 填写电子天平使用记录。

4. 电热恒温干燥箱调试

① 开机前确保仪器内外部无易燃易爆物品放置。
② 开机通电预热数分钟,检查仪器各指示灯和控制仪表等是否正常运行。
③ 温度设定为110℃。
④ 填写电热恒温干燥箱使用记录。

(六) 供试品溶液制备

见表3-2-1。

表 3-2-1　供试品溶液制备步骤

序号	标准规定	操作步骤	注意事项
1	取本品2mg	电子天平托盘上放称量纸,清零,称取天然冰片2mg,置于1.5ml的EP管中,标记为管A	(1)冰片具有挥发性,称量时间不宜过长,且尽量避光称量 (2)由于样品管口径较小,转移冰片时避免其洒出
2	加三氯甲烷1ml使溶解,作为供试品溶液	(1)用1ml的移液管精密量取1ml三氯甲烷,置于管A中 (2)将管A盖好,轻轻震荡使冰片溶解,即为供试品溶液	(1)吸量管使用之前用滤纸片将管尖内外的水吸干,然后用所要移取的试剂润洗2~3次 (2)吸量管读数时视线应与液面平行

(七) 对照品溶液制备

见表3-2-2。

表 3-2-2　对照品溶液制备步骤

序号	标准规定	操作步骤	注意事项
1	取右旋龙脑对照品适量,加三氯甲烷制成每1ml含2mg的溶液,作为对照品溶液	(1)电子天平托盘上放称量纸,清零,称取右旋龙脑2mg,置于1.5ml的EP管中,标记为管B (2)用1ml的移液管精密量取1ml三氯甲烷,置于管B中 (3)将管B盖好,轻轻震荡使右旋龙脑溶解,此为【鉴别】项下右旋龙脑对照品溶液	(1)供试品和对照品配置时,注意将所对应的样品管编号,以防混淆 (2)三氯甲烷易挥发,切勿将供试品和对照品的样品管敞开放置
2	取异龙脑对照品,加三氯甲烷制成每1ml含2mg的溶液,作为对照品溶液	(1)电子天平托盘上放称量纸,清零,称取异龙脑2mg,置于1.5ml的EP管中,标记为管C (2)用1ml的移液管精密量取1ml三氯甲烷,置于管C中 (3)将管C盖好,轻轻震荡使右旋龙脑溶解,此为【检查】异龙脑项下异龙脑对照品溶液	

（八）测定

1.【鉴别】

（1）硅胶 G 薄层板活化　将待用硅胶 G 薄层板置于预热至110℃的电热恒温干燥箱中，干燥30分钟，取出，放入干燥器中冷却至室温，备用。

（2）展开剂正己烷-乙酸乙酯（17:3）配制　分别量取17ml 正己烷和3ml 乙酸乙酯于100ml 具塞锥形瓶中，加塞，摇匀。将配好的展开剂沿双槽展开缸壁缓缓加入一侧凹槽（溶剂高约5mm），迅速加盖磨砂玻璃板，密封，放置15～30分钟，备用。

（3）点样　取备用硅胶 G 薄层板，确定点样基线、右旋龙脑对照品溶液点样位置、供试品溶液点样位置、点样间隔、预估展开距离。用2μl 的微量毛细管，分别吸取【鉴别】项下的供试品溶液和右旋龙脑对照品溶液2μl 点样。

（4）展开　将点样后的薄层板放入展开缸盛有展开剂的一侧凹槽中，浸入深度以展开剂液面距点样基线5mm 为宜，密闭，展开。在溶剂前沿达到预定展距后，取出薄层板，于通风橱中晾干。

（5）显色和定位　将晾干的薄层板标明溶剂前沿，喷以1%香草醛硫酸溶液，在105℃的干燥箱中加热至斑点显色清晰。

（6）结果判定　供试品色谱中，在与对照品色谱相应的位置上，显相同颜色的斑点。

2.【检查】异龙脑

（1）硅胶 G 薄层板活化　将待用硅胶 G 薄层板置于预热至110℃的电热恒温干燥箱中，干燥30分钟，取出，放入干燥器中冷却至室温，备用。

（2）展开剂正己烷-乙酸乙酯（17:3）配制　分别量取17ml 正己烷和3ml 乙酸乙酯于100ml 具塞锥形瓶中，加塞，摇匀。将配好的展开剂沿双槽展开缸壁缓缓加入一侧凹槽（溶剂高约5mm），迅速加盖磨砂玻璃板，密封，放置15～30分钟，备用。

（3）点样　取备用硅胶 G 薄层板，确定点样基线、右旋龙脑对照品溶液点样位置、供试品溶液点样位置、点样间隔、预估展开距离。用2μl 的微量毛细管，分别吸取【鉴别】项下的供试品溶液和异龙脑对照品溶液2μl 点样。

（4）展开　将点样后的薄层板放入展开缸盛有展开剂的一侧凹槽中，浸入深度以展开剂液面距点样基线5mm 为宜，密闭，展开。在溶剂前沿达到预定展距后，取出薄层板，于通风橱中晾干。

（5）显色和定位　将晾干的薄层板标明溶剂前沿，喷以1%香草醛硫酸溶液，在105℃的干燥箱中加热至斑点显色清晰。

（6）结果判定　供试品色谱中，在与对照品色谱相应的位置上，不得显斑点。

3. 注意事项

① 自制薄层板和预制薄层板在使用前一般应进行活化。活化后的薄层板应立即置于干燥器中保存，但是保存时间不宜过长，最好随用随制。

② 点样时点要细，直径不要大于2mm，间隔0.5cm 以上，浓度不可过大，以免出现拖尾、混杂现象。

③ 接触点样时，注意不要划伤薄层板。

④ 展开用的展开缸要洗净烘干，预饱和是提高薄层色谱重现性的重要操作，同时也可有效减少薄层色谱边缘效应。

⑤ 点样的一端要浸入展开剂 0.5cm 以上,但展开剂不可没过样品原点。当展开剂上升到距上端 0.5~1cm 时要及时将板取出,用铅笔标示出展开剂前沿的位置。

4. 关机及后处理
① 关闭电热恒温干燥箱,并将电热恒温干燥箱内外清理干净。
② 关闭电子天平。
③ 清洁仪器,清洁试验台,废弃展开剂倒入有机废液瓶内。
④ 填写所用仪器使用记录。
⑤ 记录测量时实验场所温湿度。
⑥ 清洗所用玻璃仪器,晾干,放置储存柜中。

(九)原始记录及数据分析
按照药典及相关法规要求如实记录数据,并进行数据分析。原始记录可借鉴附件 3。

(十)检测报告
根据实验结果,如实填写检验检测报告,并按照药典标准判定本样品该项目是否满足标准要求。检验检测报告模板可借鉴附件 4。

(十一)思考练习
① 试述薄层色谱法的原理。
② 试述 R_f 值的计算方法。

参考文献

[1] 国家药典委员会. 中华人民共和国药典一部. 2020 年版. 北京:中国医药科技出版,2020:61.
[2] 国家药典委员会. 中华人民共和国药典四部. 2020 年版. 北京:中国医药科技出版社,2020:59-60.
[3] 中国食品药品检定研究院. 中国药品检验标准操作规范. 2019 年版. 北京:中国医药科技出版社,2019:169-172.

附件 1

天然冰片(右旋龙脑)

Tianranbingpian

BORNEOLUM

本品为樟科植物樟 Cinnamomum cam phora(L.)Presl 的新鲜枝、叶经提取加工制成。

【性状】本品为白色结晶性粉末或片状结晶。气清香,味辛、凉。具挥发性,点燃时有浓烟,火焰呈黄色。

本品在乙醇、三氯甲烷或乙醚中易溶,在水中几乎不溶。

熔点 应为 204~209℃(通则 0612)。

比旋度 取本品适量,精密称定,加乙醇制成每 1ml 含 0.1g 的溶液,依法测定(通则 0621),比旋度应为 +34°~+38°。

【鉴别】取本品 2mg,加三氯甲烷 1ml 使溶解,作为供试品溶液。另取右旋龙脑对照品适量,加三氯甲烷制成每 1ml 含 2mg 的溶液,作为对照品溶液。照薄层色谱法(通则 0502)试验,吸取上述两种溶液各 2μl,分别点于同一硅胶 G 薄层板上,以正己烷-乙酸乙酯(17:3)为展开剂,展开,取出,晾干,喷以 1% 香草醛硫酸溶液,在 105℃加热至斑点显色清晰。供试品色谱中,在与对照品色谱相应的位置上,显相同颜色的斑点。

【检查】异龙脑 取异龙脑对照品,加三氯甲烷制成每 1ml 含 2mg 的溶液,作为对照品溶液。照薄层色谱法（通则0502）试验，吸取【鉴别】项下的供试品溶液和上述对照品溶液各$2\mu l$，照【鉴别】项下色谱条件操作。供试品色谱中，在与对照品色谱相应的位置上，不得显斑点。

樟脑 取本品适量，加乙酸乙酯制成每1ml含15mg的溶液，作为供试品溶液。另取樟脑对照品，加乙酸乙酯制成每1ml含0.3mg的溶液，作为对照品溶液。照【含量测定】项下条件试验，本品含樟脑（$C_{10}H_{16}O$）不得过3.0%。

【含量测定】照气相色谱法（通则0521）测定。

色谱条件与系统适用性试验 以聚乙二醇20000（PEG-20M）为固定相，涂布浓度为10%；柱温为170℃。理论板数按右旋龙脑峰计算应不低于2000。

对照品溶液的制备 取右旋龙脑对照品适量，精密称定，加乙酸乙酯制成每1ml含0.5mg的溶液，即得。

供试品溶液的制备 取本品约12.5mg，精密称定，置25ml量瓶中，加乙酸乙酯溶解并稀释至刻度，摇匀，即得。

测定法 精密吸取上述对照品溶液和供试品溶液各$2\mu l$，注入气相色谱仪，测定，即得。

本品含右旋龙脑（$C_{10}H_{18}O$）不得少于96.0%。

【性味与归经】辛、苦、凉。归心、脾、肺经。

【功能与主治】开窍醒神，清热止痛。用于热病神昏、惊厥，中风痰厥，气郁暴厥，中恶昏迷，胸痹心痛，目赤，口疮，咽喉肿痛，耳道流脓。

【用法与用量】0.3～0.9g，入丸散服。外用适量，研粉点敷患处。

【注意】孕妇慎用。

【贮藏】密封，置阴凉处。

附件2

×××××××××××××公司　　　　　　文件编号：××××××××××××××××

检品信息卡

检品编号：×××

样品名称		规　　格	
剂　　型		数　　量	
保质期/限期使用日期		生产日期/批　　号	
贮藏条件		收样日期	
生产单位/产　　地		检验类别	
委托单位			
检验项目			
检验依据			
判定依据			

检品流转表

流转程序		签名	日期
业务科	收检录入		
	核对分发		

续表

流转程序		签名	日期
主检科室	检科室签收		
	（主）检验人收样		
	检验完成		
	核对		
	审核		
	授权签字人审签		
业务科	报告打印		
	校对发出		

备注：

附件3

××××××××××公司　　　　　文件编号：××××××××××××××

原始记录

检品编号：_____　　检品名称：_____

批　　号：_____　　规　　格：_____

数　　量：_____　　剂　　型：_____

检验项目：_____

检验依据：_____

样品状态：包装完整□，无异常情况□，数量满足实验要求□。

检验日期：

检验地点：温度：　　　℃　　　　相对湿度：　　　　%

一、仪器设备

1. 仪器名称：　　　型号：　　　编号：　　　效期：
2. 仪器名称：　　　型号：　　　编号：　　　效期：

二、检验方法

1. 供试品溶液的制备

精密称取天然冰片_____mg，置于_____ml的EP管中，标记为管A。

用_____ml移液管精密量取_____ml三氯甲烷置于管A中，充分溶解，即为供试品溶液。

2. 右旋龙脑对照品溶液制备

精密称取右龙脑_____mg，置_____ml EP管中，标记为管B。用_____ml移液管精密量取_____ml三氯甲烷置于管B中，充分溶解，即为【鉴别】项下的右旋龙脑对照品溶液。

3. 异龙脑对照品溶液制备

精密称取异龙脑_____mg，置_____ml EP管中，标记为管C。用_____ml移液管精密量取_____ml三氯甲烷置于管C中，充分溶解，即为【检查】异龙脑项下的异龙脑对照品溶液。

检验人：　　　　　　复核人：　　　　　　　　第　页　共　页

4. 测定

薄层板：_____；

展开剂：_____；

显色剂：1%香草醛硫酸溶液，在105℃加热至斑点显色清晰。

三、检验结果

1.【鉴别】

表1　天然冰片【鉴别】测定结果

编号	R_f	斑点颜色	是否符合规定
供试品溶液			
对照品溶液			

薄层色谱图：

检验人：　　　　　复核人：　　　　　　　　　　　　第　页　共　页

2.【检查】异龙脑

表2　天然冰片【检查】异龙脑结果

编号	R_f	是否符合规定
供试品溶液		
对照品溶液		

薄层色谱图：

四、结论

检验人：　　　　　复核人：　　　　　　　　　　　　第　页　共　页

附件 4

| ××××××××××公司 | 文件编号：×××××××××××××× |

检验检测报告

报告编号：　　　　　　　　　　　　　　　　　　　　　　第　页共　页

检 品 名 称	_____	收 样 日 期	_____
生产单位/产　　地	_____	贮 藏 条 件	_____
规　　　格	_____	包 装 方 式	_____
检 品 状 态	_____	生 产 批 号	_____
检 品 数 量	_____	完 成 日 期	_____
检 验 依 据	_____
检 验 项 目	_____
检 验 类 别	委托□　复验□　其他□_____
委 托 单 位	_____

结果评价：

备注：

报告编制人：　　　审核人：　　　授权签字人：　　　（盖章）

　　　　　　　　　　　　　　　　　　　　　　　　　　　　年　月　日

检验项目	计量单位	标准限制	检测结果	结论
【鉴别】				
【检查】异龙脑				

第二节　学习任务二　通则 0511 柱色谱法
——小柴胡颗粒柱色谱分离提取

能力目标

1. 掌握柱色谱分离原理。
2. 掌握药品质量分析中常用柱色谱分离及鉴别方法。
3. 掌握聚酰胺色谱柱的填装及洗脱。
4. 能规范书写原始记录。
5. 能规范整理实验现场和处理废弃物。

一、任务描述

某药品实验室接收一批药品的成分提取委托,要求按照药典方法对小柴胡颗粒(【规格】每袋装 10g)项下【鉴别】(3)中的供试品溶液进行制备。

实验室收样人员与委托人员核对药品数量、规格和包装等信息,检查确认无误后,按照实验室内部流程,对药品进行编号,制作检品信息卡,将检品信息卡连同药品一块分发给实验人员。实验人员开始对药品进行成分提取并填写实验记录表。

二、相关理论知识

柱色谱法(《中国药典》2020年版四部通则 0511)是一种以分配平衡为机理的分配方法,通过将固定相装在色谱柱内,使样品随流动相沿一个方向移动而达到分离的方法,包括吸附柱色谱和分配柱色谱。

(一)吸附柱色谱

吸附柱色谱是利用色谱柱内吸附剂对于待测物质中各组分吸附能力的差异以达到分离的方法。

1. 吸附剂

常用的吸附剂有氧化铝、硅胶、聚酰胺、大孔吸附树脂等。吸附剂的颗粒应尽可能大小均匀,以保证良好的分离效果。除另有规定外,通常多采用直径为 0.07~0.15mm 的颗粒。

2. 色谱柱

柱色谱法所用色谱柱为硬质玻璃管(如图 3-2-8),内径均匀,下端为带或不带活塞的缩口,端口或活塞部通常铺垫适量的棉花或玻璃纤维,以防止吸附剂流失。

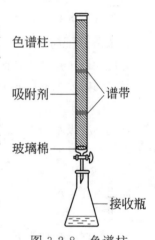

图 3-2-8 色谱柱装置

3. 操作方法

(1)吸附剂的填装 常用的装柱方法有干装法和湿装法,其中干装法有两种操作方式。

① 干装法一

a. 取合适规格的色谱柱,将吸附剂均匀地一次加入,振动管壁使其均匀下沉。

b. 打开色谱柱下端活塞,沿管壁缓缓加入洗脱剂,待柱内吸附剂全部湿润,且不再下沉为止。

c. 操作过程中应保持吸附层上方有一定量的洗脱剂。

② 干装法二

a. 在色谱柱内加入适量的洗脱剂,旋开活塞,使洗脱剂缓缓滴出。

b. 自色谱柱管顶端缓缓加入吸附剂,使其均匀地润湿下沉,在管内形成松紧适度的吸附层。

c. 装柱完毕,关闭下端活塞。

d. 操作过程中应保持吸附层上方有一定量的洗脱剂。

③ 湿装法

a. 将吸附剂与洗脱剂在烧杯中混合均匀,采用搅拌方式除去其中气泡。

第二章 色谱检测 161

b. 打开色谱柱下端活塞，缓缓倾入色谱柱中，必要时，振动管壁使气泡排出。

c. 用洗脱剂将管壁吸附剂洗下，使色谱柱面平整。

d. 待平衡后，关闭下端活塞。

e. 操作过程中应保持吸附层上方有一定量的洗脱剂。

（2）供试品的加入

① 湿法加入法

a. 将色谱柱中洗脱剂放至与吸附剂面相齐，关闭活塞。

b. 用少量初始洗脱溶剂使供试品溶解，沿色谱柱管壁缓缓加入供试品溶液，完全转移，应注意勿使吸附剂翻起（亦可在吸附剂表面放入面积相当的滤纸）。

c. 打开下端活塞，使液面与柱面相齐，加入洗脱剂。

② 干法加入法：如供试品不易溶解于初始洗脱剂，可预先将供试品溶于适当的溶剂中，与少量吸附剂混匀，采用加温或挥干方式除去溶剂后，再将带有供试品的吸附剂加入制备好的吸附剂上面，然后加入洗脱剂。如供试品在常用溶剂中不溶，也可将供试品与适量的吸附剂在乳钵中研磨混匀后加入。

（3）洗脱　除另有规定外，通常按洗脱剂洗脱能力大小以递增方式变换洗脱剂的品种与比例，分步收集流出液。收集流出液通常有两种方式，一是等份收集（亦可用自动收集器），二是按变换洗脱剂收集。操作过程中应保持有充分的洗脱剂留在吸附层的上面。

（二）分配柱色谱

分配柱色谱是利用色谱柱内待测物质在两种不相混溶（或部分混溶）的溶剂（固定相、流动相）之间的分配系数的不同来达到组分分离的方法。

1. 载体

常用的有吸水硅胶、硅藻土、纤维素。载体（支持剂或担体）只起负载固定相的作用，本身惰性，不能有吸附作用。

2. 色谱柱

同吸附柱色谱。

3. 操作方法

（1）装柱　装柱前需将载体与固定液充分混匀，装柱，必要时用带有平面的玻璃棒压紧。

（2）供试品的加入与洗脱

① 供试品如易溶于洗脱剂中，用洗脱剂溶解后移入色谱柱，加洗脱剂洗脱。

② 供试品如易溶于固定液中，用固定液溶解后加入少量载体混合，待溶剂挥散后，移入色谱柱，加洗脱剂洗脱。

③ 供试品如在上述两项中均不溶解，则取其他易溶溶剂溶解后加入少量载体混合，待溶剂挥散后，移入色谱柱，加洗脱剂洗脱。

4. 注意事项

① 洗脱剂需先加固定液混合使之饱和，以避免洗脱过程中两相分配的改变。

② 操作过程中，应保持吸附层上方有一定量的洗脱剂，防止断层和旁流。

三、任务实施

（一）标准查询

根据任务要求，找所需检测标准（见附件1），并填写检品信息卡（参照附件2）。

（二）标准解读

本次任务检品小柴胡颗粒委托项目为【鉴别】（3）中供试品溶液制备。

与检测项目相关的药典标准为：《中国药典》2020年版一部小柴胡颗粒【鉴别】（3）和四部通则0511柱色谱法。

该品种【鉴别】（3）中供试品溶液的制备主要通过聚酰胺的吸附作用对有关成分进行分离提取。

（三）主要仪器设备

玻璃色谱柱（30mm×300mm）、电子天平（分度值1mg）、离心机、水浴锅。

（四）主要试剂及溶液配制

1. 主要试剂清单

（1）甲醇　分析纯（AR）。

（2）无水乙醇　分析纯（AR）。

（3）95%乙醇　分析纯（AR）。

（4）醋酸　分析纯（AR）。

（5）氢氧化钠　分析纯（AR）。

（6）聚酰胺粉　100～200目。

2. 主要溶液清单

（1）20%乙醇溶液　取无水乙醇20ml至100ml容量瓶中，加水稀释定容至刻度，摇匀备用。

（2）50%乙醇溶液　取无水乙醇50ml至100ml容量瓶中，加水稀释定容至刻度，摇匀备用。

（3）10%醋酸水溶液　取醋酸50ml至500ml容量瓶中，加水稀释定容至刻度，摇匀备用。

（4）5% NaOH水溶液　取氢氧化钠25g加水溶解定量转移至500ml容量瓶中，加水稀释定容至刻度，摇匀备用。

（五）主要仪器调试

1. 玻璃仪器准备

试验中所用的量筒、烧杯、玻璃棒和试管应经洗净后使用。

2. 电子天平调试

（1）天平状态检查　准确度等级满足实验要求，标识清晰（检定校准合格且在有效期内），清洁无异物，处于水平状态，牢固不晃动，周围无气流及振动干扰，必要时需要检查有无除静电装置。

（2）开机自检　接通电源，按下开机按钮，天平开机自检，自检完成后预热30分钟以上，待用。

必要时需对天平准确性进行校正，目前市场上，部分天平可进行自动校正。这些天平只需按自动校正按钮即可按程序完成。不带自动校正功能的天平，可采取外部校正的方式进行天平准确性校正，具体校正方法需参考天平使用说明书。

（3）填写电子天平使用记录。

3. 离心机调试

（1）离心机状态检查　标识清晰（检定校准合格且在有效期内），腔体内清洁，无异物，机体处于水平状态，所用转头及离心管无裂纹，腐蚀现象。

（2）开机　接通电源，打开盖板，放入转头，开启电源开关，设置转速时间，待用。

（3）填写离心机使用记录。

4. 水浴锅调试

（1）状态检查　标识清晰（检定校准合格且在有效期内），锅内用水足量、清洁、无水垢。

（2）开机设置　打开仪器电源开关，设定温度为100℃，待用。

（3）填写水浴锅使用记录。

（六）装柱

（1）装柱前，柱子应干净、干燥，并垂直固定在铁架台上，将少量洗脱剂注入柱内，取一小团玻璃毛或脱脂棉用溶剂润湿后塞入管中，用一长玻璃棒轻轻送到底部，适当捣压，赶出棉团中的气泡，但不能压得太紧，以免阻碍溶剂畅流（如管子带有筛板，则可省略该步操作）。再在上面加入一层约0.5cm厚的洁净细沙，从对称方向轻轻叩击柱管，使沙面平整。

（2）聚酰胺预处理及湿法装柱　称取8g聚酰胺粉，以95%乙醇浸泡，不断搅拌，除去气泡后装入柱中。用3~4倍体积的95%乙醇洗脱，洗至洗脱液透明并在蒸干后无残渣（或极少残渣）。再依次用2~2.5倍体积的5% NaOH水溶液、1倍体积的蒸馏水、2~2.5倍体积的10%醋酸水溶液洗脱，最后用蒸馏水洗脱至pH中性，备用。

（七）供试品制备

见表3-2-3。

表3-2-3　供试品溶液制备步骤

序号	标准规定	操作步骤	注意事项
1	取本品6g[规格（1）]、2.5g[规格（2）]或1.5g[规格（3）]，加水20ml，搅拌使溶解，离心，取上清液	（1）随机抽取一袋供试品，打开，称取6g置于50ml离心管中，量取20ml水加入离心管，搅拌溶解 （2）另取50ml离心管加入蒸馏水，与上述溶液配平，离心（8000r/min，5分钟），收集上清液	（1）供试品规格为每袋装10g，因此样品取样量为6g （2）供试品加水搅拌应充分溶解 （3）配平后的两支离心管，放置在离心机转头对称位置进行离心
2	加在聚酰胺柱（100~200目，8g，内径为2.5~3cm，湿法装柱）上，分别用水、20%乙醇和50%乙醇各100ml洗脱	（1）打开预装色谱柱下端活塞，待液面与柱面相齐后，关闭活塞 （2）沿色谱柱管壁缓慢加入上清液，完全转移后，打开色谱柱下端活塞，待液面与柱面相齐后，分别依次加入100ml水、100ml 20%乙醇溶液以及100ml 50%乙醇溶液进行洗脱	（1）聚酰胺填装操作过程中应保持吸附层上方有一定量的洗脱剂 （2）加入上清液时需沿管壁缓慢加入，注意勿使吸附剂翻起 （3）待一种洗脱液收集至液面与柱面相齐时，关闭活塞，沿管壁缓慢加入另一种洗脱液，平衡后，打开活塞进行收集

续表

序号	标准规定	操作步骤	注意事项
3	收集50%乙醇洗脱液,蒸干,残渣加甲醇1ml使溶解,作为供试品溶液	(1)200ml烧杯收集50%乙醇洗脱液,分次少量转移至蒸发皿,水浴蒸干 (2)精密量取1ml甲醇,使残渣溶解,得到供试品溶液。转移入2ml样品瓶密封保存	

(八)关机及后处理

① 聚酰胺柱加入5% NaOH水溶液进行洗脱浸泡。
② 离心管及时用溶剂及水冲洗干净,晾干,防尘保存。
③ 关闭电子天平、离心机电源,填写仪器使用记录。
④ 收集废弃洗脱液置于废液桶。
⑤ 清洁仪器,清洁试验台。
⑥ 记录测量时实验场所温湿度。
⑦ 清洗所用玻璃仪器,晾干。

(九)原始记录

按照药典及相关法规要求如实记录数据。原始记录可借鉴附件3。

(十)思考练习

① 试述柱色谱分离原理。
② 演示聚酰胺色谱柱装柱及注意事项。

参考文献

[1] 国家药典委员会. 中华人民共和国药典一部. 2020年版. 北京:中国医药科技出版社,2020:605.
[2] 国家药典委员会. 中华人民共和国药典四部. 2020年版. 北京:中国医药科技出版社,2020:60-61.
[3] 中国食品药品检定研究院. 中国药品检验标准操作规范. 2019年版. 北京:中国医药科技出版社,2019:173-174.

附件1

小柴胡颗粒
Xiaochaihu Keli

【处方】柴胡 150g　　黄芩 56g
　　　　姜半夏 56g　　党参 56g
　　　　生姜 56g　　　甘草 56g
　　　　大枣 56g

【制法】以上七味,柴胡、黄芩、党参、甘草及大枣加水煎煮二次,每次1.5小时,合并煎液,滤过,滤液浓缩至适量。姜半夏、生姜用70%乙醇作溶剂,浸渍24小时后进行渗漉,收集渗漉液约600ml,回收乙醇,与上述浓缩液合并,浓缩至适量,加入适量的蔗糖,制成颗粒,干燥,制成1000g;或与适量的糊精、甘露醇等辅料制成颗粒400g;或与适量的乳糖制成颗粒250g,即得。

【性状】本品为黄色至棕褐色的颗粒；味甜。或为棕黄色的颗粒；味淡、微辛［规格（2）、规格（3）］。

【鉴别】（1）取本品6g［规格（1）］、2.5g［规格（2）］或1.5g［规格（3）］，研细，加乙醇20ml，超声处理20分钟，滤过，滤液蒸干，残渣用水20ml溶解，用盐酸调节pH值至2～3，用乙酸乙酯振摇提取2次，每次20ml，合并乙酸乙酯提取液，蒸干，残渣加甲醇1ml使溶解，作为供试品溶液。另取黄芩苷对照品适量，加甲醇制成每1ml含1mg的溶液，作为对照品溶液。照薄层色谱法（通则0502）试验，吸取上述两种溶液各10μl，分别点于同一以含4％醋酸钠的羧甲基纤维素钠溶液为黏合剂的硅胶G薄层板上，以乙酸乙酯-丁酮-甲酸-水（5：3：1：1）为展开剂，展开，取出，晾干，喷以1％三氯化铁乙醇溶液。供试品色谱中，在与对照品色谱相应的位置上，显相同颜色的斑点。

（2）取甘草对照药材1g，加水适量，煎煮30分钟，放冷，滤过，滤液浓缩至20ml，用水饱和的正丁醇振摇提取2次，每次20ml，合并正丁醇提取液，用正丁醇饱和的水洗涤2次，每次10ml，正丁醇液蒸干，残渣加甲醇1ml使溶解，作为对照药材溶液。照薄层色谱法（通则0502）试验。吸取【鉴别】（1）项下的供试品溶液10μl与上述对照药材溶液5～10μl，分别点于同一硅胶G薄层板上，以三氯甲烷-甲醇-水（40：10：1）为展开剂，展开，取出，晾干，喷以5％香草醛硫酸溶液，在105℃加热至斑点显色清晰。供试品色谱中，在与对照药材色谱相应的位置上，显相同颜色的斑点。

（3）取本品6g［规格（1）］、2.5g［规格（2）］或1.5g［规格（3）］，加水20ml，搅拌使溶解，离心，取上清液，加在聚酰胺柱（100～200目，8g，内径为2.5～3cm，湿法装柱）上，分别用水、20％乙醇和50％乙醇各100ml洗脱，收集50％乙醇洗脱液，蒸干，残渣加甲醇1ml使溶解，作为供试品溶液。另取柴胡对照药材1g，加水适量，煎煮1.5小时，滤过，滤液浓缩至约10ml，加在聚酰胺柱（100～200目，4g，内径为2cm，湿法装柱）上，分别用水100ml和50％乙醇150ml洗脱，收集50％乙醇洗脱液，蒸干，残渣加甲醇1ml使溶解，作为对照药材溶液。照薄层色谱法（通则0502）试验，吸取供试品溶液2～10μl和对照药材溶液2μl，分别点于同一硅胶G薄层板上，以乙酸乙酯-乙醇-水（12：2：1）为展开剂，展开，取出，晾干，喷以5％对二甲氨基苯甲醛的10％硫酸乙醇溶液，热风吹至斑点显色清晰，置紫外光灯（365nm）下检视。供试品色谱中，在与对照药材色谱相应的位置上，显相同颜色的荧光斑点。

【检查】应符合颗粒剂项下有关的各项规定（通则0104）。

【含量测定】照高效液相色谱法（通则0512）测定。

色谱条件与系统适用性试验　以十八烷基硅烷键合硅胶为填充剂；以甲醇-水-磷酸（47：53：0.2）为流动相；检测波长为315nm。理论板数按黄芩苷峰计算应不低于3000。

对照品溶液的制备　取黄芩苷对照品适量，精密称定，加70％乙醇制成每1ml含60μg溶液，即得。

供试品溶液的制备　取装量差异项下的本品，混匀，取适量，研细，取约3g［规格（1）］、1.3g［规格（2）］或约0.8g［规格（3）］，精密称定，置具塞锥形瓶中，精密加入70％乙醇50ml，密塞，称定重量，超声处理（功率250W，频率50kHz）30分钟，放冷，再称定重量，用70％乙醇补足减失的重量，摇匀，滤过，取续滤液，即得。

测定法　分别精密吸取对照品溶液与供试品溶液各10μl，注入液相色谱仪，测定，即得。

本品每袋含黄芩以黄芩苷（$C_{21}H_{18}O_{11}$）计，不得少于20.0mg。

【功能与主治】解表散热，疏肝和胃。用于外感病，邪犯少阳证，症见寒热往来、胸胁苦满、食欲不振、心烦喜呕、口苦咽干。

【用法与用量】开水冲服。一次 1~2 袋，一日 3 次。

【注意】风寒表证者不宜使用。

【规格】（1）每袋装 10g

（2）每袋装 4g（无蔗糖）

（3）每袋装 2.5g（无蔗糖）

【贮藏】密封。

附件 2

××××××××××××公司　　　　　文件编号：××××××××××××××

检品信息卡

检品编号：

样 品 名 称		规　　　格	
剂　　　型		数　　　量	
保质期/限期		生产日期/	
使 用 日 期		批　　号	
贮 藏 条 件		收 样 日 期	
生产单位/产　　　地		检 验 类 别	
委 托 单 位			
检 验 项 目			
检 验 依 据			
判 定 依 据			

检品流转表

流转程序		签名	日期
业务科	收检录入		
	核对分发		
主检科室	检科室签收		
	(主)检验人收样		
	检验完成		
	核对		
	审核		
授权签字人审签			
业务科	报告打印		
	校对发出		
备注：			

附件 3

××××××××××公司　　　　　　　　文件编号：××××××××××××××

原始记录

检品编号：_____　检品名称：_____
批　　号：_____　规　　格：_____
数　　量：_____　剂　　型：_____
检验项目：_____
检验依据：_____

样品状态：包装完整□，无异常情况□，数量满足实验要求□。
检验日期：
检验地点：温度：　　　　　℃　　　　　　　相对湿度：　　　　　％

一、仪器设备
仪器名称：　　　　　型号：　　　　　　编号：　　　　　　效期：

二、检验方法
取本品_____g，加水_____ml，搅拌使溶解，离心，取上清液，加在聚酰胺柱（100～200 目，8g，内径为 2.5～3cm，湿法装柱）上，分别用水、20%乙醇和 50%乙醇各_____ml 洗脱，收集_____乙醇洗脱液，蒸干，残渣加甲醇_____ml 使溶解，作为供试品溶液，转移入 2ml 样品瓶密封保存。

检验人：　　　　　复核人：　　　　　　　　　　　　　　　　　　　第　页共　页

第三节　学习任务三　通则 0512 高效液相色谱法
——甲硝唑注射液的含量测定

能力目标

1. 掌握高效液相色谱法测定药物含量的方法、原理和操作步骤。
2. 熟悉供试品溶液和对照品溶液的配制方法。
3. 了解高效液相色谱仪的基本构造。
4. 掌握高效液相色谱法测定药物含量的数据处理、含量计算。
5. 能规范书写原始记录，出具检测报告。

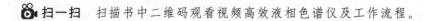 扫一扫　扫描书中二维码观看视频高效液相色谱仪及工作流程。

一、任务描述

某药品检测实验室接收一批药品的委托检验，要求按照药典方法进行检测。具体品种为甲硝唑注射液，检测项目为【含量测定】。

业务科室收样人员与送检人员核对检品数量、包装等样品外观信息，检查确认无误后，按照实验室内部流程，对检品进行编号，制作检品信息卡，标记检品状态，将检品信息卡连同检品一块分发给检测科室人员。双方人员交接完毕后，填写检品流转单。药品检测人员开始对检品进行检测并及时填写检测原始记录。检测完成后，依据检测结果出具检验检测报告。

二、相关理论知识

（一）高效液相色谱法

高效液相色谱法（《中国药典》2020年版四部通则0512）系采用高压输液泵将规定的流动相泵入装有填充剂的色谱柱，对供试品进行分离测定的色谱方法。注入的供试品，由流动相带入色谱柱内，各组分在柱内被分离，并依次进入检测器，由积分仪或数据处理系统记录和处理色谱信号，得到测量结果。高效液相色谱法具有适用性广、分离性能好、分析速度快的优点，其已成为《中国药典》收载品种中应用最广泛的含量测定分析方法。

（二）高效液相色谱仪

高效液相色谱仪（high performance liquid chromatograph，HPLC）主要由五大部分组成，分别为输液系统、进样系统、分离系统、检测系统和数据处理系统，高效液相色谱结构流程图如3-2-9所示。

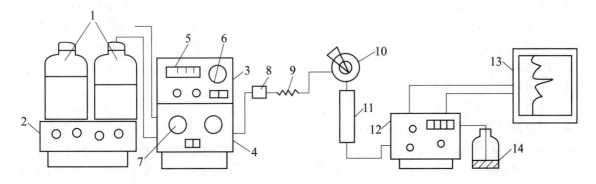

图 3-2-9　高效液相色谱结构流程

1—储液罐；2—脱气装置；3—梯度洗脱；4—高压输液泵；5—流动相流量显示；6—柱前压力表；7—输液泵头；
8—过滤器；9—阻尼器；10—进样装置；11—色谱柱；12—检测器；13—数据处理系统；14—废液储罐

1. 输液系统

输液系统主要包括流动相贮存器、高压输液泵和洗脱控制装置。

流动相贮存器主要采用玻璃容器，要求容器耐酸、耐碱且不与流动相发生反应。流动相溶液在使用前必须进行脱气，最常用的脱气方法为超声波振荡，有的色谱仪配有在线脱气装置。

高压输液泵是高效液相色谱仪中的重要部件，用于将流动相和样品输入色谱柱和检测器中，从而使样品得以分析，其性能的好坏直接影响整个仪器和分析结果的可靠性。因此对泵的要求是输出流量应恒定、准确、无脉冲、耐腐蚀和耐磨损，当色谱系统压力变化时，其流量应不随压力变化。

洗脱控制装置可以控制等度洗脱或梯度洗脱。等度洗脱即在整个分析过程中流动相的组成保持不变。梯度洗脱是指在一个分析周期中，按一定的时间程序不断地改变流动相的浓度配比，调节流动相的极性，使待分离组分有更合适的分配比，以提高分析效率。不同的洗脱类型见表 3-2-4。

表 3-2-4 不同的洗脱类型

洗脱类型	时间/分钟	流动相 A/%	流动相 B/%
等度洗脱	0～30	10	90
梯度洗脱	0～30	10→30	90→70

2. 进样系统

进样系统是将分析试样导入色谱柱的装置，要求重复性好，死体积小，进样时对色谱系统流量波动要小，便于实现自动化等。进样方式可以分为两种：手动进样或自动进样。自动进样的方式简便高效，由仪器根据设定程序完成取样和进样的功能，目前已被广泛应用。手动进样通常采用六通阀进样器进样，首先把进样器手柄放到载样（Load）位置，用配套的注射器手动吸取供试品并插入进样器的底部，注入供试品溶液，再把手柄转至进样（Inject）位置，定量环内供试品溶液即被流动相带入流路，完成进样过程。

3. 分离系统

分离系统包括色谱柱、连接管和恒温装置等。其中色谱柱是整个色谱系统的核心部件，是色谱系统的心脏。高效液相色谱通常采用的是填充柱，一般长度为 10～50cm（需要连接两根使用时，可在二者之间加一连接管），内径为 2～5mm，由优质不锈钢、厚壁玻璃管或钛合金等材料制成，柱内装有直径为 5～10μm 粒度的固定相。根据填充的固定相不同可分为碳十八柱（ODS/C_{18}）、碳八柱（MOS/C_8）、阴离子交换柱（SAX）、阳离子交换柱（SCX）、氨基柱（Amino/NH_2）、硅胶柱等。其中在药物分析中最常用的色谱柱为 C_{18} 柱，其填料为十八烷基硅烷键合硅胶（ODS）。

分离系统中恒温装置常设有柱温箱，它可以精确而稳定地控制色谱柱的稳定性，有利于提高色谱柱的灵敏度，改善色谱峰的分离度，加快分离速率，缩短分析时间，确保分析结果的准确性和再现性。柱温不宜过高或过低，柱温升高可加快分离过程，但可能导致样品保留时间不稳定；当柱温低时，分辨率提高，但流动相黏度增加会延长检测时间，增加泵的磨损，因此需要根据实际分析情况设定温度。

4. 检测系统

检测系统为高效液相色谱仪的检测器，根据用途可以分为通用型和选择型两种，其中通用型检测器包括蒸发光散射检测器、示差折光检测器、质谱检测器等；而选择型检测器包括紫外吸收检测器、荧光检测器、化学发光检测器等。在药物分析中最常用的是紫外检测器、示差折光检测器和荧光检测器三种。

5. 数据处理系统

随着现代分析技术的发展，色谱数据处理系统的功能日益完善，不仅可以记录分析过程的色谱信号，还可以在数据采集时能对进样器、高压泵及柱温箱等进行实时控制；可实现自动进样，数据采集、处理、存储，报告输出等分析过程的完全自动化，大大提高了色谱分析的效率和分析数据的准确性、可重复性。

（三）系统适应性试验

《中国药典》2020 年版四部指出，在使用高效液相色谱法时，应按各品种正文项下要求对色谱系统进行适用性试验，即用规定的对照品溶液或系统适用性试验溶液在规定的色谱系统进行试验，必要时，可对色谱系统进行适当调整，以符合要求。

色谱系统的适用性试验通常包括理论板数、分离度、灵敏度、拖尾因子和重复性等五个参数。

1. 理论板数（n）

用于评价色谱柱的效能。由于不同物质在同一色谱柱上的色谱行为不同，采用理论板数作为衡量色谱柱效能的指标时，应指明测定物质，一般为待测物质或内标物质的理论板数。

在规定的色谱条件下，注入供试品溶液或各品种项下规定的内标物质溶液，记录色谱图，量出供试品主成分色谱峰或内标物质色谱峰的保留时间 t_R 和峰宽（W）或半高峰宽（$W_{h/2}$）。t_R、W、$W_{h/2}$ 可用时间或长度计（下同），但应取相同单位。理论板数可按以下公式计算。

$$n = 16(t_R/W)^2 \text{ 或 } n = 5.54(t_R/W_{h/2})^2$$

2. 分离度（R）

用于评价待测物质与被分离物质之间的分离程度，是衡量色谱系统分离效能的关键指标。可以通过测定待测物质与已知杂质的分离度，也可以通过测定待测物质与某一指标性成分（内标物质或其他难分离物质）的分离度，或将供试品或对照品用适当的方法降解，通过测定待测物质与某一降解产物的分离度，对色谱系统分离效能进行评价与调整。

无论是定性鉴别还是定量测定，均要求待测物质色谱峰与内标物质色谱峰或特定的杂质对照色谱峰及其他色谱峰之间有较好的分离度。除另有规定外，待测物质色谱峰与相邻色谱峰之间的分离度应不小于1.5。分离度的计算公式如下。

$$R = \frac{2(t_{R2} - t_{R1})}{W_1 + W_2} \text{ 或 } R = \frac{2(t_{R2} - t_{R1})}{1.70(W_{1,h/2} + W_{2,h/2})}$$

式中，t_{R2} 为相邻两色谱峰中后一峰的保留时间；t_{R1} 为相邻两色谱峰中前一峰的保留时间；W_1、W_2、$W_{1,h/2}$、$W_{2,h/2}$ 分别为此相邻峰的峰宽和半高峰宽，见图3-2-10。

当对测定结果有异议时，色谱柱的理论板数（n）和分离度（R）均以峰宽（W）的计算结果为准。

3. 灵敏度

用于评价色谱系统检测微量物质的能力，通常以信噪比（S/N）来表示。建立方法时，可通过测定一系列不同浓度的供试品或对照品溶液来测定信噪比。定量测定时，信噪比应不小于10；定性测定时，信噪比应不小于3。系统适用性试验中可以设置灵敏度实验溶液来评价色谱系统的检测能力。

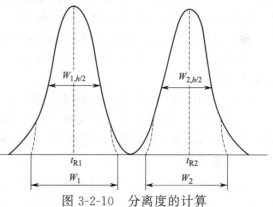

图3-2-10 分离度的计算

4. 拖尾因子（T）

用于评价色谱峰的对称性。拖尾因子计算公式如下。

$$T = \frac{W_{0.05h}}{2d_1}$$

式中，$W_{0.05h}$ 为5%峰高处的峰宽；d_1 为峰顶在5%峰高处横坐标平行线的投影点至峰前沿与此平行线交点的距离，见图3-2-11。

以峰高作定量参数时，除另有规定外，T 值应为 0.95～1.05。

以峰面积作定量参数时，一般的峰拖尾或前伸不会影响峰面积积分，但严重拖尾会影响基线和色谱峰起止的判断和峰面积积分的准确性，此时应在品种正文项下对拖尾因子作出规定。

5. 重复性

用于评价色谱系统连续进样时响应值的重复性能。除另有规定外，通常取各品种项下的对照品溶液，连续进样 5 次，其峰面积测量值（或内标比值或其校正因子）的相对标准偏差应不大于 2.0%。视进样溶液的浓度和（或）体积、色谱峰响应和分析方法所能达到的精度水平

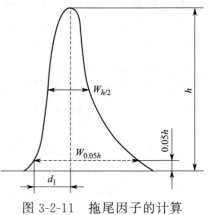

图 3-2-11　拖尾因子的计算

等，对相对标准偏差的要求可适当放宽或收紧，放宽或收紧的范围以满足品种项下检测需要的精密度要求为准。

（四）定性和定量方法

1. 定性分析

（1）利用保留时间定性　在药物的定性鉴别中，经常以保留时间（retention time，t_R）作为药物定性鉴别的依据，判断药物的真伪优劣。保留时间即被分离组分从进样到柱后出现该组分最大响应值时的时间，也即从进样到出现某组分色谱峰的顶点时为止所经历的时间，常以分钟（min）为时间单位，用于反映被分离的组分在性质上的差异。通常以在相同的色谱条件下待测成分的保留时间与对照品的保留时间是否一致作为待测成分定性的依据。

（2）利用光谱相似度定性　化合物的全波长扫描紫外-可见光区光谱图提供一些有价值的定性信息。待测成分的光谱与对照品的光谱的相似度可用于辅助定性分析。二极管阵列检测器开启一定波长范围的扫描功能时，可以获得更多的信息，包括色谱信号、时间、波长的三维色谱光谱图，既可用于辅助定性分析，还可用于峰纯度分析。

同样应注意，两个光谱不同的色谱峰表征了不同化合物，但两个光谱相似的色谱峰未必可归属为同一化合物。

（3）利用质谱检测器提供的质谱信息定性　利用质谱检测器提供的色谱峰分子质量和结构的信息进行定性分析，可获得比仅利用保留时间或增加光谱相似性进行定性分析更多的、更可靠信息，不仅可用于已知物的定性分析，还可提供未知化合物的结构信息。

2. 定量分析

高效液相色谱法中有多种定量分析方法，包括内标法、外标法、加校正因子的主成分自身对照法、不加校正因子的主成分自身对照法、面积归一化法等。其中最常用的是外标法，因此本节只介绍外标法的测定。

外标法：按各品种项下的规定，精密称（量）取对照品和供试品，配制成溶液，分别精密取一定量，进样，记录色谱图，测量对照品溶液和供试品溶液中待测物质的峰面积（或峰高），按下式计算含量。

$$C_{供} = C_{对} \frac{A_{供}}{A_{对}}$$

式中，$C_{供}$ 为供试品的浓度；$A_{供}$ 为供试品的峰面积；$C_{对}$ 为对照品的浓度；$A_{对}$ 为对照品

的峰面积。

当采用外标法测定时，以手动进样器定量环或自动进样器进样为宜，这样可以保证精确的进样量，确保测定结果的准确性。

三、任务实施

（一）标准查询

根据任务要求，找所需检测标准（见附件1），并填写检品信息卡（可参照附件2）。

（二）标准解读

本次任务中要求检测"甲硝唑注射液"的【含量测定】项目，根据《中国药典》可知均应参照高效液相色谱法（通则0512）测定。《中国药典》2020年版二部品种甲硝唑注射液项下【含量测定】规定了供试品溶液、对照品溶液的制备方法，并注明色谱条件和系统适应性要求，在检测过程中务必严格按照标准规定进行操作。

（三）主要仪器设备

高效液相色谱仪、电子天平。

（四）主要试剂及溶液配制

1. 主要试剂清单

（1）甲醇　色谱纯（HPLC）。

（2）超纯水或重蒸水。

2. 主要溶液清单

流动相：甲醇：水为20:80的比例混合，摇匀，0.45μm（或0.22μm）滤膜过滤，脱气，备用。

（五）主要仪器调试

1. 量器准备

试验中所用的量筒和移液管均应经检定校正、洁净后使用。

2. 高效液相色谱仪调试

① 检查仪器部件的电源线、数据线、输液管道和检测器是否连接正常，并按检测需要正确连接好色谱柱。

② 接通电源，依次开启电脑（数据工作站）、高压输液泵、柱温箱、检测器，打开电脑上与仪器连接的工作分析软件，检查工作站与仪器是否连接正常。

③ 更换已经过滤和排气处理的流动相，一般再经过在线排气5分钟，排除管路的气泡。

④ 用检测方法规定的流动相冲洗平衡系统，检查各管路连接处是否漏液；观察基线的变化，如果冲洗至基线漂移小于0.01mV/min，噪声小于0.001mV时，可认为系统已达到平衡状态，可以进样。

⑤ 填写高效液相色谱仪使用记录。

3. 电子天平调试

（1）天平状态检查　准确度等级满足实验要求，标识清晰（检定校准合格且在有效期内），清洁无异物，处于水平状态，牢固不晃动，周围无气流及振动干扰，必要时需要检查有无除静电装置。

(2) 开机自检 接通电源,按下开机按钮,天平开机自检,自检完成后预热 30 分钟以上,待用。必要时需对天平准确性进行校正,目前市场上,部分天平可进行自动校正。这些天平只需按自动校正按钮即可按程序完成。不带自动校正功能的天平,可采取外部校正的方式进行天平准确性校正,具体校正方法需参考天平使用说明书。

(3) 填写电子天平使用记录。

(六) 试样制备

1. 对照品溶液

见表 3-2-5。

表 3-2-5 对照品溶液制备步骤

序号	标准规定	操作步骤	注意事项
1	取甲硝唑对照品适量,精密称定,加流动相溶解并定量稀释制成每 1ml 中约含 0.25mg 的溶液	(1)确定欲配制的对照品溶液的总量,如 50ml (2)计算称样量=0.25mg/ml×50ml=12.5mg (3)将称取的甲硝唑对照品置于 50ml 容量瓶中 (4)加流动相稀释定容至刻度,摇匀,即得 (5)用 0.45μm(或 0.22μm)滤膜过滤,前 1~5 滴初滤液弃去,取续滤液,即得对照品溶液	(1)精密称定:系指称取重量准确至所取重量的千分之一。选择十万分之一电子天平,满足实验要求 (2)实际取用量不得超过计算称样量的±10% (3)溶解对照品和润洗小烧杯的溶液量不宜太大,注意避免超出欲配制的溶液总量 (4)对照品溶液平行配制两份

2. 供试品溶液

见表 3-2-6。

表 3-2-6 供试品溶液制备步骤

序号	标准规定	操作步骤	注意事项
1	精密量取本品适量,用流动相定量稀释制成每 1ml 中约含甲硝唑 0.25mg 的溶液	(1)确定欲配制的供试品溶液的总量,如 100ml (2)计算取样量=(0.25mg/ml×100ml)/(5mg/ml)=5ml (3)用移液管精密移取甲硝唑注射液 5ml,置于 100ml 容量瓶中 (4)用流动相稀释定容至刻度,摇匀,即得每 1ml 中约含甲硝唑 0.25mg 的溶液 (5)用 0.45μm(或 0.22μm)滤膜过滤,前 1~5 滴初滤液弃去,取续滤液,即得供试品溶液	(1)供试品【规格】:①10ml:50mg;② 20ml:100mg。即每 1ml 样品中含有甲硝唑的量均为 5mg (2)严格按照容量瓶和移液管的使用方法进行操作 (3)供试品溶液至少需要平行 2 份

(七) 测定

1. 含量测定

(1) 设置色谱条件　流速 1.0ml/min，柱温 25℃，进样体积 10μl，检测波长 320nm，色谱结束时间为 20 分钟。

(2) 系统适用性试验及对照品溶液测定　对照品溶液 1 重复进样 5 次，对照品溶液 2 重复进样 2 次，获取对照品溶液色谱图，甲硝唑峰理论板数，不得低于 2000，5 次重复进样峰面积 RSD 不得大于 2.0%，与其他杂质峰的分离度应大于 1.5。

(3) 供试品溶液测定　每份供试品溶液重复进样 2 次，记录色谱图。按外标法以峰面积计算甲硝唑含量。含甲硝唑（$C_6H_9N_3O_3$）应为标示量的 93.0%～107.0%。

2. 注意事项

① 流动相要使用高纯度的溶剂，一般为色谱纯，或以高效液相色谱为标准的溶剂；使用到的水溶液应为超纯水。不能选用与试样发生反应的溶剂。

② 流动相在使用前通常经过微孔滤膜（0.45μm 或 0.22μm）过滤。用滤膜过滤时，要注意分清有机相（脂溶性）滤膜和水相（水溶性）滤膜。有机相滤膜一般用于过滤有机溶剂，过滤水溶液时流速大大降低。水相滤膜只能用于过滤水溶液，严禁用于有机溶剂，否则会导致滤膜溶解。过滤后的流动相必须进行脱气处理，常用的方法是超声脱气。

③ 若使用的流动相中含有缓冲溶液（酸、碱、盐）时，不要直接切换到强溶剂，应先用无缓冲溶液相，冲洗 20～30 分钟后，再更换到强溶剂。注意溶剂的互溶性，避免缓冲溶液产生沉淀导致色谱柱或管道堵塞。

④ 检测完毕后，应继续把色谱管道冲洗干净，若使用到缓冲溶液，则应先用高比例的超纯水冲洗，再逐渐过渡到有机溶剂，最后将色谱柱封存在有机溶剂中（常为甲醇或乙腈）。

⑤ 检测的所有供试品、对照品溶液均需在进样前经过微孔滤膜（0.45μm 或 0.22μm）过滤，确保试样不含固体颗粒。

⑥ 色谱柱在使用前仔细阅读附带的说明书，了解适用范围，包括 pH 值、流动相类型等。

⑦ 在安装色谱柱时，要注意使色谱柱上标签方向与流动相的流向一致；使用色谱柱时，应轻拿轻放，以免影响填料；并且一般在色谱柱前方连接保护柱，以延长色谱柱的使用寿命。

⑧ 注意高压泵的保养，流动相进液处的砂芯过滤头要经常清洗，在不使用时应浸没在纯有机溶剂中（甲醇）；流动相在交换时要防止发生反应或产生沉淀。

(八) 原始记录及数据分析

按照药典及相关法规要求如实记录数据，并进行数据分析。原始记录可借鉴附件 3。

(九) 检测报告

根据实验结果，如实填写检验检测报告，并按照药典标准判定本样品该项目是否满足标准要求。检验检测报告模板可借鉴附件 4。

(十) 思考练习

① 简述高效液相色谱法原理。

② 简述应用高效液相色谱仪分析药品的操作步骤。

参考文献

[1] 国家药典委员会. 中华人民共和国药典二部. 2020年版. 北京：中国医药科技出版社，2020：253-256.
[2] 国家药典委员会. 中华人民共和国药典四部. 2020年版. 北京：中国医药科技出版社，2020：61-65.

附件 1

甲硝唑注射液
Jiaxiaozuo Zhusheye
Metronidazole Injection

本品为甲硝唑加氯化钠适量使成等渗的灭菌水溶液。含甲硝唑（$C_6H_9N_3O_3$）应为标示量的 93.0%～107.0%。

【性状】本品为无色至微黄色的澄明液体。

【鉴别】（1）取含量测定项下供试品溶液和对照品溶液各适量，分别用甲醇-水（20：80）稀释制成每 1ml 中约含甲硝唑 20μg 的溶液，照紫外-可见分光光度法（通则 0401）测定，供试品溶液的紫外吸收光谱图应与对照品溶液的紫外吸收光谱图一致。

（2）在含量测定项下记录的色谱图中，供试品溶液主峰的保留时间应与对照品溶液主峰的保留时间一致。

（3）本品显钠盐鉴别（1）与氯化物鉴别（1）的反应（通则 0301）。

【检查】pH 值　应为 4.5～7.0（通则 0631）。

亚硝酸盐　照离子色谱法（通则 0513）测定。

供试品溶液　取本品，即得。

对照品溶液　取亚硝酸钠对照品，精密称定，加水溶解并定量稀释制成每 1ml 中约含亚硝酸根 40μg 的溶液。

系统适用性溶液　取亚硝酸钠对照品适量，加 0.9% 氯化钠溶液溶解并稀释制成每 1ml 中约含亚硝酸根 40μg 的溶液。

色谱条件　用阴离子交换色谱柱（IonPac AS18 柱，或效能相当的色谱柱）；检测器为电导检测器；检测方式为抑制电导检测；柱温 30℃；以 5mmol/L 氢氧化钾溶液为淋洗液，流速为每分钟 1.0ml；进样体积 25μl。

系统适用性要求　系统适用性溶液色谱图中，亚硝酸根峰与氯离子峰之间的分离度应符合要求。

测定法　精密量取供试品溶液与对照品溶液，分别注入离子色谱仪，记录色谱图。

限度　供试品溶液色谱图中如显亚硝酸根峰，按外标法以峰面积计算，不得过甲硝唑标示量的 0.8%。

有关物质　照高效液相色谱法（通则 0512）测定。避光操作。

供试品溶液　取本品适量，用水稀释制成每 1ml 中约含甲硝唑 0.2mg 的溶液。

对照溶液　分别精密量取供试品溶液 1ml 与对照品溶液 1ml，置同一 100ml 量瓶中，用流动相稀释至刻度，摇匀，精密量取 5ml，置 50ml 量瓶中，用流动相稀释至刻度，摇匀。

灵敏度溶液　精密量取供试品溶液 1ml，置 100ml 量瓶中，用流动相稀释至刻度，摇匀，精密量取 5ml，置 100ml 量瓶中，用流动相稀释至刻度，摇匀。

对照品溶液、色谱条件、系统适用性要求与测定法　见甲硝唑有关物质项下。

限度　供试品溶液色谱图中如有与对照溶液中杂质Ⅰ峰保留时间一致的色谱峰，其峰面积不得大于对照溶液中甲硝唑峰面积的 1.5 倍（0.15％）；其他杂质峰面积之和不得大于对照溶液中甲硝唑峰面积的 5 倍（0.5％），小于灵敏度溶液主峰面积的峰忽略不计。

氯化物 精密量取本品 10ml，加水至 50ml，加 2％糊精溶液 5ml、碳酸钙 0.1g 与荧光黄指示液 5～8 滴，摇匀，用硝酸银滴定液（0.1mol/L）滴定至浑浊液由黄绿色变为微红色。消耗硝酸银滴定液（0.1mol/L）应为 13.2～14.6ml。

细菌内毒素 取本品，依法检查（通则 1143），每 1mg 甲硝唑中含内毒素的量应小于 0.35EU。

其他 应符合注射剂项下有关的各项规定（通则 0102）。

【含量测定】照高效液相色谱法（通则 0512）测定。

供试品溶液 精密量取本品适量，用流动相定量稀释制成每 1ml 中约含甲硝唑 0.25mg 的溶液，摇匀。

对照品溶液 取甲硝唑对照品适量，精密称定，加流动相溶解并定量稀释制成每 1ml 中约含 0.25mg 的溶液。

色谱条件 见有关物质项下。检测波长为 320nm；进样体积 10μl。

系统适用性 要求理论板数按甲硝唑峰计算不低于 2000。

测定法 精密量取供试品溶液与对照品溶液，分别注入液相色谱仪，记录色谱图。按外标法以峰面积计算。

【类别】同甲硝唑。

【规格】(1) 10ml：50mg　(2) 20ml：100mg

【贮藏】遮光，密闭保存。

甲硝唑

Jiaxiaozuo

Metronidazole

$C_6H_9N_3O_3$　171.16

本品为 2-甲基-5-硝基咪唑-1-乙醇。按干燥品计算，含 $C_6H_9N_3O_3$ 不得少于 99.0％。

【性状】本品为白色至微黄色的结晶或结晶性粉末；有微臭。

本品在乙醇中略溶，在水中微溶，在乙醚中极微溶解。

熔点 本品的熔点（通则 0612）为 159～163℃。

吸收系数 取本品，精密称定，加盐酸溶液（9→1000）溶解并定量稀释制成每 1ml 中约含 13μg 的溶液，照紫外-可见分光光度法（通则 0401），在 277nm 的波长处测定吸光度，吸收系数（$E_{1cm}^{1\%}$）为 365～389。

【鉴别】(1) 取本品约 10mg，加氢氧化钠试液 2ml 微温，即得紫红色溶液；滴加稀盐酸使成酸性即变成黄色，再滴加过量氢氧化钠试液则变成橙红色。

(2) 取本品约 0.1g，加硫酸溶液（3→100）4ml，应能溶解；加三硝基苯酚试液 10ml，放置后即生成黄色沉淀。

(3) 取吸收系数项下的溶液，照紫外-可见分光光度法（通则 0401）测定，在 277nm 的波长处有最大吸收，在 241nm 的波长处有最小吸收。

（4）本品的红外光吸收图谱应与对照的图谱（光谱集112图）一致。

【检查】乙醇溶液的澄清度与颜色　取本品，加乙醇溶解并稀释制成每1ml中约含5mg的溶液，溶液应澄清无色；如显浑浊，与1号浊度标准液（通则0902第一法）比较，不得更浓；如显色，与黄色或黄绿色2号标准比色液（通则0901第一法）比较，不得更深。

有关物质　照高效液相色谱法（通则0512）测定。避光操作。

供试品溶液　取本品约100mg，置100ml量瓶中，加甲醇溶解并稀释至刻度，摇匀，精密量取适量，用流动相定量稀释制成每1ml中含0.2mg的溶液。

对照品溶液　取杂质Ⅰ对照品约20mg，置100ml量瓶中，加甲醇溶解并稀释至刻度，摇匀。

对照溶液　分别精密量取供试品溶液2ml与对照品溶液1ml，置同一100ml量瓶中，用流动相稀释至刻度，摇匀，精密量取5ml，置50ml量瓶中，用流动相稀释至刻度，摇匀。

灵敏度溶液　精密量取供试品溶液1ml，置100ml量瓶中，用流动相稀释至刻度，摇匀，精密量取5ml，置100ml量瓶中，用流动相稀释至刻度，摇匀。

色谱条件　用十八烷基硅烷键合硅胶为填充剂；以甲醇-水（20：80）为流动相；检测波长为315nm；进样体积20μl。

系统适用性要求　对照溶液色谱图中，理论板数按甲硝唑峰计算不低于2000，甲硝唑峰与杂质Ⅰ峰之间的分离度应大于2.0。灵敏度溶液色谱图中，主成分峰高的信噪比应不低于10。

测定法　精密量取供试品溶液与对照溶液，分别注入液相色谱仪，记录色谱图至主成分峰保留时间的2倍。

限度　供试品溶液色谱图中如有与对照溶液中杂质Ⅰ峰保留时间一致的色谱峰，其峰面积不得大于对照溶液中甲硝唑峰面积的0.5倍（0.1%）；各杂质峰面积的和不得大于对照溶液中甲硝唑峰面积（0.2%），小于灵敏度溶液主峰面积的峰忽略不计。

干燥失重　取本品，在105℃干燥至恒重，减失重量不得过0.5%（通则0831）。

炽灼残渣　取本品1.0g，依法检查（通则0841），遗留残渣不得过0.1%。

重金属　取炽灼残渣项下遗留的残渣，依法检查（通则0821第二法），含重金属不得过百万分之十。

【含量测定】取本品约0.13g，精密称定，加冰醋酸10ml溶解后，加萘酚苯甲醇指示液2滴，用高氯酸滴定液（0.1mol/L）滴定至溶液显绿色，并将滴定的结果用空白试验校正。每1ml高氯酸滴定液（0.1mol/L）相当于17.12mg的$C_6H_9N_3O_3$。

【类别】抗厌氧菌药、抗滴虫药。

【贮藏】遮光，密封保存。

【制剂】（1）甲硝唑片　（2）甲硝唑阴道泡腾片　（3）甲硝唑注射液　（4）甲硝唑栓　（5）甲硝唑胶囊　（6）甲硝唑葡萄糖注射液　（7）甲硝唑氯化钠注射液　（8）甲硝唑凝胶

附：

杂质Ⅰ

$C_4H_5N_3O_2$　127.10

2-甲基-5-硝基咪唑

附件 2

××××××××××××公司　　　　文件编号：××××××××××××××××

检品信息卡

检品编号：

样　品　名　称	_____	规　　　　格	_____
剂　　　　型	_____	数　　　　量	_____
保质期/限期 使用日期	_____	生产日期/ 批　　　号	_____
贮　藏　条　件	_____	收　样　日　期	_____
生产单位/ 产　　　地	_____	检　验　类　别	_____
委　托　单　位	_____		
检　验　项　目	_____		
检　验　依　据	_____		
判　定　依　据	_____		

检品流转表

流转程序		签名	日期
业务科	收检录入		
	核对分发		
主检科室	检科室签收		
	（主）检验人收样		
	检验完成		
	核对		
	审核		
授权签字人审签			
业务科	报告打印		
	校对发出		

备注：

附件 3

××××××××××××公司　　　　文件编号：××××××××××××××××

原始记录

检品编号：_____　　　检品名称：_____
批　　号：_____　　　规　　格：_____
数　　量：_____　　　剂　　型：_____
检验项目：_____
检验依据：_____

检验人：　　　　　　复核人：　　　　　　　　　　第　页共　页

×××××××××××公司　　　　　文件编号：×××××××××××××

样品状态：包装完整□，无异常情况□，数量满足实验要求□。

检验日期：

检验地点：温度：　　　　℃　　　　　　相对湿度：　　　　　%

一、仪器设备

电子天平　　　　型号：　　　　　编号：　　　　　效期：

高效液相色谱仪　型号：　　　　　编号：　　　　　效期：

二、标准溶液

1. 对照品

表1　对照品信息

序号	名称	含量	批号	效期至	来源
1	甲硝唑				

2. 对照品溶液

表2　对照品溶液配制过程

序号	对照品溶液名称	取样量/mg	定容体积/ml①	浓度/(mg/ml)
1	对照品溶液1			
2	对照品溶液2			

① 溶剂为甲醇-水（20∶80）。

三、检验方法

1. 色谱条件

检测器：　紫外　　；　　　　　　检测波长：　　320nm　　；

色谱柱：型号：　　　　　规格：　　　　　序列号：　　　　　；

流动相：　甲醇-水（20∶80）　　　；　流　速：　1ml/min　　；

进样量：　10μl　。

2. 供试品溶液制备

供试品溶液1的制备：精密量取供试品溶液　　　　ml，置100ml量瓶中，加甲醇-水（20∶80）溶解并稀释至刻度，摇匀，即得。

供试品溶液2的制备：精密量取供试品溶液　　　　ml，置100ml量瓶中，加甲醇-水（20∶80）溶解并稀释至刻度，摇匀，即得。

3. 测定法

分别取对照品溶液与供试品溶液，过0.45μm（或0.22μm）滤膜过滤，至进样小瓶，进样量10μl，注入液相色谱仪，测定。

四、检验结果

1. 对照品溶液1测定结果

表3　对照品溶液1测定结果

名称	对照品保留时间/分钟	对照品峰面积	理论塔板数
对照品1-1			

检验人：　　　　　复核人：　　　　　　　　　　第　页共　页

续表

名称	对照品保留时间/分钟	对照品峰面积	理论塔板数
对照品 1-2			
对照品 1-3			
对照品 1-4			
对照品 1-5			
平均值			
RSD/%			
判定依据	RSD应≤2.0%		
换算系数(f_1)①			

① $f = \dfrac{C_R}{A_R}$,C_R 为对照品的浓度;A_R 为对照品的平均峰面积。

注:图谱见_____页。

2. 对照品溶液 2 测定结果

表 4　对照品溶液 1 测定结果

名称	对照品保留时间/分钟	对照品峰面积	理论塔板数
对照品 2-1			
对照品 2-2			
平均值			
相对平均偏差/%			
判定依据	RSD应≤2.0%		
换算系数(f_2)			
平均换算系数(f)	$f=(f_1+f_2)/2=$		

注:图谱见_____页。

3. 供试品溶液测定结果

名称	保留时间/分钟	峰面积	平均峰面积	取样体积	稀释倍数	标示量/%	平均标示量/%
供试品 1-1					100		
供试品 1-2							
供试品 2-1							
供试品 2-2							
相对平均偏差	应≤2.0%						

注:图谱见_____页。标示量% = $\dfrac{100fA_{供}}{V} \times 100\%$。式中,$f$ 为平均换算系数;$A_{供}$ 为供试品溶液中甲硝唑峰面积平均值;V 为供试品取样体积。

五、标准规定

本品含甲硝唑($C_6H_9N_3O_3$)应为标示量的 93.0%～107.0%。

六、结论

检验人:　　　　　　复核人:　　　　　　　　　　　　　　第　页共　页

附件 4

| ×××××××××××公司 | 文件编号：××××××××××××××× |

检验检测报告

报告编号：　　　　　　　　　　　　　　　　　　　　　　　　　　第　页共　页

检 品 名 称	_____	收样日期	_____
生产单位/产　　　地	_____	贮藏条件	_____
规　　　格	_____	包装方式	_____
检 品 状 态	_____	生产批号	_____
检 品 数 量	_____	完成日期	_____
检 验 依 据	_____		
检 验 项 目	_____		
检 验 类 别	委托□　复验□　其他□_____		
委 托 单 位	_____		

结果评价：

备注：

报告编制人：　　　　　审核人：　　　　　授权签字人：　　　　　（盖章）

　　　　　　　　　　　　　　　　　　　　　　　　　　　　　　　　　年　月　日

检验项目	计量单位	标准限制	检测结果	结论
【含量测定】				

（以下空白）

第四节　学习任务四　通则 0521 气相色谱法
——藿香正气水的乙醇量检查

能力目标

1. 掌握气相色谱法测量原理。
2. 了解气相色谱仪的结构、功能。
3. 能规范使用气相色谱仪。
4. 熟悉药品质量分析中常用的气相色谱定性和定量方法。

5. 能规范书写原始记录，出具检测报告。
6. 能规范整理实验现场和处理废弃物。

一、任务描述

某药品检测实验室接收一批药品的委托检验，要求按照药典方法进行检测。具体品种为藿香正气水，检测项目为：【检查】乙醇量。

业务科室收样人员与送检人员核对检品数量、包装等样品外观信息，检查确认无误后，按照实验室内部流程，对检品进行编号，填写检品信息卡，标记检品状态，将检品信息卡连同检品一起分发给检测科室人员。双方人员交接完毕后，填写检品流转单。药品检测人员开始对检品进行检测并及时填写检测原始记录。检测完成后，依据检测结果出具检验检测报告。

二、相关理论知识

（一）气相色谱法

气相色谱法（《中国药典》2020年版四部通则0521）系采用气体为流动相（载气）流经装有填充剂的色谱柱进行分离测定的色谱方法。试样经汽化后进入色谱柱，各组分分子在色谱柱中与固定相的作用力不同，因此从色谱柱中流出时间不同，彼此分离并先后进入检测器，再通过数据处理系统记录色谱信号（如图3-2-12）。气相色谱法的定性定量原理与高效液相色谱法相同，根据各组分的出峰时间和顺序，可对化合物进行定性分析；根据峰的高低和面积大小，可对化合物进行定量分析。

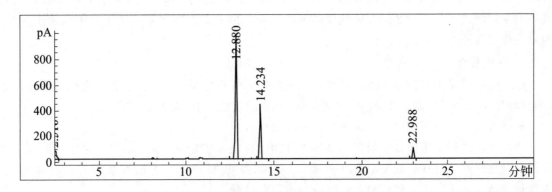

图 3-2-12　气相色谱图

气相色谱法具有分离效率高、检测灵敏度高、选择性强、分析速度快、操作简便等特点，主要应用于具有挥发性或其衍生物具有挥发性的药物及其相关物质的分析，在中国药典中被广泛应用于残留溶剂测定，也应用于含量测定、有关物质检查、水分测定、酒剂或酊剂中乙醇量和甲醇量检查等，其在化学药品的含量测定应用并不广泛，主要用于含挥发性成分的中药材及中药制剂中有关成分的含量测定。

（二）气相色谱仪

气相色谱仪由气路系统、进样系统、柱分离系统、检测系统和数据处理系统等组成（如图3-2-13）。进样部分、色谱柱和检测器的温度均应根据分析要求适当设定。各品种项下规定的色谱条件，除检测器种类、固定液品种及特殊指定的色谱柱材料不得改变外，其余如色谱柱内径、长度、载体牌号、粒度、固定液涂布浓度、载气流速、柱温、进样量、检测器的灵敏度等，均可适当改变，以适应具体品种和系统适用性试验的要求。一般色谱图约于30分钟内记录完毕。

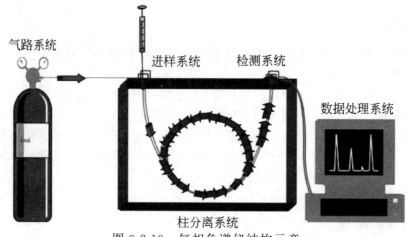

图 3-2-13　气相色谱仪结构示意

1. 气路系统

气相色谱仪的气路系统是一个载气连续运行的密闭管路系统。载气通过减压阀、净化器、稳压器、气化室、色谱柱后进入检测器，最后放空。气相色谱中的常用载气有氮气、氦气、氢气等，载气的选择和纯度要求主要取决于选用的检测器、色谱柱以及分析方法的要求，除另有规定外，常用载气为氮气，纯度要求达99.99％以上。目前氮气和氢气气源主要有高压钢瓶和气体发生器两种，高压钢瓶的气体纯度高、质量好，但是更换不方便。气体发生器使用方便，但是气体纯度不高。

2. 进样系统

进样系统就是把气体或液体样品快速而定量注入气相色谱仪前端的装置，由样品引入装置（如注射器、自动进样器以及顶空进样器）和气化室（进样口）两部分组成。

进样方式一般可采用溶液直接进样、自动进样或顶空进样。

溶液直接进样采用微量注射器、微量进样阀或有分流装置的气化室进样；采用溶液直接进样或自动进样时，进样口温度应高于柱温30～50℃；进样量一般控制在数微升；柱径越细，进样量应越少，采用毛细管柱时，一般应分流以免过载。

顶空进样适用于固体和液体供试品中挥发性组分的分离和测定。将固态或液态的待测样品制成供试液后，置于密闭小瓶中，在恒温控制的加热室中加热至样品中挥发性成分在液态和气态间达到平衡后，由进样器自动吸取一定体积的顶空气注入色谱柱中。

3. 柱分离系统

柱分离系统由色谱柱和柱温箱组成。

常用色谱柱为填充柱或毛细管柱，在气相色谱仪中起到分离作用。填充柱的材质通常为不锈钢或玻璃，形状有U形或螺旋形等，内径为2～4mm，柱长为2～4m，柱内填充固定相，其具有制备简单、柱容量大、分离效率较高等优点。毛细管柱的材质通常为玻璃或石英，内壁或载体经涂渍或交联固定液，内径一般为0.25mm、0.32mm或0.53mm，柱长5～60m，螺旋形，其渗透性好、分离效率高，可用于分离复杂混合物。

柱温箱的温度应根据分离要求进行精确控制，可以恒温或是程序升温，分离复杂混合物通常采用程序升温方法。

4. 检测系统

气相色谱仪的常用检测器有氢火焰离子化检测器（FID）、热导检测器（TCD）、氮磷检测器（NPD）、火焰光度检测器（FPD）、电子捕获检测器（ECD）、质谱检测器（MS）等。

①氢火焰离子化检测器对碳氢化合物响应良好，适合检测大多数的药物；②热导检测器适用于气体混合物的分析，在检测过程中样品不被破坏，有利于样品收集；③氮磷检测器适合于含氮、磷元素的化合物的分析；④火焰光度检测器对含磷、硫元素的化合物有较高的选择性和灵敏度；⑤电子捕获检测器对含卤素的化合物灵敏度高；⑥质谱检测器还能给出供试品某个成分相应的结构信息，可用于结构确证。在药物分析中，氢火焰离子化检测器是最常用的检测器。

5. 数据处理系统

数据处理系统一般由记录仪、积分仪以及色谱工作站组成。通过色谱工作站可进行数据采集和处理，同时也可对色谱仪的气路系统、进样系统、柱分离系统和检测系统的色谱参数进行设定和控制，使气相色谱分析自动化。

（三）定性和定量方法

1. 定性鉴别

主要方法有保留时间定性法、相对调整保留时间定性法、与其他仪器联用定性法。

（1）保留时间定性法　在相同色谱条件下，供试品中某一组分如与对照品的保留时间一致，则说明供试品中该组分可能是与对照品相同的组分。

用保留时间定性要求载气的流速、温度及柱温等色谱条件保持恒定，微小的波动都会使保留时间改变，从而对定性结果产生影响。

（2）相对调整保留时间定性法　供试品中待测组分的保留时间扣除色谱系统死时间后与内标物保留时间扣除色谱系统死时间后的值相比，这个比值就称为相对调整保留时间。

相对调整保留时间只受固定相的种类和温度的影响，是较理想的定性参数。

（3）与其他仪器联用定性法　气相色谱仪可与质谱仪、傅里叶红外光谱仪等仪器联用，对未知组分进行定性，此种方法定性结果较为可靠。

2. 定量方法

气相色谱定量方法可分为外标法、内标法、峰面积归一化法及标准加入法。

（1）外标法　按标准规定，精密称（量）取对照品和供试品，配制成溶液，分别精密取一定量，进样，记录色谱图，测量对照品溶液和供试品溶液中待测物质的峰面积，按下式计算含量。

$$含量(C_X) = C_R \times \frac{A_X}{A_R}$$

式中，C_X 为供试品浓度；C_R 为对照品浓度；A_X 为供试品峰面积；A_R 为对照品峰面积。

外标法为常用的气相定量分析方法，操作简便，准确度主要取决于进样量的准确性及实验条件的稳定性。

（2）内标法　按标准规定，分别精密称（量）取对照品和供试品，加入内标物质（或内标溶液）配制成对照品溶液和供试品溶液，分别精密取一定量，进样，记录色谱图，测量对照品溶液中待测物质及内标物的峰面积，按下式计算校正因子。

$$校正因子(f) = (A_S/C_S)/(A_R/C_R)$$

式中，A_S 为对照品溶液中内标物质的峰面积；A_R 为对照品的峰面积；C_S 为对照品溶液中内标物质的浓度；C_R 为对照品的浓度。

再测量供试品溶液中待测物质及内标物的峰面积，按下式计算供试品的含量。

$$含量(C_X) = fA_X/(A_{SR}/C_{SR})$$

式中，A_X 为待测物质的峰面积；C_X 为待测物质的浓度；A_{SR} 为供试品溶液中内标物质的峰面积；C_{SR} 为供试品溶液中内标物质的浓度；f 为内标法校正因子。

内标法可以部分消除进样体积误差对测定结果的影响。

内标物的选择：要求纯度高，为供试品中不存在的组分且与供试品中各组分可以完全分离，其保留时间应与待测组分相近，或处于多个待测组分保留时间中间。例如：麝香跌打风湿膏中水杨酸甲酯的含量测定是以萘为内标物，对照品溶液与供试品溶液的气相色谱图分别如图 3-2-14、图 3-2-15。

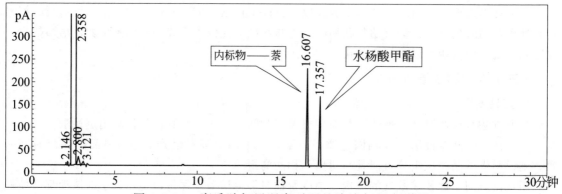

图 3-2-14　麝香跌打风湿膏对照品溶液气相色谱图

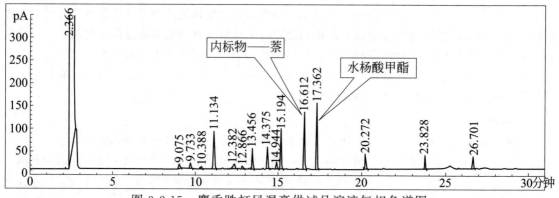

图 3-2-15　麝香跌打风湿膏供试品溶液气相色谱图

（3）峰面积归一化法　按标准规定，配制供试品溶液，取一定量进样，记录色谱图。测量各峰的面积和色谱图上除溶剂峰以外的总色谱峰面积，计算各峰面积占总峰面积的百分率。用于杂质检查时，受仪器线性范围的限制，峰面积归一化法一般不宜用于微量杂质的检查。

（4）标准加入法　精密称（量）取待测成分（或杂质）对照品适量，按标准要求，配制成适当浓度的对照品溶液，取一定量，精密加入到供试品溶液中，根据外标法或内标法测定该成分（或杂质）含量，再扣除加入的对照品溶液含量，即得供试品溶液中该成分（或杂质）的含量。

也可按下述公式进行计算，加入对照品溶液前后校正因子应相同。

$$\frac{A_{is}}{A_X} = \frac{C_X + \Delta C_X}{C_X}$$

则待测成分（或杂质）的浓度 C_X 可通过如下公式进行计算。

$$C_X = \frac{\Delta C_X}{A_{is}/A_X - 1}$$

式中，C_X 为供试品中组分 X 的浓度；A_X 为供试品中组分 X 的色谱峰面积；ΔC_X 为所加入的已知浓度的待测组分对照品的浓度；A_{is} 为加入对照品后组分 X 的色谱峰面积。

定量方法的选择：由于气相色谱法的进样量一般仅为数微升，当采用手动进样时，为减小进样误差，一般采用内标法定量；当采用自动进样器时，由于进样重复性的提高，在保证分析误差的前提下，也可采用外标法定量。当采用顶空进样时，采用标准溶液加入法，可消除基质效应的影响；如标准溶液加入法与其他定量方法结果不一致时，应以标准加入法结果为准。

三、任务实施

（一）标准查询

根据任务要求，找所需检测标准（见附件1）和相关的药典通则（见附件2），并填写检品信息卡（可参照附件3）。

（二）标准解读

在《中国药典》2020 年版一部品种藿香正气水【检查】乙醇量项下，规定了乙醇量测定的限度信息，具体检测方法执行《中国药典》2020 年版四部 通则 0711 乙醇量测定法。

本次选用气相色谱法，测定方法有两种，分别为毛细管柱法和填充柱法，均为内标法，可根据实验室条件选择其中一种方法进行测定。

（三）主要仪器与用具

气相色谱仪（氢火焰离子化检测器）、移液管、容量瓶。

（四）主要试剂及溶液

（1）无水乙醇　对照品。
（2）正丙醇　色谱纯，使用前需用本法确定其中不含乙醇。
（3）纯化水。

（五）主要仪器调试

1. 量器准备

试验中所用的量瓶和移液管均应经检定校正、洗净后使用。

2. 气相色谱仪的调试

① 检查仪器上的电源开关，均应处于"关"的状态。
② 按照表 3-2-7，选择合适的色谱柱，安装前检查色谱柱两端，应堵有盲堵。
③ 取下盲堵，正确区分入口端及出口端，套好石墨密封圈及固定螺母，小心安装到仪器上，拧紧固定螺母，以不漏气为合适，不宜过紧。被更换下的色谱柱应堵上盲堵后保存。
④ 采用载气钢瓶的，开启钢瓶上总阀，调节减压阀至规定压力；采用氮气发生器作为载气气源的，则应提前 2~3 小时打开氮气发生器进行平衡。
⑤ 用检漏液检查柱连接处是否漏气。如漏气应重新连接或拧紧。
⑥ 打开各部分电路开关，打开色谱工作站，按照表 3-2-7，设定进样口（气化室）、柱温箱、检测器温度和载气流量等色谱参数，开始加热。
⑦ 待各部分设定参数恒定后，开启氢钢瓶总阀、空气压缩机总阀，调节减压阀至规定压力。

⑧ 按下点火按钮或待仪器自动点火,用玻璃片置 FID 检测器气体出口处,检视玻璃片上应有水雾,表示已点着火,同时工作站上应有信号响应。

⑨ 调节仪器的放大器灵敏度等,观察基线,待基线稳定度达到可以接受的范围内,即可进样分析。

⑩ 填写气相色谱仪使用记录。

表 3-2-7 乙醇量测定色谱条件

色谱条件	毛细管柱法	填充柱法
检测器	氢火焰离子化检测器	氢火焰离子化检测器
色谱柱	(6%)氰丙基苯基-(94%)二甲基聚硅氧烷 为固定液的毛细管柱(30m×0.53mm×3.00μm)	用直径为 0.18~0.25mm 的二乙烯苯-乙基乙烯苯型高分子多孔小球作为载体的色谱柱
柱温	程序升温法:起始温度为 40℃、保持 2 分钟,再以每分钟 3℃的速率升温至 65℃,续以每分钟 25℃的速率升温至 200℃,保持 10 分钟	恒温:120~150℃
进样口温度	200℃	170℃
检测器温度	220℃	170℃

3. 超级恒温水浴槽调试

(1) 状态检查　标识清晰(检定确认合格且在有效期内),槽内用水足量、清洁、无水垢。

(2) 开机设置　打开仪器电源开关,设定温度为 20℃,待用。

4. 调节室温

调节室温至 20℃。

(六)对照品和供试品溶液的制备

(1) 将待测供试品、无水乙醇、正丙醇放置在 20℃的超级恒温水浴槽中,使三种溶液均恒温到 20℃,备用。

(2) 对照品溶液的制备

① 毛细管柱法:精密量取无水乙醇 5ml,平行做 2 份,置 100ml 量瓶中,分别精密加入正丙醇(内标物质)5ml,加水稀释至刻度,摇匀,精密量取该溶液 1ml,置 100ml 量瓶中,加水稀释至刻度,摇匀,作为对照溶液。精密量取 3ml,置 10ml 顶空进样瓶中,密封,即得。

② 填充柱法:精密量取无水乙醇 4ml、5ml、6ml,分别置 100ml 量瓶中,分别精密加入正丙醇(内标物质)5ml,加水稀释至刻度,摇匀,即得。

(3) 供试品溶液的制备

① 供试品取样量计算:标准规定检品中乙醇量应为 40%~50%。相当于 5ml 乙醇的供试品量应为 5/40%~5/50%,即 12.5~10ml,取样量应为 10ml。

② 毛细管柱法:精密量取供试品 10ml,置 100ml 量瓶中,精密加入正丙醇 5ml,加水稀释至刻度,摇匀,精密量取该溶液 1ml,置 100ml 量瓶中,加水稀释至刻度,摇匀;作为供试品溶液。精密量取 3ml,置 10ml 顶空进样瓶中,密封,即得。平行制备 2 份供试品溶液。

③ 填充柱法:精密量取供试品 10ml,置 100ml 量瓶中,精密加入正丙醇 5ml,加水稀释至刻度,摇匀,即得。平行制备 2 份供试品溶液。

（七）系统适用性试验与校正因子

（1）**毛细管柱法** 采用顶空分流进样，分流比为1∶1，顶空瓶平衡温度为85℃、平衡时间为20分钟。待色谱系统稳定后，照气相色谱内标法测定，上述2份对照品溶液各进样3次。理论板数按乙醇峰计算应不低于10000，乙醇峰与正丙醇峰的分离度应大于2.0；以测定峰面积，计算校正因子，所得6个校正因子的相对标准偏差不得大于2.0%。

（2）**填充柱法** 待色谱系统稳定后，照气相色谱内标法测定，上述3份对照品溶液各进样3次，可采用微量注射器手动进样或自动进样，进样体积为$2\mu l$。理论板数按正丙醇峰计算应不低于700，乙醇峰与正丙醇峰的分离度应大于2.0；以测定峰面积，计算校正因子，所得9个校正因子的相对标准偏差不得大于2.0%。

（八）供试品溶液的测定

采用顶空进样法测定（毛细管柱法），或精密吸取供试品溶液$2\mu l$注入气相色谱仪测定（填充柱法），记录色谱图，按内标法以峰面积计算供试品中乙醇的含量（%）（ml/ml）。两份供试品溶液测定结果的相对平均偏差不得大于2.0%，否则应重新测定。

（九）关机及后处理

① 分析完毕后，待各组分流出后，先关闭氢气和空气，再进行降温操作，将进样口、柱温箱、检测器以及顶空进样器的温度均设为40℃或以下，待各组件的温度降到40℃以下时，依次关闭气相色谱仪、工作站和载气。如果要取下色谱柱，则取下后应将柱两端用盲堵堵上，放在盒内，妥善保存。
② 清洁仪器，清洁试验台。
③ 填写所用仪器使用记录。
④ 记录测量时实验场所温湿度。
⑤ 清洗所用玻璃仪器，晾干，放置于储存柜中。

（十）原始记录及数据分析

按照药典及相关法规要求如实记录数据，并进行数据分析。原始记录可参考附件4（以毛细管柱法为例）。

（十一）检测报告

根据实验结果，如实填写检验检测报告，并按照药典标准判定本样品该项目是否满足标准要求。检验检测报告模板可参考附件5。

（十二）注意事项

① 测定过程中，应避免甲醇或其他成分对测定的干扰。
② 系统适用性试验中，采用填充柱法测定时，可视气相色谱仪和色谱柱的实际情况对柱温度、进样口温度和检测器温度作适当调整以满足要求；采用毛细管柱法测定时，可适当升高柱温度或充分的柱老化后再行测定，以改善峰形。
③ 在用微量注射器手动进样时，精密度决定于操作的重复程度，各步操作应尽量一致。注射样品所用时间及注射器在气化室中停留的时间越短越好，且每次注射的过程越重现越好。避免样品之间的相互干扰：取样之前先用样品溶剂洗针至少3次，然后用待测样品溶液润洗至少3次，最后再取样。

（十三）思考练习

① 简述气相色谱法的原理。

② 气相色谱仪由哪几部分组成？检测器类型有哪几种？其特点各是什么？
③ 试述气相色谱仪的操作步骤。

参考文献

[1] 国家药典委员会. 中华人民共和国药典一部. 2020年版. 北京：中国医药科技出版社，2020：1881-1882.
[2] 国家药典委员会. 中华人民共和国药典四部. 2020年版. 北京：中国医药科技出版社，2020：96.
[3] 中国食品药品检定研究院. 中国药品检验标准操作规范. 2019年版. 北京：中国医药科技出版社，2019：204-215.
[4] 国家药典委员会. 中国药典分析检测技术指南. 北京：中国医药科技出版社，2017：216-229.

附件1

藿香正气水

Huoxiang Zhengqi Shui

【处方】苍术 160g　　　　陈皮 160g
　　　　厚朴（姜制）160g　白芷 240g
　　　　茯苓 240g　　　　大腹皮 240g
　　　　生半夏 160g　　　甘草浸膏 20g
　　　　广藿香油 1.6ml　　紫苏叶油 0.8ml

【制法】以上十味，苍术、陈皮、厚朴（姜制）、白芷分别用60%乙醇作溶剂，浸渍24小时后进行渗漉，前三种各收集初漉液400ml，后一种收集初漉液500ml，备用；继续渗漉，收集续漉液，浓缩后并入初漉液中。茯苓加水煮沸后，80℃温浸二次，第一次3小时，第二次2小时，取汁；生半夏用冷水浸泡，每8小时换水一次，泡至透心后，另加干姜13.5g，加水煎煮二次，第一次3小时，第二次2小时；大腹皮加水煎煮3小时，甘草浸膏打碎后水煮化开；合并上述提取液，滤过，滤液浓缩至适量。广藿香油、紫苏叶油用乙醇适量溶解。合并以上溶液，混匀，用乙醇与水适量调整乙醇含量，并使全量成2050ml，静置，滤过，灌装，即得。

【性状】本品为深棕色的澄清液体（贮存略有沉淀）；味辛、苦。

【鉴别】(1) 取本品20ml，用环己烷振摇提取2次，每次25ml，合并环己烷液，低温蒸干，残渣加环己烷1ml使溶解，作为供试品溶液。另取苍术对照药材0.5g，加环己烷2ml，超声处理15分钟，滤过，滤液作为对照药材溶液。照薄层色谱法（通则0502）试验，吸取上述供试品溶液8μl，对照药材溶液5μl，分别点于同一硅胶G薄层板上，以石油醚（60~90℃）-乙酸乙酯（20：1）为展开剂，展开，取出，晾干，喷以5%的对二甲氨基苯甲醛10%硫酸乙醇溶液，加热至斑点显色清晰。供试品色谱中，在与对照药材色谱相应的位置上，显相同颜色的斑点。

(2) 取本品20ml，用石油醚（30~60℃）振摇提取2次，每次25ml，石油醚液备用；水溶液用乙酸乙酯振摇提取3次，每次20ml，合并乙酸乙酯液，蒸干，残渣加甲醇2ml使溶解，作为供试品溶液。另取陈皮对照药材1g，加甲醇20ml，超声处理30分钟，滤过，滤液蒸干，残渣加甲醇1ml使溶解，作为对照药材溶液。再取橙皮苷对照品，加甲醇制成饱和溶液，作为对照品溶液。照薄层色谱法（通则0502）试验，吸取上述三种溶液各5μl，分别点于同一硅胶G薄层板上，以乙酸乙酯-甲醇-水（100：17：10）为展开剂，展开，取出，晾干，喷以5%三氯化铝乙醇溶液，加热5分钟，置紫外光灯（365nm）下检视。供试品色谱中，在与对照药材色谱和对照品色谱相应的位置上，显相同颜色的荧光斑点。再喷以5%香草醛硫酸溶液，加热至斑点显色清晰。供试品色谱中，在与对照药材色谱和对照品色谱相应的位置上，显相同颜色的斑点。

（3）取【鉴别】（2）项下的石油醚提取液，低温蒸干，残渣加乙酸乙酯 1ml 使溶解，作为供试品溶液。另取厚朴酚对照品、和厚朴酚对照品，分别加甲醇制成每 1ml 含 1mg 的溶液，作为对照品溶液。照薄层色谱法（通则 0502）试验，吸取上述三种溶液各 2μl 分别点于同一硅胶 G 薄层板上，以石油醚（60～90℃）-乙酸乙酯-甲酸（85：15：2）为展开剂，展开，取出，晾干，喷以 5% 香草醛硫酸溶液，加热至斑点显色清晰。供试品色谱中，在与对照品色谱相应的位置上，显相同颜色的斑点。

（4）取百秋李醇对照品，加乙酸乙酯制成每 1ml 含 2mg 的溶液，作为对照品溶液。照薄层色谱法（通则 0502）试验，取【鉴别】（3）项下的供试品溶液 6μl、上述对照品溶液 2μl，分别点于同一硅胶 G 薄层板上，以石油醚（60～90℃）-乙酸乙酯-甲酸（85：15：2）为展开剂，展开，取出，晾干，喷以 5% 香草醛硫酸溶液，加热至斑点显色清晰。供试品色谱中，在与对照品色谱相应的位置上，显相同颜色的斑点。

（5）取白芷对照药材 0.5g，加乙醚 10ml，浸渍 1 小时，不断振摇，滤过，滤液挥干，残渣加乙酸乙酯 1ml 使溶解，作为对照药材溶液。另取欧前胡素对照品、异欧前胡素对照品，加乙酸乙酯制成每 1ml 各含 1mg 的混合溶液，作为对照品溶液。照薄层色谱法（通则 0502）试验，吸取【鉴别】（3）项下的供试品溶液、上述对照药材溶液和对照品溶液各 4μl，分别点于同一硅胶 G 薄层板上，以石油醚（30～60℃）-乙醚（3：2）为展开剂，展开，取出，晾干，置紫外光灯（365nm）下检视。供试品色谱中，在与对照药材色谱和对照品色谱相应的位置上，显相同颜色的荧光斑点。

（6）取本品 30ml，蒸至无醇味，用乙醚振摇提取 2 次，每次 10ml，弃去乙醚液，用正丁醇振摇提取 3 次，每次 10ml，合并正丁醇提取液，用水洗涤 2 次，每次 10ml，弃去水液，正丁醇液蒸干，残渣加甲醇 2ml 使溶解，作为供试品溶液。另取甘草对照药材 1g，加乙醚 20ml，加热回流 15 分钟，滤过，弃去乙醚液，药渣挥干溶剂，加甲醇 20ml，超声处理 30 分钟，滤过，滤液蒸干，残渣加水 20ml 使溶解，自"用正丁醇振摇提取 3 次"起，同法制成对照药材溶液。再取甘草酸铵对照品，加甲醇制成每 1ml 含 2mg 的溶液，作为对照品溶液。照薄层色谱法（通则 0502）试验，吸取上述三种溶液各 4μl，分别点于同一硅胶 GF_{254} 薄层板上，以正丁醇-甲醇-氨溶液（8→10）（5：1.5：2）为展开剂，展开，取出，晾干，置紫外光灯（254nm）下检视。供试品色谱中，在与对照药材色谱和对照品色谱相应的位置上，显相同颜色的斑点。

【检查】乙醇量　应为 40%～50%（通则 0711）。

装量　取供试品 5 支，将内容物分别倒入经校正的干燥量筒内，在室温下检视，每支装量与标示装量相比较，少于标示装量的不得多于 1 支，并不得少于标示装量的 95%。

其他　应符合酊剂项下有关的各项规定（通则 0120）。

【含量测定】厚朴　照高效液相色谱法（通则 0512）测定。

色谱条件与系统适用性试验　以十八烷基硅烷键合硅胶为填充剂；以甲醇-乙腈-水（40：20：40）为流动相；检测波长 294nm。理论板数按厚朴酚峰计算应不低于 5000。

对照品溶液的制备　取厚朴酚对照品、和厚朴酚对照品适量，精密称定，分别加甲醇制成每 1ml 含厚朴酚 0.2mg、和厚朴酚 0.1mg 的溶液，即得。

供试品溶液的制备　精密量取本品 5ml，加盐酸 2 滴，用三氯甲烷振摇提取 3 次，每次 10ml，合并三氯甲烷液，蒸干，残渣用甲醇溶解并转移至 10ml 量瓶中，加甲醇至刻度，摇匀，精密量取 5ml，置 10ml 量瓶中，加甲醇至刻度，摇匀，滤过，取续滤液，即得。

测定法　分别精密吸取对照品溶液与供试品溶液各10μl，注入液相色谱仪，测定，即得。

本品每1ml含厚朴以厚朴酚（$C_{18}H_{18}O_2$）及和厚朴酚（$C_{18}H_{18}O_2$）总量计，不得少于0.58mg。

陈皮　照高效液相色谱法（通则0512）测定。

色谱条件与系统适用性试验　以十八烷基硅烷键合硅胶为填充剂；以乙腈-0.05mol/L磷酸二氢钠溶液（用磷酸调节pH值至3.0）20：80为流动相；检测波长为284nm。理论板数按橙皮苷峰计算应不低于5000。

对照品溶液的制备　取橙皮苷对照品适量，精密称定，加甲醇制成每1ml含60μg的溶液，即得。

供试品溶液的制备　精密量取本品10ml，置25ml量瓶中，加50％乙醇适量，振摇，用50％乙醇稀释至刻度，摇匀，滤过，取续滤液，即得。

测定法　分别精密吸取对照品溶液与供试品溶液各10μl，注入液相色谱仪，测定，即得。

本品每1ml含陈皮以橙皮苷（$C_{28}H_{34}O_{15}$）计，不得少于0.18mg。

【功能与主治】解表化湿，理气和中。用于外感风寒、内伤湿滞或夏伤暑湿所致的感冒，症见头痛昏重、胸膈痞闷、脘腹胀痛、呕吐泄泻；胃肠型感冒见上述证候者。

【用法与用量】口服。一次5～10ml，一日2次，用时摇匀。

【规格】每支装10ml

【贮藏】密封。

附件2

0711 乙醇量测定法

一、气相色谱法

本法系采用气相色谱法（通则0521）测定各种含乙醇制剂中在20℃时乙醇（C_2H_5OH）的含量（％）（ml/ml）。除另有规定外，按下列方法测定。

第一法（毛细管柱法）

色谱条件与系统适用性试验　采用（6％）氰丙基苯基-（94％）二甲基聚硅氧烷为固定液的毛细管柱；起始温度为40℃，维持2分钟，以每分钟3℃的速率升温至65℃，再以每分钟25℃的速率升温至200℃，维持10分钟；进样口温度200℃；检测器（FID）温度220℃；采用顶空分流进样，分流比为1：1；顶空瓶平衡温度为85℃，平衡时间为20分钟。理论板数按乙醇峰计算应不低于10000，乙醇峰与正丙醇峰的分离度应大于2.0。

校正因子测定　精密量取恒温至20℃的无水乙醇5ml，平行两份；置100ml量瓶中，精密加入恒温至20℃的正丙醇（内标物质）5ml，用水稀释至刻度，摇匀，精密量取该溶液1ml，置100ml量瓶中，用水稀释至刻度，摇匀（必要时可进一步稀释），作为对照品溶液。精密量取3ml，置10ml顶空进样瓶中，密封，顶空进样，每份对照品溶液进样3次，测定峰面积，计算平均校正因子，所得校正因子的相对标准偏差不得大于2.0％。

测定法　精密量取恒温至20℃的供试品适量（相当于乙醇约5ml），置100ml量瓶中，精密加入恒温至20℃的正丙醇5ml，用水稀释至刻度，摇匀，精密量取该溶液1ml，置100ml量瓶中，用水稀释至刻度，摇匀（必要时可进一步稀释），作为供试品溶液。精密量取3ml，置10ml顶空进样瓶中，密封，顶空进样，测定峰面积，按内标法以峰面积计算，即得。

【附注】毛细管柱建议选择大口径、厚液膜色谱柱，规格为30m×0.53mm×3.00μm。

第二法（填充柱法）

色谱条件与系统适用性试验　用直径为0.18～0.25mm的二乙烯苯-乙基乙烯苯型高分子

多孔小球作为载体，柱温为120～150℃。理论板数按正丙醇峰计算应不低于700，乙醇峰与正丙醇峰的分离度应大于2.0。

校正因子测定　精密量取恒温至20℃的无水乙醇4ml、5ml、6ml，分别置100ml量瓶中，分别精密加入恒温至20℃的正丙醇（内标物质）5ml，用水稀释至刻度，摇匀（必要时可进一步稀释）。取上述三种溶液各适量，注入气相色谱仪，分别连续进样3次，测定峰面积，计算校正因子，所得校正因子的相对标准偏差不得大于2.0%。

测定法　精密量取恒温至20℃的供试品溶液适量（相当于乙醇约5ml），置100ml量瓶中，精密加入恒温至20℃的正丙醇5ml，用水稀释至刻度，摇匀（必要时可进一步稀释），取适量注入气相色谱仪，测定峰面积，按内标法以峰面积计算，即得。

【附注】（1）在不含内标物质的供试品溶液的色谱图中，与内标物质峰相应的位置处不得出现杂质峰。

（2）除另有规定外，若蒸馏法测定结果与气相色谱法不一致，以气相色谱法测定结果为准。

附件3

××××××××××公司　　　　　　文件编号：××××××××××××××

检品信息卡

检品编号：

样品名称		规　　格	
剂　　型		数　　量	
保质期/限期 使用日期		生产日期/ 批　　号	
贮藏条件		收样日期	
生产单位/ 产　　地		检验类别	
委托单位			
检验项目			
检验依据			
判定依据			

检品流转表

流转程序		签名	日期
业务科	收检录入		
	核对分发		
主检科室	检科室签收		
	（主）检验人收样		
	检验完成		
	核对		
	审核		
授权签字人审签			
业务科	报告打印		
	校对发出		

备注：

附件4

××××××××××公司　　　　　文件编号：××××××××××××××

原始记录

检品编号：_____　　　检品名称：_____

批　　号：_____　　　规　　格：_____

数　　量：_____　　　剂　　型：_____

检验项目：_____

检验依据：_____

样品状态：包装完整□，无异常情况□，数量满足实验要求□。

检验日期：

检验地点：温度：　　　　℃　　　　相对湿度：　　　　％

一、仪器设备

气相相色谱仪　　型号：　　　　　编号：　　　　　效期：

二、标准溶液

乙醇对照品：规格：　　　批号：　　　效期至：　　　来源：

正丙醇：色谱纯，经测试本品种不含乙醇。

三、检验方法

3.1 色谱条件

3.1.1 色谱柱：型号：　　　　　规格：　　　　　序列号：

3.1.2 气体条件：

载气（氮气）流速：_____ml/min；

空　气　流　速：_____ml/min；

氢　气　流　速：_____ml/min；

3.1.3 进样口温度　　　　　℃；

进　样　量：_____μl；

进　样　方　式：_____；

分　流　比：_____。

3.1.4 升温程序：

表1　升温程序

阶段	升温速率/(℃/min)	温度/℃	保持时间/min
1		40	2
2	3	65	0
3	25	200	10

3.1.5 检测器：_____；检测器温度：_____℃；

3.1.6 顶空条件：平衡温度：_____℃，平衡时间：_____分钟

检验人：　　　　　　　复核人：　　　　　　　　　　　　第　页共　页

3.2 校正因子测定

精密量取恒温至 20℃ 的无水乙醇 5ml，平行两份；置 100ml 量瓶中，精密加入恒温至 20℃ 的正丙醇（内标物质）5ml，用水稀释至刻度，摇匀；精密量取该溶液 1ml，置 100ml 量瓶中，用水稀释至刻度，摇匀，作为对照品溶液。

精密量取 3ml，置 10ml 顶空进样瓶中，密封，顶空进样，每份对照品溶液进样 3 次，测定峰面积，数据及图谱见附件＿＿。

系统适用性结果：乙醇峰理论塔板数：＿＿＿＿＿＿＿＿＿＿（应不低于 10000）

乙醇峰与正丙醇峰分离度：＿＿＿＿＿＿＿＿＿＿（应大于 2.0）。

平均校正因子计算：

表 2 校正因子测定结果

编　号	V_S/ml	V_R/ml	A_S	A_R	校正因子(f)	相对标准偏差/%
对照品溶液 1-1						
对照品溶液 1-2						
对照品溶液 1-3						（应不得大于 2.0%）
对照品溶液 2-1						
对照品溶液 2-2						
对照品溶液 2-3						
平均校正因子(f)						

注：校正因子$(f)=(A_S/V_S)/(A_R/V_R)$，A_S 为内标物质正丙醇的峰面积；A_R 为乙醇的峰面积；V_S 为正丙醇的取样体积，单位为 ml；V_R 为无水乙醇的取样量，单位为 ml。

3.3 供试品溶液测定

精密量取恒温至 20℃ 的供试品适量 10ml，置 100ml 量瓶中，精密加入恒温至 20℃ 的正丙醇 5ml，用水稀释至刻度，摇匀，精密量取该溶液 1ml，置 100ml 量瓶中，用水稀释至刻度，摇匀，作为供试品溶液。

精密量取 3ml，置 10ml 顶空进样瓶中，密封，顶空进样，测定峰面积，数据及图谱见附件＿＿＿＿＿。

供试品溶液乙醇量按内标法以峰面积计算。

表 3 供试品溶液测定结果

编号	V_{SR}/ml	A_{SR}	A_X	乙醇量(C_X)/%	乙醇量平均(C_X)/%
供试品溶液 1-1					
供试品溶液 1-2					
供试品溶液 2-1					
供试品溶液 2-2					
相对平均偏差/%	（应不得大于 2.0%）				
测得乙醇量(C_X)/%					

注：乙醇量 $(C_X) = f \times \dfrac{A_X/(A_{SR}/V_{SR})}{v_x} \times 100$，式中，$A_X$ 为供试品中乙醇的峰面积；C_X 为供试品中乙醇的浓度；A_{SR} 为正丙醇的峰面积；V_{SR} 为正丙醇的取样体积；f 为校正因子平均值；相对平均偏差不得大于 2.0%；v_x 为样品取样体积。

检验人：　　　　　　复核人：

××××××××××公司	文件编号：××××××××××××

四、标准规定

乙醇量应为 40%～50%。

五、结论

检验人：　　　　　复核人：　　　　　第　页共　页

附件 5

××××××××××公司	文件编号：××××××××××××

检验检测报告

报告编号：　　　　　　　　　　　　　　　　　　　　　　第　页共　页

检 品 名 称		收 样 日 期	
生产单位/产　　地		贮 藏 条 件	
规　　格		包 装 方 式	
检 品 状 态		生 产 批 号	
检 品 数 量		完 成 日 期	
检 验 依 据			
检 验 项 目			
检 验 类 别	委托□ 复验□ 其他□		
委 托 单 位			

结果评价：

备注：

报告编制人：　　　审核人：　　　授权签字人：　　　（盖章）

　　　　　　　　　　　　　　　　　　　　　　　　　　　　年　月　日

检验项目	计量单位	标准限制	检测结果	结论
【乙醇量】				

（以下空白）

第三章 其他检测

第一节 学习任务一 通则 0601 相对密度测定法
——双黄连口服液的相对密度测定

能力目标

1. 掌握相对密度的测定原理。
2. 能规范完成相对密度测定操作。
3. 能规范书写原始记录，出具检测报告。
4. 能规范整理实验现场和处理废弃物。

📹 扫一扫 扫描书中二维码观看视频双黄连口服液的相对密度测定。

一、任务描述

某药品检测实验室接收一批药品的委托检验，要求按照药典方法进行检测。具体品种为双黄连口服液，检测项目为【检查】相对密度。

业务科室收样人员与送检人员核对检品数量、包装等样品外观信息，检查确认无误后，按照实验室内部流程，对检品进行编号，填写检品信息卡，标记检品状态，将检品信息卡和检品一起分发给检测科室人员。双方人员交接完毕后，填写检品流转单。药品检测人员开始对检品进行检测并及时填写检测原始记录。检测完成后，依据检测结果出具检验检测报告。

二、相关理论知识

（一）相对密度测定法的定义与原理

密度系指在规定的温度下，单位体积内所含物质的质量数，即质量与体积的比值，是物质的一种特性，不随质量和体积的变化而变化，但随温度和压力的变化而变化。

相对密度系指在相同的温度、压力条件下，某物质的密度与水的密度之比。纯物质或组成一定的药品具有一定的相对密度，当物质纯度或药品组分发生变化，则其相对密度的测定值亦随之改变。相对密度通常用 $d_t^{t'}$ 表示，除另有规定外，温度为 20℃，即 d_{20}^{20}。

相对密度测定法是指通过在相同的温度、压力条件下，测定液体药品的相对密度，以检查药品的纯杂程度的一种测定方法。《中国药典》2020 年版四部通则 0601 中的相对密度测定法有三种，分别为比重瓶法、韦氏比重秤法和振荡型密度计法，其中振荡型密度计法为 2020 年版药典新收载的方法。

液体药品的相对密度测定一般用比重瓶法，也可采用振荡型密度计法；易挥发液体的相对密度测定可用韦氏比重秤法。

（二）检测技术与方法

1. 比重瓶法

在同一温度、压力条件下，采用同一洁净干燥的容器（比重瓶），依次装满并精密称定供试品和水的质量，通过计算其比值得出供试品的相对密度。比重瓶常用规格有容量为5ml、10ml、25ml或50ml的比重瓶或附温度计的比重瓶（图3-3-1）。

测定方法1（使用具温度计的比重瓶）：取洁净、干燥并精密称定重量的比重瓶，装满供试品（温度应低于20℃或各品种项下规定的温度）后，装上温度计（瓶中应无气泡），置20℃（或各品种项下规定的温度）的水浴中放置若干分钟，使内容物的温度达到20℃（或各品种项下规定的温度），用滤纸除去溢出侧管的液体，立即盖上罩。然后将比重瓶自水浴中取出，再用滤纸将比重瓶的外面擦净，精密称定，减去比重瓶的重量，求得供试品的重量后，将供试品倾去，洗净比重瓶，装满新沸过的冷水，再照上法测得同一温度时水的重量，按下式计算，即得。

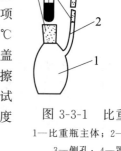

图3-3-1 比重瓶
1—比重瓶主体；2—侧管；
3—侧孔；4—罩；
5—温度计；6—玻璃磨口

$$供试品的相对密度 = \frac{供试品重量}{水重量}$$

如某批次小儿止咳糖浆，采用比重瓶法测定相对密度，数据处理如下：

$$
\begin{array}{lr}
比重瓶+供试品重量 & 35.278(g) \\
比重瓶重量\quad\quad -) & 22.742(g) \\
供试品重量 & 12.536(g) \\
比重瓶+水重量 & 32.756(g) \\
比重瓶重量\quad\quad -) & 22.742(g) \\
水重量 & 10.014(g) \\
\end{array}
$$

$$小儿止咳糖浆的相对密度 = \frac{12.536}{10.014} = 1.25$$

判断：符合规定（药典规定相对密度应为1.20～1.30）。

测定方法2（使用不具温度计的比重瓶）：取洁净、干燥并精密称定重量的比重瓶，装满供试品（温度应低于20℃或各品种项下规定的温度）后，插入中心有毛细孔的瓶塞，用滤纸将从塞孔溢出的液体擦干，置20℃（或各品种项下规定的温度）恒温水浴中，放置若干分钟，随着供试液温度的上升，过多的液体将不断从塞孔溢出，随时用滤纸将瓶塞顶端擦干，待液体不再由塞孔溢出，迅即将比重瓶自水浴中取出，照上述测定方法1，自"再用滤纸将比重瓶的外面擦净"起，依法测定，即得。

2. 韦氏比重秤法

韦氏比重秤法采用韦氏比重秤（图3-3-2）进行测定，其原理是根据阿基米德定律，一定体积的物体，在不同液体中所受到的浮力与该液体的相对密度成正比。韦氏比重秤由玻璃锤、横梁、支柱、游码与玻璃圆筒等11个部分组成，根据玻璃锤的体积大小，分为20℃时相对密度为1和4℃时相对密度为1的韦氏比重秤。

测定方法：取20℃时相对密度为1的韦氏比重秤，用新沸过的冷水将所附玻璃圆筒装至八分满，置20℃（或各品种项下规定的温度）的水浴中，搅动玻璃圆筒内的水，调节温度至

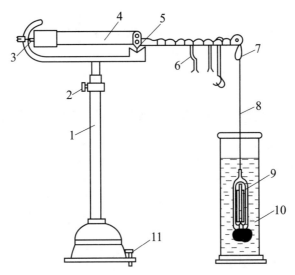

图 3-3-2 韦氏比重秤

1—支架；2—调节器；3—指针；4—横梁；5—刀口；6—游码；7—小钩；8—细铂丝；9—玻璃锤；10—玻璃圆筒；11—调整螺丝

20℃（或各品种项下规定的温度），将悬于秤端的玻璃锤浸入圆筒内的水中，秤臂右端悬挂游码于 1.0000 处，调节秤臂左端的平衡螺旋使平衡，然后将玻璃圆筒内的水倾去，拭干，装入供试液至相同的高度，并用同法调节温度后，再把拭干的玻璃锤浸入供试液中，调节秤臂上游码的数量与位置使平衡，读取数值，即得供试品的相对密度。

3. 振荡型密度计法

振荡型密度计主要由 U 型振荡管（一般为玻璃材质，用于放置样品）、电磁激发系统（使振荡管产生振荡）、频率计数器（用于测定振荡周期）和控温系统组成。

通过测定 U 型振荡管中液体样品的振荡周期（或频率）可以测得样品的密度。物质的相对密度可根据下式计算。

$$相对密度 = \rho/0.9982$$

式中，ρ 为被测物质在 20℃时的密度；0.9982 为水在 20℃时的密度。

对仪器的一般要求：用于相对密度测定的仪器的读数精度应不低于 ±0.001g/ml，并应定期采用已知密度的两种物质（如空气和水）在 20℃（或各品种正文项下规定的温度下）对仪器常数进行校准。建议每次测量前用脱气水对仪器的读数准确性进行确认，可根据仪器的精度设定偏差限度，例如精确到 ±0.0001g/ml 的仪器，水的测定值应在 0.9982g/ml±0.0001g/ml 的范围内，如超过该范围，应对仪器重新进行校准。

测定法：照仪器操作手册所述方法，取供试品，在与仪器校准时相同的条件下进行测定。测量时应确保振荡管中没有气泡形成，同时还应保证样品实际温度和测量温度一致。如必要，测定前可将供试品温度预先调节至约 20℃（或各品种正文项下规定的温度下），这样可降低在 U 型振荡管中产生气泡的风险，同时可缩短测定时间。

三、任务实施

（一）标准查询

根据任务要求，找所需检测标准（见附件1），并填写检品信息卡（可参照附件2）。

（二）标准解读

本次任务中所述的检测项目是双黄连口服液质量标准中【检查】项下的相对密度，通过查阅标准可以获得以下信息。

① 本次任务可直接按《中国药典》2020年版四部通则0601相对密度测定法操作，无特殊操作要求，可采用比重瓶法。

② 各规格双黄连口服液的相对密度测定限度不相同，应根据检品【规格】确定限度。

（三）主要仪器设备

比重瓶（可根据实验室的实际情况选择不具温度计或具温度计的）、电子天平、超级恒温水浴槽。

（四）主要试剂及溶液

纯化水：新沸并放冷。

（五）主要仪器调试

1. 实验环境控制

实验室环境温度应低于20℃，否则需调节实验环境温度，使其略低于20℃。

2. 比重瓶准备

检查比重瓶瓶身与瓶塞是否匹配，比重瓶实验前应洗净且内外干燥。

3. 电子天平调试

① 检查天平是否符合以下要求：应能准确至毫克（mg），检定校准合格且在有效期内，工作环境应符合要求。

② 开机自检、预热。

4. 超级恒温水浴槽调试

（1）状态检查　标识清晰（检定确认合格且在有效期内），槽内用水足量、清洁、无水垢。

（2）开机设置　打开仪器电源开关，设定温度为20℃，待用。

（六）操作步骤

（1）比重瓶重量的称定　在电子天平上称定比重瓶重量，比重瓶要求洁净、干燥。

（2）供试品重量的测定　根据双黄连口服液的标示装量与比重瓶的容积，取足量的双黄连口服液，打开瓶盖，将内容物沿着烧杯壁缓慢倾倒入同一洁净干燥的烧杯中。取上述已称定重量的比重瓶，装满供试品，缓慢插入中心有毛细孔的瓶塞，用滤纸将从塞孔溢出的液体擦干，置20℃的恒温水浴中。随着供试液温度的上升，过多的液体不断从塞孔溢出，随时用滤纸将瓶塞顶端擦干。当比重瓶内供试品温度达到平衡时，液体不再由塞孔溢出，迅即将比重瓶自水浴中取出，再用滤纸擦干瓶壁外的水，迅速称定重量，要求准确至毫克（mg），记录数据。

（3）水重量的测定　将比重瓶中的供试品倾去，洗净比重瓶，装满新沸过的冷水，再照供试品重量的测定法测定同一温度时水的重量，记录数据。

（4）采用具温度计的比重瓶时，应在装满供试品后插入温度计（瓶中应无气泡），置20℃的恒温水浴中，使内容物的温度达到20℃，用滤纸擦去溢出侧管的液体，待液体不再由侧管溢出，立即盖上罩。将比重瓶自水浴中取出，用滤纸擦干瓶壁外的水，迅速称定重量，要求准确至毫克（mg），记录数据。

（5）实验后处理

① 关闭电子天平和水浴锅电源，按要求做好仪器的清洁和复原。
② 填写电子天平和水浴锅的仪器使用记录。
③ 清洗所用玻璃仪器，晾干，放置于储存柜中。
④ 处理实验废弃物，清洁试验台。
⑤ 记录测量时实验场所温湿度。

（七）注意事项

① 操作顺序必须为先称量空比重瓶，再装供试品称重，最后装水称重。空比重瓶必须洁净、干燥，装过供试品的比重瓶必须冲洗干净后才能测定水重。如供试品为油剂，则尽量倾去供试品后，可用石油醚冲洗比重瓶（包括瓶塞）数次，再以乙醇、水冲洗干净，再装水称重。

② 供试品和水应小心沿壁倒入比重瓶内，避免产生气泡，如不慎进入气泡，应放置待气泡消失后再调温称重。

③ 将比重瓶从水浴中取出时，应用手指拿住瓶颈，不能拿瓶肚，以免手温导致液体体积膨胀外溢。

④ 比重瓶侧管或毛细管上外溢的供试品和水应及时擦拭干净，以免残留在外壁导致误差。

⑤ 测定有腐蚀性供试品时，为避免腐蚀天平盘，可在称量时将表面皿放置天平盘上，去皮，再放比重瓶称量。

⑥ 当室温高于20℃或各品种项下规定的温度时，必须调节环境温度至略低于规定的温度，以免影响数据准确性。

（八）原始记录及数据分析

按照药典及相关法规要求如实记录数据，并进行数据分析。原始记录（以不具温度计的比重瓶为例）可参考附件3。

（九）检测报告

根据实验结果，如实填写检验检测报告，并按照药典标准判定本样品该项目是否满足标准要求。检验检测报告模板可参考附件4。

（十）思考练习

① 相对密度有哪几种测定方法，各方法的适用范围有何不同？
② 比重瓶法测定相对密度时，有哪些注意事项？

参考文献

[1] 国家药典委员会. 中华人民共和国药典一部. 2020年版. 北京：中国医药科技出版社，2020：773-774.
[2] 国家药典委员会. 中华人民共和国药典四部. 2020年版. 北京：中国医药科技出版社，2020：79-81.
[3] 中国食品药品检定研究院. 中国药品检验标准操作规范. 2019年版. 北京：中国医药科技出版社，2019：238-241.
[4] 国家药典委员会. 中国药典分析检测技术指南. 北京：中国医药科技出版社，2017：249-251.

附件1

双黄连口服液
ShuanghuanglianKoufuye

【处方】金银花375g　黄芩375g　连翘750g
【制法】以上三味，黄芩加水煎煮三次，第一次2小时，第二、三次各1小时，合并煎液，滤过，滤液浓缩并在80℃时加入2mol/L盐酸溶液适量调节pH值至1.0～2.0，保温1小时，静置12小时，滤过，沉淀加6～8倍量水，用40%氢氧化钠溶液调节pH值至7.0，再加等量乙醇，搅拌使溶解，滤过，滤液用2mol/L盐酸溶液调节pH值至2.0，60℃保温30分钟，静置12小时，滤过，沉淀用乙醇洗至pH值为7.0，回收乙醇备用；金银花、连翘加水温浸30分钟后，煎煮二次，每次1.5小时，合并煎液，滤过，滤液浓缩至相对密度为1.20～1.25（70～80℃）的清膏，冷至40℃时缓缓加入乙醇，使含醇量达75%，充分搅拌，静置12小时，滤取上清液，残渣加75%乙醇适量，搅匀，静置12小时，滤过，合并乙醇液，回收乙醇至无醇味，加入上述黄芩提取物，并加水适量，以40%氢氧化钠溶液调节pH值至7.0，搅匀，冷藏（4～8℃）72小时，滤过，滤液加入蔗糖300g，搅拌使溶解，或再加入香精适量，调节pH值至7.0，加水制成1000ml［规格（1）、规格（2）］或500ml［规格（3）］，搅匀静置12小时，滤过，灌装，灭菌，即得。

【性状】本品为棕红色的澄清液体；味甜，微苦［规格（1）、规格（2）］；或为深棕色的澄清液体；味苦、微甜［规格（3）］。

【鉴别】（1）取本品1ml，加75%乙醇5ml，摇匀，作为供试品溶液。另取黄芩苷对照品、绿原酸对照品，分别加75%乙醇制成每1ml含0.1mg的溶液，作为对照品溶液。照薄层色谱法（通则0502）试验，吸取上述三种溶液各1～2μl，分别点于同一聚酰胺薄膜上，以醋酸为展开剂，展开，取出，晾干，置紫外光灯（365nm）下检视。供试品色谱中，在与黄芩苷对照品色谱相应的位置上，显相同颜色的斑点；在与绿原酸对照品色谱相应的位置上，显相同颜色的荧光斑点。

（2）取本品1ml［规格（1）、规格（2）］或0.5ml［规格（3）］，加甲醇5ml，振摇使溶解，静置，取上清液，作为供试品溶液。另取连翘对照药材0.5g，加甲醇10ml，加热回流20分钟，滤过，滤液作为对照药材溶液。照薄层色谱法（通则0502）试验，吸取上述两种溶液各5μl，分别点于同一硅胶G薄层板上，以三氯甲烷-甲醇（5:1）为展开剂，展开，取出，晾干，喷以10%硫酸乙醇溶液，在105℃加热至斑点显色清晰。供试品色谱中，在与对照药材色谱相应的位置上，显相同颜色的斑点。

【检查】相对密度 应不低于1.12（通则0601）［规格（1）、规格（2）］或不低于1.15［规格（3）］。

pH值 应为5.0～7.0（通则0631）。

其他 应符合合剂项下有关的各项规定（通则0181）。

【含量测定】黄芩 照高效液相色谱法（通则0512）测定。

色谱条件与系统适用性试验 以十八烷基硅烷键合硅胶为填充剂；以甲醇-水-冰醋酸（50:50:1）为流动相；检测波长为274nm。理论板数按黄芩苷峰计算应不低于1500。

对照品溶液的制备 取黄芩苷对照品适量，精密称定，加50%甲醇制成每1ml含0.1mg的溶液，即得。

供试品溶液的制备 精密量取本品1ml，置50ml量瓶中，加50%甲醇适量，超声处理20分钟，放置至室温，加50%甲醇稀释至刻度，摇匀，即得。

测定法 分别精密吸取对照品溶液与供试品溶液各5μl，注入液相色谱仪，测定，即得。

本品每1ml含黄芩以黄芩苷（$C_{21}H_{18}O_{11}$）计，不得少于10.0mg［规格（1）、规格（2）］或20.0mg［规格（2）］。

金银花 照高效液相色谱法（通则0512）测定。

色谱条件与系统适用性试验 以十八烷基硅烷键合硅胶为填充剂；以甲醇-水-冰醋酸（20:

80:1) 为流动相；检测波长为324nm。理论板数按绿原酸峰计算应不低于6000。

对照品溶液的制备　取绿原酸对照品适量，精密称定，置棕色量瓶中，加水制成每1ml含40μg的溶液，即得。

供试品溶液的制备　精密量取本品2ml，置50ml棕色量瓶中，加水稀释至刻度，摇匀，即得。

测定法　分别精密吸取对照品溶液10μl与供试品溶液10～20μl，注入液相色谱仪，测定，即得。

本品每1ml含金银花以绿原酸（$C_{16}H_{18}O_9$）计，不得少于0.60mg［规格（1）、规格（2）］或1.20mg［规格（3）］。

连翘　照高效液相色谱法（通则0512）测定。

色谱条件与系统适用性试验　以十八烷基硅烷键合硅胶为填充剂；以乙腈-水（25:75）为流动相；检测波长为278nm。理论板数按连翘苷峰计算应不低于6000。

对照品溶液的制备　取连翘苷对照品适量，精密称定，加50%甲醇制成每1ml含60μg的溶液，即得。

供试品溶液的制备　精密量取本品1ml，加在中性氧化铝柱（100～120目，6g，内径为1cm）上，用70%乙醇40ml洗脱，收集洗脱液，浓缩至干，残渣加50%甲醇适量，温热使溶解，转移至5ml量瓶中，并稀释至刻度，摇匀，即得。

测定法　分别精密吸取对照品溶液与供试品溶液各10μl，注入液相色谱仪，测定，即得。

本品每1ml含连翘以连翘苷（$C_{27}H_{34}O_{11}$）计，不得少于0.30mg［规格（1）、规格（2）］或0.60mg［规格（3）］。

【功能与主治】疏风解表，清热解毒。用于外感风热所致的感冒，症见发热、咳嗽、咽痛。

【用法与用量】口服。一次20ml［规格（1）、规格（2）］或10ml［规格（3）］，一日3次；小儿酌减或遵医嘱。

【规格】每支装（1）10ml（每1ml相当于饮片1.5g）

（2）20ml（每1ml相当于饮片1.5g）

（3）10ml（每1ml相当于饮片3.0g）

【贮藏】密封，避光，置阴凉处。

附件2

| ××××××××××公司 | 文件编号：×××××××××××× |

检品信息卡

检品编号：

样品名称		规格	
剂型		数量	
保质期/限期使用日期		生产日期/批号	
贮藏条件		收样日期	
生产单位/产地		检验类别	
委托单位			

×××××××××××公司　　　　　文件编号：××××××××××××××

检 验 项 目　_____
检 验 依 据　_____
判 定 依 据　_____

检品流转表

流转程序		签名	日期
业务科	收检录入		
	核对分发		
主检科室	检科室签收		
	（主）检验人收样		
	检验完成		
	核对		
	审核		
	授权签字人审签		
业务科	报告打印		
	校对发出		
备注：			

附件3

×××××××××××公司　　　　　文件编号：××××××××××××××

原始记录

检品编号：_____　　检品名称：_____
批　　号：_____　　规　　格：_____
数　　量：_____　　剂　　型：_____
检验项目：_____
检验依据：_____

样品状态：包装完整□，无异常情况□，数量满足实验要求□。
检验日期：
检验地点：温度：　　　　　℃　　　相对湿度：　　　　　　%

一、仪器设备
仪器名称：_____型号：_____编号：_____效期：_____
仪器名称：_____型号：_____编号：_____效期：_____
二、检验方法
取在105℃干燥1小时后放冷精密称定重量的洁净比重瓶，装满供试品（温度应低于20℃）后，插入中心有毛细孔的瓶塞，用滤纸将从塞孔溢出的液体擦干，置20℃恒温水浴中，放置20分钟，随着供试液温度的上升，过多的液体将不断从塞孔溢出，随时用滤纸将瓶塞顶端擦干，待液体不再由塞孔溢出，迅速将比重瓶自水浴中取出，再用滤纸将比重瓶的外面擦净，精密称定，

检验人：　　　　　　　复核人：　　　　　　　　　　　　　第　页共　页

×××××××××××公司　　　　文件编号：××××××××××××××

减去比重瓶的重量,求得供试品的重量后,将供试品倾去,洗净比重瓶,装满新沸过的冷水,再照上法测得同一温度时水的重量。

称量：比重瓶称重：_____g

比重瓶＋供试品重量：_____g

比重瓶＋水重量：_____g

$$相对密度 = \frac{供试品重量}{水重量} = \underline{\qquad}$$

三、标准规定

应不低于1.12［规格（1）、规格（2）］或不低于1.15［规格（3）］。

四、结论

检验人：　　　　复核人：　　　　　　　　　　　　第　页共　页

附件4

×××××××××××公司　　　　文件编号：××××××××××××××

检验检测报告

报告编号：　　　　　　　　　　　　　　　　　　第　页共　页

检品名称		收样日期	
生产单位/产地		贮藏条件	
规　　格		包装方式	
检品状态		生产批号	
检品数量		完成日期	
检验依据			
检验项目			
检验类别	委托□　复验□　其他□_____		
委托单位			

结果评价：

备注：

报告编制人：　　　审核人：　　　授权签字人：　　　（盖章）

年　月　日

(续)报告编号：　　　　　　　　　　　　　　　　　　　　　　　第　页共　页

检验项目	计量单位	标准限制	检测结果	结论
【检查】 相对密度				

（以下空白）

第二节　学习任务二　通则 0612 熔点测定法——苯甲酸熔点的测定

能力目标

1. 掌握熔点测定法的基本原理及测定方法。
2. 掌握采用毛细管熔点仪测量药品熔点的操作方法。
3. 了解熔点测定法分类。
4. 能规范书写原始记录，出具检测报告。
5. 能规范整理实验现场和处理废弃物。

一、任务描述

某药品检测实验室接收一批药品的委托检验，要求按照药典方法进行检测。具体品种为苯甲酸（原料药），检测项目为【性状】熔点。

业务科室收样人员与送检人员核对检品数量，包装等样品外观信息，检查确认无误后，按照实验室内部流程，对检品进行编号，制作检品信息卡，标记检品状态，将检品信息卡连同检品一块分发给检测科室人员。双方人员交接完毕后，填写检品流转单。药品检测人员开始对检品进行检测并及时填写检测原始记录。检测完成后，依据检测结果出具检验检测报告。

二、相关理论知识

（一）基本原理

熔点是物质的重要物理常数之一，系指一种物质由固态转变成液态（熔化相变）的过程中，固液两相平衡共存时的温度，也称为熔化温度，在这个温度以上固体就会熔化。

物质的熔点受两个因素影响：一是压强，通常的熔点是指一个大气压时的情况；如果压强变化，熔点也要发生变化。二是纯度，熔点是与纯净物质相对应的物理量，如含有其他物质或杂质，即使数量很少，物质的熔点会有很大的变化。

通常的熔点即为赋有一定范围的量值，固体从开始熔化到完全熔化会有一个温度范围，称为熔距。每种物质各有相对恒定的熔点和熔距。所含其他物质或杂质越多，物质熔点则越低且熔距越长。因此，测量药品的熔点可以鉴别真伪或检查其纯度。

（二）测定方法

依照待测药物的性质不同，《中国药典》2020 年版通则 0612 熔点测定方法共收载了 3 种方法。第一法较为常用，适用于测定易粉碎的固体药品，按其传温介质又分为传温液加热（第一法 A）和电热块空气加热（第一法 B）两种；第二法用于测定不易粉碎的固体药品，如脂肪、脂肪酸、石蜡、羊毛脂等；第三法用于测定凡士林或其他类似物质。三种方法中最常用的方法为第一法，按药典规定，一般未注明者均系指第一法。本章节主要介绍第一法。

按照传温介质不同或传温加热方式不同，分为传温液加热法和电热块空气加热熔点法。

1. 传温液加热法

简单的传温液加热熔点装置为 b 型管式或圆底玻璃管式，如图 3-3-3 所示。由装有传温液的玻璃容器、加热装置、保证温度均匀的搅拌装置、温度计与玻璃毛细管几部分组成。

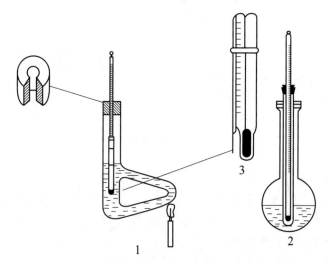

图 3-3-3 简单的熔点仪

1—b 型管式；2—圆底玻璃管；3—附有预装供试品的毛细管及温度计

2. 电热块加热熔点仪

电热块加热法系采用自动熔点仪的熔点测定法，又称金属块空气浴法。与传温液加热熔点仪不同，此类熔点仪的传温介质是金属空气浴，即将毛细管置于电热块炉体中加热，以金属空气浴作为传温介质。熔点测量通常是在内径 0.8～1.2mm、壁厚 0.1～0.3mm 的玻璃毛细管中进行，样品最佳的填充高度为 2～3mm，然后放置在炉体中加热，整过熔化过程经过目测或放大镜或视频摄影机记录观察。如图 3-3-4 所示。

（三）熔点测定操作方法

1. 传温液加热法

（1）供试品的预处理　取供试品适量，研成细粉，除另有规定外，应按照各药品项下干燥失重的条件进行干燥。若该药品为不检查干燥失重、熔点低限在 135℃ 以上、受热不分解的供试品，可采用 105℃ 干燥；熔点在 135℃ 以下或受热分解的供试品，可在五氧化二磷干燥器中干燥过夜或用其他适宜的干燥方法干燥，如恒温减压干燥。

（2）分取供试品适量，置熔点测定用毛细管（简称毛细管，由中性硬质玻璃管制成，长 9cm 以上，内径 0.9～1.1mm，壁厚 0.10～0.15mm，一端熔封；当所用温度计浸入传温液在 6cm 以上时，管长应适当增加，使露出液面 3cm 以上）中，轻击管壁或借助长短适宜的洁净玻璃管，垂直放在表面皿或其他适宜的硬质物体上，将毛细管自上口放入使自由落下，反复数次，使粉末紧密集结在毛细管的熔封端。装入供试品的高度约为 3mm。

（3）另将玻璃温度计（分浸型，具有 0.5℃ 刻度，经熔点测定用对照品校正）放入盛装传

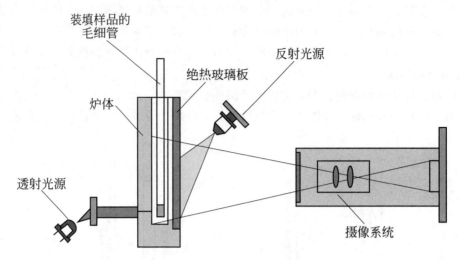

图 3-3-4 电热块加热熔点仪示意

温液（熔点在 80℃以下者，用水；熔点在 80℃以上者，用硅油或液状石蜡）的容器中，使温度计汞球部的底端与容器的底部距离 2.5cm 以上（用内加热的容器，温度计汞球与加热器上表面距离 2.5cm 以上）或使用经对照品校正后的电阻式数字温度计；加入传温液以使传温液受热后的液面适在温度计的分浸线处。

(4) 将传温液加热，等温度上升至较规定的熔点低限约低 10℃时，将装有供试品的毛细管浸入传温液，贴附在温度计上（可用橡皮圈或毛细管夹固定），位置须使毛细管的内容物部分适在温度计测量区中部；继续加热，调节升温速率为每分钟上升 1.0～1.5℃，加热时须不断搅拌使传温液温度保持均匀，记录供试品在初熔至终熔时的温度，重复测定 3 次，取其平均值，即得。

"初熔"系指供试品在毛细管内开始局部液化出现明显液滴时的温度。

"终熔"系指供试品全部液化时的温度。

"熔距"系指初熔与终熔的温度差值。熔距值可反映供试品的化学纯度，当供试品存在多晶型现象时，在保证化学纯度的基础上，熔距值大小也可反映其晶型纯度。

测定熔融同时分解的供试品时，方法如上述，但调节升温速率使每分钟上升 2.5～3.0℃；供试品开始局部液化时（或开始产生气泡时）的温度作为初熔温度；供试品固相消失全部液化时的温度作为终熔温度。遇有固相消失不明显时，应以供试品分解物开始膨胀上升时的温度作为终熔温度。某些药品无法分辨其初熔、终熔时，可以将发生突变时的温度作为熔点。

2. 自动熔点仪

分取经干燥处理（同传温液加热法）的供试品适量，置熔点测定用毛细管（同传温液加热法）中；将自动熔点仪加热块加热至较规定的熔点低限约低 10℃时，将装有供试品的毛细管插入加热块中，继续加热，调节升温速率为每分钟上升 1.0～1.5℃，重复测定 3 次，取其平均值，即得。

测定熔融同时分解的供试品时，方法如上述，但调节升温速率使每分钟上升 2.5～3.0℃。

遇有色粉末、熔融同时分解、固相消失不明显且生成分解物导致体积膨胀或含结晶水（或结晶溶剂）的供试品时，可适当调整仪器参数，提高判断熔点变化的准确性。当透射和反射测光方式受干扰明显时，可允许目视观察熔点变化；通过摄像系统记录熔化过程并进行追溯评估，必要时，测定结果的准确性需经传温液加热法验证。自动熔点仪的温度示值要定期采用熔点标准品进行校正。必要时，供试品测定应随行采用标准品校正仪器。若对电热块空气加热法测定结果持有异议，应以传温液加热法测定结果为准。

三、任务实施

（一）标准查询

根据任务要求，找所需检测标准（见附件1），并填写检品信息卡（可参照附件2）。

（二）标准解读

本次任务检品为苯甲酸原料药，检测项目为【性状】熔点。与检测项目相关的药典标准为：《中国药典》2020年版四部通则0612熔点测定法。

该品种【性状】熔点主要通过熔点测定法项下第一法测定样品熔点。

（三）主要仪器设备

b型熔点测定管或自动熔点仪、毛细管、酒精灯、温度计、玻璃棒、玻璃管、缺口单孔软木塞。

（四）主要试剂及溶液配制

液状石蜡。

（五）主要仪器调试

1. 量器准备

试验中所用的温度计为具有0.5℃刻度的分浸型温度计，其分浸线的高度宜在50~80mm，并有适当的量程，应经检定校正后使用，其他玻璃设备应洗净后使用。

2. 自动熔点仪调试

（1）状态检查 精度等级满足实验要求，标识清晰（检定校准合格且在有效期内），清洁无异物。

（2）测定前，开启电源开关，仪器预热20分钟。

（3）填写自动熔点仪使用记录。

（六）供试品制备

取供试品适量，研成细粉，干燥至恒重，置干燥器放冷，备用。

（七）测定

1. 传温液加热法测定

① 取3根一端封口的毛细管，以开口端插入苯甲酸粉末中，粉末会卡入开口端。取出毛细管，将黏在外壁的试样擦拭干净。取一只空气冷凝管，一端放置在桌面上，将毛细管的封口端向下，开口端朝上，自玻璃管的上端放入，让毛细管在桌面上弹震，使在开口端的试样落入底部，如此反复几次，毛细管中的试样不超过2~3mm。

② 将传温液液状石蜡装入b型管中，其液面至上叉管处，并预热。

③ 将填充好的样品的毛细管与温度计用橡皮圈固定，使样品处于水银球中部，温度计放入b型管的两叉口中部，温度计通过开口塞插入其中。

④ 继续加热，待温度计上升至120℃左右时，减缓加热速度，调节升温速率为每分钟上升1.0℃，观察初熔和终熔的现象并记录温度计度数后停止加热。

⑤ 待温度下降 20℃，重复步骤①~④，平行操作 3 次，取其平均值，即得。

2. 自动熔点仪测定

① 样品制备同传温液加热法测定项下。

② 进入自动熔点仪主界面，选择测试，输入样品名称：苯甲酸、起始温度 110℃、升温速率 1.0℃/min、停止温度 125℃，其他参数选用默认方案，然后按［自动检测］进入相应界面。

③ 当实际温度稳定到 110℃后（会有蜂鸣器提示），放入装好样品的毛细管，待温度稳定到 110℃（放入样品后，炉体温度微微降低），按［升温］键，当被测样品达到初熔程度时，仪器会自动显示初熔值；当被测样品达到终熔程度时，仪器会自动显示终熔值。记录初熔值和终熔值。

④ 按［保存］或［打印］按钮。重复测定 3 次，求平均值。

3. 注意事项

(1) 初熔、全熔或分解突变时的温度，均应估读到 0.1℃，并记录突变时或不正常的现象。每一供试品应至少重复测量 3 次，3 次读数的极差不大于 0.5℃且不为边缘数据时，可取 3 次的均值加上温度计的校正值后作为熔点测定的结果。如 3 次读数的极差为 0.5℃以上时，或为边缘数据时，可再重复测定 2 次，取 5 次的均值加上温度计的校正值后作为熔点测定的结果。必要时可选用规定的同一批药品再次进行测定，记录其结果并进行比较。

(2) 经修约后的初熔、全熔或分解突变时的温度均在各品种"熔点"项下规定的范围内，判定为"符合规定"。但如有下列情况之一，即判为"不符合规定"：①初熔温度低于规定范围的低限；②全熔温度超过规定范围的高限；③分解点或熔点温度处于规定范围之外；④初熔前出现严重的"发毛""收缩""软化""出汗"现象，且其过程较长，并与正常的该药品做对照对比后有明显差异者。

(3) 不同传温液测定某些药品的熔点时，所得结果不一致，故传温液必须按规定选用，或选用明确对测定结果无影响的传温液。供试品熔点在 80℃以下者，传温液选用水；供试品熔点在 80℃以上者，传温液选用硅油或液状石蜡。

(4) 供试品需完全干燥后方可测定，避免水分的影响。且应粉碎成细粉，填装要紧实，避免产生空隙，不易传热，加大熔程。

(5) 供试品在测定熔点过程中出现"发毛""收缩""软化""出汗"等现象，不能作为初熔的判断。

① 发毛：指供试品在毛细管内受热后出现膨胀发松，物面不平的现象。

② 收缩：指供试品发毛后，向中心聚集紧缩的现象。

③ 软化：指供试品在收缩同时或收缩后变软，形成软质柱，向下弯塌的现象。

④ 出汗：指供试品形成软质柱物的同时，在毛细管内壁上出现细微液点，但未出现局部液化后明显液滴。

⑤ 初熔：指供试品开始局部液化，出现明显液滴。

⑥ 全熔：供试品全部熔化，毛细管内的液体应完全澄清。

4. 实验后清洁

① 清洁仪器，清洁试验台。

② 记录测量时实验场所温湿度。

③ 清洗所用玻璃仪器，晾干，放置于储存柜中。

（八）原始记录及数据分析

按照药典及相关法规要求如实记录数据，并进行数据分析。原始记录可借鉴附件3。

（九）检测报告

根据实验结果，如实填写检验检测报告，并按照药典标准判定本样品该项目是否满足标准要求。检验检测报告模板可借鉴附件4。

（十）思考练习

① 采用传温液加热法测定熔点时，接近熔点时，加热快慢为什么会影响熔点测定？
② 简述传温液加热法测定熔点操作步骤及注意事项。

参考文献

[1] 国家药典委员会. 中华人民共和国药典二部. 2020年版. 北京：中国医药科技出版社, 2020：749.
[2] 国家药典委员会. 中华人民共和国药典四部. 2020年版. 北京：中国医药科技出版社, 2020：82-83.
[3] 中国食品药品检定研究院. 中国药品检验标准操作规范. 2019年版. 北京：中国医药科技出版社, 2019：244-248.
[4] 国家药典委员会. 中国药典分析检测技术指南. 北京：中国医药科技出版社, 2017：252-259.

附件1

苯甲酸

Benjiasuan

Benzoic Acid

$C_7H_6O_2$ 122.12

本品含 $C_7H_6O_2$ 不得少于99.0%。

【性状】本品为白色有丝光的鳞片或针状结晶或结晶性粉末；质轻；无臭或微臭；在热空气中微有挥发性；水溶液显酸性反应。

本品在乙醇、三氯甲烷或乙醚中易溶，在沸水中溶解，在水中微溶。

熔点　本品的熔点（通则0612）为121～124.5℃。

【鉴别】(1) 取本品约0.2g，加0.4%氢氧化钠溶液15ml，振摇，滤过，滤液中加三氯化铁试液2滴，即生成赭色沉淀。

(2) 本品的红外光吸收图谱应与对照的图谱（光谱集233图）一致。

【检查】乙醇溶液的澄清度与颜色　取本品5.0g，加乙醇溶解并稀释至100ml，溶液应澄清无色。

卤化物和卤素　照紫外-可见分光光度法（通则0401）测定。本实验所用的玻璃仪器使用前必须用500g/L硝酸溶液浸泡过夜，用水清洗后装满水，以保证无氯元素。

溶液A　取本品6.7g置100ml量瓶中，加1mol/L氢氧化钠溶液40ml与乙醇50ml使溶解，用水稀释至刻度，摇匀。取上述溶液10ml，加2mol/L氢氧化钠溶液7.5ml与镍铝合金0.125g，置水浴上加热10分钟，放冷，滤过，滤液置25ml量瓶中，滤渣用乙醇洗涤3次，每次2ml，洗液并入滤液中，用水稀释至刻度。

溶液 B　空白溶液，制备方法同溶液 A。

标准氯化物溶液　精密量取 0.132%（W/V）氯化钠溶液 1ml，置 100ml 量瓶中，用水稀释至刻度。临用新制。

硫酸铁铵溶液　取硫酸铁铵 30g，加硝酸 40ml，振摇，用水稀释至 100ml，滤过，取续滤液。避光保存。

硫氰酸汞溶液　取硫氰酸汞 0.3g，加无水乙醇溶解使成 100ml。配制后在 7 日内使用。

测定法　取溶液 A、溶液 B、标准氯化物溶液与水各 10ml，分别置 25ml 量瓶中，各加硫酸铁铵溶液 5ml，摇匀，滴加硝酸 2ml（边加边振摇），再各加硫氰酸汞溶液 5ml，振摇，用水稀释至刻度，在 20℃水浴中放置 15 分钟。在 460nm 的波长处分别测定溶液 A（以溶液 B 为空白）与标准氯化物溶液（以水为空白）的吸光度。

限度　溶液 A 的吸光度不得大于标准氯化物溶液的吸光度（0.03%）。

易氧化物　取水 100ml，加硫酸 1.5ml，煮沸后，滴加高锰酸钾滴定液（0.02mol/L）适量，至显出的粉红色持续 30 秒不消失，趁热加本品 1.0g，溶解后，加高锰酸钾滴定液（0.02mol/L）0.25ml，应显粉红色，并在 15 秒内不消失。

易碳化物　取本品 0.50g，加硫酸[含 H_2SO_4 94.5%～95.5%（g/g）]5ml 振摇，放置 5 分钟，与黄色 2 号标准比色液比较，不得更深。

炽灼残渣　不得过 0.1%（通则 0841）。

重金属　取本品 1.0g，加乙醇 22ml 溶解后，加醋酸盐缓冲液（pH 3.5）2ml 与水适量，使成 25ml，依法检查（通则 0821 第一法），含重金属不得过百万分之十。

【含量测定】　取本品约 0.25g，精密称定，加中性稀乙醇（对酚酞指示液显中性）25ml 溶解后，加酚酞指示液 3 滴，用氢氧化钠滴定液（0.1mol/L）滴定。每 1ml 氢氧化钠滴定液（0.1mol/L）相当于 12.21mg 的 $C_7H_6O_2$。

【类别】　消毒防腐药。

【贮藏】　密封保存。

附件 2

××××××××××××公司　　　　　　文件编号：××××××××××××××××

检品信息卡

检品编号：

样品名称		规　　格	
剂　　型		数　　量	
保质期/限期		生产日期/	
使用日期		批　　号	
贮藏条件		收样日期	
生产单位/ 产　　地		检验类别	
委托单位			
检验项目			
检验依据			
判定依据			

×××××××××××公司		文件编号:××××××××××××××	
检品流转表			
流转程序		签名	日期
业务科	收检录入		
	核对分发		
主检科室	检科室签收		
	(主)检验人收样		
	检验完成		
	核对		
	审核		
授权签字人审签			
业务科	报告打印		
	校对发出		
备注:			

附件3

×××××××××××公司　　　　　　文件编号:××××××××××××××

原始记录

检品编号:_____　　检品名称:_____
批　　号:_____　　规　　格:_____
数　　量:_____　　剂　　型:_____
检验项目:_____
检验依据:_____

样品状态:包装完整□,无异常情况□,数量满足实验要求□。

检验日期:

检验地点:温度:　　　℃　　　　　相对湿度:　　　％

一、仪器设备

仪器名称:　　　　型号:　　　　编号:　　　　效期:

二、检验方法

取供试品适量,研成细粉,置放有五氧化二磷干燥剂的减压干燥器中60℃干燥至恒重,按要求置熔点测定用毛细管内测定。

升温速率:1.0℃/min。

表1 熔点测定结果

苯甲酸	1	2	3	平均值
初熔/℃				
全熔/℃				

(规定:应为121~124.5℃)

检验人:　　　　　　复核人:　　　　　　　　　　　　第　页共　页

×××××××××××公司　　　　文件编号：××××××××××××××××

三、结论

检验人：　　　　　复核人：　　　　　　　　　　　　　　第　页共　页

附件 4

×××××××××××公司　　　　文件编号：××××××××××××××××

检验检测报告

报告编号：　　　　　　　　　　　　　　　　　　　　　　第　页共　页

检 品 名 称	_____	收 样 日 期	_____
生产单位/产　　　地	_____	贮 藏 条 件	_____
规　　　　格	_____	包 装 方 式	_____
检 品 状 态	_____	生 产 批 号	_____
检 品 数 量	_____	完 成 日 期	_____
检 验 依 据	_____		
检 验 项 目	_____		
检 验 类 别	委托□　复验□　其他□_____		
委 托 单 位	_____		

结果评价：

备注：

报告编制人：　　　审核人：　　　授权签字人：　　　　（盖章）

年　月　日

检验项目	计量单位	标准限制	检测结果	结论
【性状】熔点				

（以下空白）

第三节 学习任务三 通则 0621 旋光度测定法
——葡萄糖比旋度的测定

能力目标

1. 掌握旋光计测定旋光度的基本原理。
2. 了解旋光计的结构、功能。
3. 能规范使用和维护旋光计。
4. 掌握旋光计测定法。
5. 能规范书写原始记录，出具检测报告。

一、任务描述

某药品检测实验室接收一批药品的委托检验，要求按照药典方法进行检测。具体品种为葡萄糖粉剂，检测项目为【性状】比旋度。

业务科室收样人员与送检人员核对检品数量、包装等样品外观信息，检查确认无误后，按照实验室内部流程，对检品进行编号，制作检品信息卡，标记检品状态，将检品信息卡连同检品一起分发给检测科室人员。双方人员交接完毕后，填写检品流转单。药品检测人员开始对检品进行检测并及时填写检测原始记录。检测完成后，依据检测结果出具检验检测报告。

二、相关理论知识

（一）旋光度测定法

平面偏振光通过含有某些光学活性化合物的液体或溶液时，能引起旋光现象，使偏振光的平面向左或向右旋转，旋转的度数称为旋光度。

在一定波长与温度下，偏振光透过每 1ml 含有 1g 旋光性物质的溶液且光路长 1dm 时，测得的旋光度称为比旋度。比旋度（或旋光度）可以用于鉴别或检查光学活性药品的纯杂程度，亦可用于测定光学活性药品的含量。

除另有规定外，本法系采用钠光谱的 D 线（589.3nm）测定旋光度，测定管长度为 1dm（如使用其他管长，应进行换算），测定温度为 20℃。用读数至 0.01°并经过检定的旋光计。旋光计的检定，可用标准石英旋光管进行，读数误差应符合规定。

旋光度测定时，一般应在溶液配制后 30 分钟内进行测定。测定时，将测定管用供试液体或溶液（取固体供试品，按各品种项下的方法制成）冲洗数次，缓缓注入供试液体或溶液适量（注意勿使发生气泡），置于旋光计内检测读数，即得供试液的旋光度。

使偏振光向右旋转者（顺时针方向）为右旋，以"＋"符号表示；使偏振光向左旋转者（反时针方向）为左旋，以"－"符号表示。用同法读取旋光度 3 次，取 3 次的平均数，照下列公式计算，即得供试品的比旋度。

$$\text{对液体供试品} \quad [\alpha]_D^t = \frac{\alpha}{ld}$$

$$\text{对固体供试品} \quad [\alpha]_D^t = \frac{100\alpha}{lc}$$

式中，$[\alpha]_D^t$ 为比旋度；D 为钠光谱的 D 线；t 为测定时的温度，℃；l 为测定管长度，dm；α 为测得的旋光度；d 为液体的相对密度；c 为每 100ml 溶液中含有被测物质的重量（按干燥品或无水物计算），g。

（二）旋光计

旋光计一般由光源、起偏镜、测定管、检偏镜、半影板调零装置和支架组成（图 3-3-5）。起偏镜是一组可以产生平面偏振光的晶体，称为 Nicol（尼克尔）棱镜，用一种天然晶体如方解石按一定方法切割再用树胶黏合而制成。现今则多采用在塑料膜或玻璃上涂或镀上某些具有光学活性的物质，使其产生偏振光。

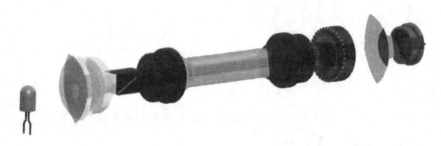

光源　　滤光片　　起偏镜　　　　样品管　　检偏镜　　滤光片　检测器

图 3-3-5　旋光计示意

光线通过起偏镜后得到平面偏振光，经样品管后进入检偏镜，最后到达检测器。测定前，先将光量调到最大（即仪器调节零点）；放入被测物质后，如果光经被测物质后透射量仍是最大，此物质即不具旋光性。如果被测物质有旋光性，就会使偏振面改变，使光的透射量减少。这种减少的程度反映了该物质使偏振面改变的大小。而旋转检偏镜使其晶轴与新的振动面一致，光的透射量重新成为最大；此时检偏镜旋转的角度就是该物质的旋光度数，其旋转方向即为该物质的旋光方向。

1. 圆盘旋光计

主要元件是两块尼克尔棱镜。主要结构如图 3-3-6。

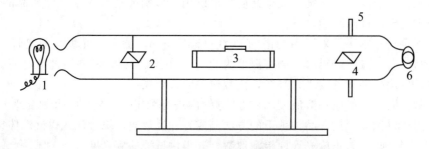

图 3-3-6　WXG-4 型圆盘旋光计原理

1—光源；2—起偏棱晶；3—样品管；4—检偏棱晶；5—刻度盘；6—目镜

当光源发出的光经起偏棱晶得到一个偏振光，经样品管处盛放的样品后发生偏转。此时当起偏棱晶和检偏棱晶的晶轴平行时，在目镜处观察不到偏振光。只有将检偏棱晶旋转一个合适的角度，才能观察到偏振光，通过与检偏棱晶相连的刻度盘即可测出样品的旋光性。

为了方便观察偏振光的强度，在起偏镜后放置一块狭长的石英片，当起偏镜透过来的光通过石英片时，由于石英片的旋光性，即产生了三分视场。检偏片与刻度盘连在一起，转动刻度盘调节手轮即转动检偏片，可以看到三分视场各部分的亮度变化情况，见图 3-3-7。其中（a）、（c）为大于或小于零度视场，（b）为零度视场，（d）为全亮视场。

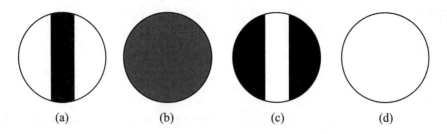

图 3-3-7　三分视场示意

将装有一定浓度的某种溶液的试管放入旋光计后，由于溶液具有旋光性，使平面偏振光旋转一个角度，零度视场便发生变化，转动度盘调节手轮，使再次出现亮度一致的零度视场，这时检偏片转过的角度就是溶液的旋光度，从视窗中的读数可求出其数值。

如图 3-3-8 所示，读数装置由刻度盘和游标盘组成，其中刻度盘与检偏镜连为一体，并在度盘调节手轮的驱动下可转动。

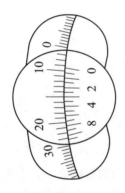 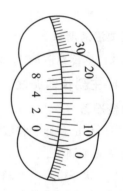

图 3-3-8　旋光计刻度盘和游标盘

2. 自动旋光计

采用光电检测自动平衡原理，进行自动测量，测量结果以数字显示。它既保持了圆盘旋光计稳定可靠的优点，又弥补了它读数不方便的缺点，是目前市场上最常用的旋光计。

仪器采用钠灯作为光源，当钠灯发出的单色光依次通过聚光镜、小孔光阑、场镜、起偏镜、法拉第调制器、准直镜，形成一束振动平面随法拉第线圈中交变电压而变化的准直的平面偏振光，经过装有待测溶液的试管后射入检偏器，再经过接收物镜、滤色片、小孔光阑进入光电倍增管，光电倍增管将光强信号转变成电信号，并经前置放大器放大。

若检偏器相对于起偏器偏离正交位置，则说明具有频率为 f 的交变光强信号，相应地有频率 f 的电信号，此电信号经过选频放大，功率放大，驱动伺服电机通过机械传动带动检偏器转动，使检偏器向正交位置趋近直到检偏器到达正交位置，频率为 f 的电信号消失，伺服电机停转。

仪器开始正常工作后，检偏器即按照上述过程自动停在正交位置上，此时将计数器清零，定义为零位，若将装有旋光度为 α 的样品的试管放入试样室中时，检偏器相对于入射的平面偏振光又偏离了正交位置 α 角，于是检偏器按照前述过程再次转过 α 角以获得新的正交位置。模数转换器和计数电路将检偏器转过的 α 角转换成数字显示,于是就能测出待测样品的旋光度。

三、任务实施

(一)标准查询
根据任务要求,找所需检测标准(见附件 1),并填写检品信息卡(可参照附件 2)。

(二)标准解读
本次任务检品为葡萄糖粉剂,检测项目为【性状】比旋度。与检测项目相关的药典标准为:《中国药典》2020 年版四部通则 0621 旋光度测定法。

该品种【性状】比旋度主要通过旋光计测定样品比旋度。

(三)主要仪器设备
自动旋光计、电子天平。

(四)主要试剂及溶液配制

1. 主要试剂清单

氨水:分析纯(AR)。

2. 主要溶液清单

氨试液:取浓氨溶液 400ml,加水使成 1000ml,即得。

(五)主要仪器调试

1. 量器准备

试验中所用的量瓶和移液管均应经检定校正、洗净后使用。

2. 电子天平调试

(1) 天平状态检查 准确度等级满足实验要求,标识清晰(检定校准合格且在有效期内),清洁无异物,处于水平状态,牢固不晃动,周围无气流及振动干扰,必要时需要检查有无除静电装置。

(2) 开机自检 接通电源,按下开机按钮,天平开机自检,自检完成后预热 30 分钟以上,待用。

必要时需对天平准确性进行校正,目前市场上,部分天平可进行自动校正。这些天平只需按自动校正按钮即可按程序完成。不带自动校正功能的天平,可采取外部校正的方式进行天平准确性校正,具体校正方法需参考天平使用说明书。

(3) 填写电子天平使用记录。

3. 自动旋光计调试

(1) 状态检查 精确度等级满足实验要求,标识清晰(检定校准合格且在有效期内),清洁无异物。钠光灯源开关是否在规定位置,示数开关是否在关的位置,仪器放置位置是否合适,钠光灯启动后,仪器不要再搬动。

(2) 开启旋光计 钠光灯启动后至少 20 分钟后发光才能稳定,测定或读数时应在钠光灯稳定后读取。

(3) 测定前,仪器调零时,必须重复按动复测开关,使检偏镜分别向左或向右偏移光学零位。通过观察左右复测的停点,可以检查仪器的重复性和稳定性。如误差超过规定,仪器应维修后再使用。

（4）填写旋光计使用记录。

4. 环境温度调节

调节实验室温度为20℃。

5. 电热恒温鼓风干燥箱

① 干燥箱准确度等级满足实验要求，标识清晰（检定校准合格且在有效期内）设置温度为105℃，开启升温稳定后，待用。

② 填写使用记录。

（六）供试品制备

① 取适量葡萄糖粉于105℃干燥至恒重，计算干燥失重。

② 取葡萄糖约10g，精密称定，置100ml烧杯中用适量纯化水溶解，转移至100ml容量瓶中，加氨试液0.2ml后，加水稀释至刻度，摇匀，放置10分钟，备用。

（七）测定

（1）调零 按测量开关，机器处于自动平衡状态。按复测1~2次，再按清零按钮清零。

（2）空白溶剂调零 将装有纯化水（温度在20℃±0.5℃）的测定管放入样品室，待小数稳定后，按清零按钮清零。测定管中若混有气泡，应先使气泡浮于凸颈处，试管通光面两端的雾状水滴，应用软布擦干。测定时应尽量固定测定管放置的位置及方向，做好标记，以减少测定管及盖玻片应力的误差。

（3）旋光度测定 取出试管，将待测样品（溶液温度20℃±0.5℃）注入试管，按相同的位置和方向放入样品室内，盖好箱盖。仪器读数窗将显示该样品的旋光度。等待读数稳定，读取读数。每份样品重复测定三次，记录读数。

（4）按步骤（2）用空白溶剂再校正，零点应无变动。若旋光度差值超过±0.01时，表明零点有变动，应重新测定。

（5）注意事项

① 通常开机前之前应取出仪器样品室内的物品，各示数开关应置于规定位置。钠光灯启动后至少20分钟后再进行测定。

② 配制溶液及测定时，均应调节温度至20℃±0.5℃（或各品种项下规定的温度），测定管长度为1dm（如使用其他管长，应进行换算）。

③ 物质的旋光度与测定光源、测定波长、溶剂、浓度和温度等因素有关。因此，表示物质的旋光度时应注明测定条件。

④ 旋光管分为泡式、漏斗式、恒温式。使用泡式旋光管时，装入测定溶液时应避免产生气泡，如有气泡，应是起浮于凸颈处，旋紧测试管螺帽时，用力不要太大，以免产生应力，造成误差。每次测定应保持测定管方向、放置位置不变。温度对物质的旋光度有一定影响，测定室应注意环境温度，必要时可使用带恒温循环水夹层的测定管测定。

⑤ 液态供试品或供试溶液应不是浑浊或不含混悬的小粒。如有上述情形时，比预先滤过，并弃去初滤液。

⑥ 旋光管清洗 可用两种溶剂分两步清洗。第一种清洗溶剂应能溶解供试品。第二种清洗溶剂应与第一种溶剂互溶，并易挥发。一般水溶性供试品：第一种清洗溶剂选择水，第二种清洗溶剂用乙醇；脂溶性的供试品：第一种清洗溶剂用乙醇，第二种清洗溶剂用丙酮。

⑦ 钠光灯使用时间一般勿过久（约 2 小时内），在连续使用时，不宜经常开关，以免影响寿命。当关熄钠光灯时，如需再使用，应等钠光灯泡冷后再开。

（八）原始记录及数据分析

按照药典及相关法规要求如实记录数据，并进行数据分析。原始记录可借鉴附件 3。按下列公式计算葡萄糖溶液比旋度。

$$[\alpha]_D^t = \frac{100\alpha}{lc}$$

式中：$[\alpha]_D^t$——比旋度；
　　　α——旋光度；
　　　l——样品管长度，单位为 dm；
　　　c——100ml 样品溶液中所含葡萄糖的量，单位为 g。

（九）检测报告

根据实验结果，如实填写检验检测报告，并按照药典标准判定本样品该项目是否满足标准要求。检验检测报告模板可借鉴附件 4。

（十）思考练习

① 试述旋光度测量的原理。
② 简要分析本次实验中影响实验结果的因素。

参考文献

[1] 国家药典委员会. 中华人民共和国药典二部. 2020 年版. 北京：中国医药科技出版社，2020：1516.
[2] 国家药典委员会. 中华人民共和国药典四部. 2020 年版. 北京：中国医药科技出版社，2020：83-84.
[3] 国家药典委员会. 中国药典分析检测技术指南. 北京：中国医药科技出版社，2017：265-268.

附件 1

葡萄糖粉剂
Putaotang Fenji
Glucose Powder

本品为葡萄糖或无水葡萄糖分装得到的口服制剂。

【性状】本品为无色结晶或白色结晶性或颗粒性粉末；无臭。

比旋度　取本品约 10g，精密称定，置 100ml 量瓶中，加水适量与氨试液 0.2ml，溶解后，用水稀释至刻度，摇匀，放置 10 分钟，在 25℃时，依法测定（通则 0621），比旋度为 +52.6°至+53.2°。

【鉴别】(1) 取本品约 0.2g，加水 5ml 溶解后，缓缓滴入微温的碱性酒石酸铜试液中，即生成氧化亚铜的红色沉淀。

(2) 取干燥失重项下的本品适量，依法测定，本品的红外光吸收图谱应与对照的图谱（光谱集 702 图）一致。

【检查】酸度　取本品 2.0g，加水 20ml 溶解后，加酚酞指示液 3 滴与氢氧化钠滴定液 (0.02mol/L) 0.20ml，应显粉红色。

溶液的颜色　取本品 5.0g，加热水溶解后，放冷，用水稀释至 10ml，溶液应无色；如显色，与对照液（取比色用氯化钴液 3.0ml、比色用重铬酸钾液 3.0ml 与比色用硫酸铜液

6.0ml，加水稀释成 50ml）1.0ml 加水稀释至 10ml 比较，不得更深。

干燥失重　取本品，在 105℃ 干燥至恒重，减失重量为 7.5%～9.5%（葡萄糖），或不得过 1.0%（无水葡萄糖）（通则 0831）。

其他　应符合散剂项下有关的各项规定（通则 0115）。

【类别】同葡萄糖。

【规格】（1）50g（2）75g（3）200g（4）250g（5）300g（6）350g（7）500g

【贮藏】密封保存。

附件 2

××××××××××公司　　　　　　　　　　文件编号：××××××××××

检品信息卡

检品编号：

样品名称		规格	
颜色和物态		数量	
保质期/限期		生产日期/批号	
使用日期			
贮藏条件		收样日期	
生产单位/产地		检验类别	
委托单位			
检验项目			
检验依据			
判定依据			

检品流转表

	流转程序	签名	日期
业务科	收检录入		
	核对分发		
主检科室	检科室签收		
	（主）检验人收样		
	检验完成		
	核对		
	审核		
	授权签字人审签		
业务科	报告打印		
	校对发出		

备注：

附件 3

××××××××××公司　　　　　文件编号：××××××××××××××

原始记录

检品编号：_____　　检品名称：_____
批　　号：_____　　规　　格：_____
数　　量：_____　　剂　　型：_____
检验项目：_____
检验依据：_____
样品状态：包装完整□，无异常情况□，数量满足实验要求□。
检验日期：
检验地点：温度：　　　℃　　相对湿度：　　　%

一、仪器设备
仪器名称：　　　　　型号：　　　　　编号：　　　　　效期：

二、检验方法
（一）供试品干燥失重测定
样品研细，照通则 0831 测定：
温度：____℃；首次干燥：____h；重复干燥：____h；干燥器中放冷：____min。

1. 称量瓶恒重：　　　　　瓶 1　　　　瓶 2
首次干燥：
重复干燥：

恒重：　　　　　　　　　（与上一次称重差异≤0.3mg）

2. 精密称取供试品粉末，样品 1_____g、样品 2_____g，依次平铺于上述干燥至恒重的扁形称量瓶中（厚度不超过 5mm），进行测定：
样品＋瓶恒重：　　样品 1＋瓶 1　　样品 2＋瓶 2
首次干燥：
重复干燥：

恒重：　　　　　　　　　（与上一次称重差异≤0.3mg）
干燥失重（%）：

相对平均偏差（%）：　　　　　　（应≤1.5）
干燥失重均值（%）：

（二）供试品溶液制备
取本品精密称定_____g，置 100ml 烧杯中用适量纯化水溶解，转移至_____ml 容量瓶中，加氨试液_____ml 后，加水稀释至刻度，摇匀，放置 10 分钟备用，即得供试品溶液。
测定溶液温度：_____℃；旋光管长度：____dm；供试品干燥失重：____%

检验人：　　　　　　　复核人：　　　　　　　　　　　　第　页共　页

×××××××××××公司　　　　　文件编号：×××××××××××××××

（三）供试品溶液测定

表 1　供试品溶液测定结果

测量次数	1	2	3
测定旋光度			
旋光度平均值			
比旋度 $[\alpha]_D^t$			

注：1. 供试品 $[\alpha]_D^t = \dfrac{100\alpha}{lc}$。

2. 葡萄糖粉剂比旋度应为 $+52.6°\sim+53.2°$。

三、结论

检验人：　　　　　复核人：　　　　　　　　　　　　　　第　页共　页

附件 4

×××××××××××公司　　　　　文件编号：×××××××××××××××

检验检测报告

报告编号：　　　　　　　　　　　　　　　　　　　　　第　页共　页

检 品 名 称	_____	收样日期	_____
生产单位/产　　地	_____	贮藏条件	_____
规　　　格	_____	包装方式	_____
检 品 状 态	_____	生产批号	_____
检 品 数 量	_____	完成日期	_____
检 验 依 据	_____
检 验 项 目	_____
检 验 类 别	委托□　复验□　其他□_____
委 托 单 位	_____

结果评价：

备注：

报告编制人：　　审核人：　　授权签字人：　　（盖章）

　　　　　　　　　　　　　　　　　　　　　　　　年　月　日

(续)报告编号： 第 页共 页

检验项目	计量单位	标准限制	检测结果	结论
【性状】比旋度				

（以下空白）

第四节 学习任务四 通则 0631 pH 值测定法
——维生素 C 注射液的 pH 值检查

能力目标

1. 掌握 pH 值的测量原理。
2. 了解酸度计的结构、功能。
3. 能规范使用和维护酸度计。
4. 掌握 pH 计的校正方法。
5. 掌握药品质量分析中酸度检查的方法。
6. 能规范书写原始记录，出具检测报告。
7. 能规范整理实验现场。

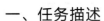 扫一扫 扫描书中二维码观看视频维生素 C 注射液的 pH 检查。

一、任务描述

某药厂新生产一批维生素 C 注射液（10ml：2g），现需理化检验室对其【检查】pH 值，要求按照中国药典方法进行检测。

检验室取样人员根据请检单内容，填好取样证，到相应的仓库取样并详细填写取样记录。取样人员按照检验室内部流程，对检品进行编号，制作检品信息卡，标记检品状态后将检品信息卡连同检品一起分发给检测人员，检测人员核对检品数量，包装等样品外观信息，检查确认无误后，双方填写检品流转单。药品检测人员开始对检品进行检测并及时填写原始记录。检测完成后，依据检测结果出具检验检测报告。

二、相关理论知识

（一）pH 值测定法（《中国药典》 2020 年版四部通则 0631）

pH 值是水溶液中氢离子活度的方便表示方法。pH 值定义为水溶液中氢离子活度的负对数，$pH = -\lg\alpha_{H^+}$，但氢离子活度却难以由实验准确测定。为实用方便，溶液的 pH 值规定由下式测定。

$$pH = pH_S - \frac{E - E_S}{k}$$

式中，E 为含有待测溶液（pH）的原电池电动势，V；E_S 为含有标准缓冲液（pH_S）的原电池电动势，V；k 为与温度（t,℃）有关的常数，$k=0.05916+0.000198(t-25)$。

受待测物的电离常数、介质的介电常数和液接界电位等诸多因素的影响，实验测得的 pH 值只是溶液的近似 pH 值，它不能作为溶液氢离子活度的严格表征。但是只要我们严格控制，使待测溶液与标准缓冲液的组成足够接近，运用上式测得的 pH 值还是非常接近真实溶液的 pH 值。

（二）pH 计

pH 计又称为酸度计，用来测定溶液的 pH 值，常见的酸度计主要由 pH 测量电池（由一对电极与溶液组成）和 pH 指示器（电位计）两部分组成（如图 3-3-9 所示）。

pH 指示器作为酸度计测量部分，最早采用补偿式电位差计，后被电子管电压表取代，现在多数采用晶体管电路，不仅体积小，精度也有很大提高，并包括很多智能化板块，如高阻抗转化电路、测温电路、数模转换电路及单片微机等，测定功能较多、精度高，能自动补偿、显示斜率与被测溶液的温度等。

pH 测量电池由对氢离子敏感的指示电极与具有稳定的已知电位的参比电极组成电池。常用的指示电极有玻璃电极、氢电极、醌-氢醌电极与锑电极等；参比电极主要指外参比电极，有银-氯化银电极、甘汞电极等。除另有规定外，水溶液的 pH 值通常以玻璃电极为指示电极、饱和甘汞电极或银-氯化银电极为参比电极的不低于 0.01 级的酸度计进行测定。

玻璃电极是由一只厚玻璃管下端接一特殊成分玻璃球状薄膜（厚度约为 0.2mm），玻璃管内部装有已知浓度和 pH 值的缓冲液，并有一个电极电位已知的银-氯化银电极（内参比电极）共同构成。敏感玻璃膜是 pH 玻璃电极最关键的敏感元件。

银-氯化银电极是将银丝镀上一层 AgCl，浸在一定浓度 KCl 溶液的玻璃管中而构成，其受温度影响较小，可应用于条件较恶劣的测试中，是目前最为常用的参比电极。

甘汞电极是金属汞、Hg_2Cl_2 和 KCl 溶液组成的电极，在内玻璃管中封接一根铂丝，铂丝插入纯汞中，下置一层甘汞（Hg_2Cl_2）和汞的糊状物，外玻璃管中装入 KCl 溶液。甘汞电极依氯化钾浓度不同分为三种，即饱和甘汞电极、1mol/L 甘汞电极与 0.1mol/L 甘汞电极。它们的电极电位各不相同，容易受温度影响。饱和甘汞电极由于制备简单，电位稳定，仍是目前常用的参比电极。

目前，单电极已较少使用，广泛使用将指示电极与参比电极组合成一体的复合电极，常用的复合电极有玻璃-饱和甘汞电极和玻璃-银-氯化银电极等。

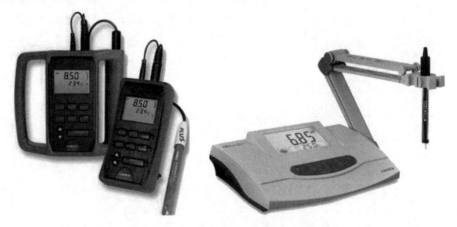

图 3-3-9　便携式 pH 计和台式 pH 计

pH计（酸度计）应定期进行计量检定，并符合国家有关规定。测定前，应采用标准缓冲液校正仪器。标准缓冲液可用国家标准物质管理部门发放的标示pH值准确至0.01pH单位的各种标准缓冲液，也可按表3-3-1进行配制。

表 3-3-1　标准缓冲溶液的配制

缓冲液名称	缓冲液的配制方法
草酸盐标准缓冲液	精密称取在54℃±3℃干燥4～5小时的草酸三氢钾12.71g,加水使溶解并稀释至1000ml
邻苯二甲酸盐标准缓冲液	精密称取在115℃±5℃干燥2～3小时的邻苯二甲酸氢钾10.21g,加水使溶解并稀释至1000ml
磷酸盐标准缓冲液	精密称取在115℃±5℃干燥2～3小时的无水磷酸氢二钠3.55g与磷酸二氢钾3.40g,加水使溶解并稀释至1000ml
硼砂标准缓冲液	精密称取硼砂3.81g（注意避免风化）,加水使溶解并稀释至1000ml,置聚乙烯塑料瓶中,密塞,避免空气中二氧化碳进入
氢氧化钙标准缓冲液	于25℃,用无二氧化碳的水和过量氢氧化钙经充分振摇制成饱和溶液,取上清液使用。因本缓冲液是25℃时的氢氧化钙饱和溶液,所以临用前需核对溶液的温度是否在25℃,否则需调温至25℃再经溶解平衡后,方可取上清液使用。存放时应防止空气中二氧化碳进入。一旦出现浑浊,应弃去重配

上述标准缓冲液必须用pH值基准试剂配制。不同温度下各种标准缓冲液的pH值见表3-3-2。

表 3-3-2　不同温度下各种标准缓冲液的pH值

温度/℃	草酸盐标准缓冲液	邻苯二甲酸盐标准缓冲液	磷酸盐标准缓冲液	硼砂标准缓冲液	氢氧化钙标准缓冲液
0	1.67	4.01	6.98	9.46	13.43
5	1.67	4.00	6.95	9.40	13.21
10	1.67	4.00	6.92	9.33	13.00
15	1.67	4.00	6.90	9.27	12.81
20	1.68	4.00	6.88	9.22	12.63
25	1.68	4.01	6.86	9.18	12.45
30	1.68	4.01	6.85	9.14	12.30
35	1.69	4.02	6.84	9.10	12.14
40	1.69	4.04	6.84	9.06	11.98
45	1.70	4.05	6.83	9.04	11.84
50	1.71	4.06	6.83	9.01	11.71
55	1.72	4.08	6.83	8.99	11.57
60	1.72	4.09	6.84	8.96	11.45

三、任务实施

（一）标准查询

根据任务要求，找所需检测标准（见附件1），并填写检品信息卡（可参照附件2）。

（二）标准解读

本次任务中所述检品检测项目与pH值测定法（通则0631）相关。

检品维生素C注射液（10ml：2g）检测项目为【检查】pH值。

该品种酸度检查主要通过pH计测量。

（三）主要仪器设备

pH计、电子天平、电热恒温干燥箱。

（四）主要试剂及溶液配制

1. 主要试剂清单

① 新沸过的纯化水（以下简称纯化水）。
② 邻苯二甲酸氢钾（pH值基准试剂）。
③ 无水磷酸氢二钠（pH值基准试剂）。
④ 磷酸二氢钾（pH值基准试剂）。
⑤ 氯化钾（分析纯）。

2. 主要溶液清单

① 3mol/L的氯化钾溶液：称取氯化钾111.825g，加水稀释至500ml，备用。
② 饱和氯化钾溶液。
③ 邻苯二甲酸氢钾标准缓冲液。
④ 混合磷酸盐标准缓冲液。

（五）主要仪器调试

1. 量器准备

试验中所用的量瓶应经检定校正、洗净后使用。

2. 电子天平调试

（1）天平状态检查　准确度等级满足实验要求，标识清晰（检定校准合格且在有效期内），清洁无异物，处于水平状态，牢固不晃动，周围无气流及振动干扰，必要时需要检查有无除静电装置。

（2）开机自检　接通电源，按下开机按钮，天平开机自检，自检完成后预热30分钟以上，待用。

必要时需对天平准确性进行校正。目前市场上，部分天平可进行自动校正。这些天平只需按自动校正按钮即可按程序完成。不带自动校正功能的天平，可采取外部校正的方式进行天平准确性校正，具体校正方法需参考天平使用说明书。

（3）填写电子天平使用记录。

3. 电热恒温干燥箱调试

① 开机前确保仪器内外部无易燃易爆物品放置。
② 开机通电预热数分钟，检查仪器各指示灯和控制仪表等是否正常运行。

③ 温度设定：115℃，待用。
④ 填写电热恒温干燥箱使用记录。

4. pH 计调试

（1）电极选择　根据检品性质选择合适电极，本实验选用的复合电极为玻璃-饱和甘汞电极。

（2）pH 电极状态检查　电极保护套内应有饱和氯化钾溶液，电极球泡保持湿润；电极内部有 3mol/L 氯化钾溶液，至少在 1/3 以上，无气泡、无结晶析出；第一次使用的 pH 电极或长期停用的 pH 电极，在使用前必须在 3mol/L 氯化钾溶液中浸泡 24 小时。

（3）连接电极在 pH 计上，打开电极上面的橡皮套，使小孔露于外部，仔细检查电源是否接好，应保证仪器接地良好。开机预热 10 分钟以上。

（4）打开电极保护套，用纯化水充分淋洗电极后，将电极球泡浸泡在纯化水中，备用。

（5）填写 pH 计使用记录。

（六）测定

1. 标准缓冲液的配制

（1）pH 基准试剂的干燥　称取基准邻苯二甲酸氢钾 11.00g、基准无水磷酸氢二钠 4.00g、基准磷酸二氢钾 4.00g 分别置于洁净的称量瓶中，做好标记，置于预热至 115℃的电热恒温干燥箱中，干燥 3h，取出，放入干燥器中冷却至室温，备用。

（2）邻苯二甲酸氢钾标准缓冲液的配制　精密称取干燥后的基准邻苯二甲酸氢钾 10.2100g，置于 100ml 烧杯中，加适量纯化水使其溶解后，定量转移并加纯化水定容至 1000ml，摇匀，备用。

（3）混合磷酸盐标准缓冲液的配制　精密称取干燥后的基准无水磷酸氢二钠 3.5500g、基准磷酸二氢钾 3.4000g 置于 100ml 烧杯中，加适量纯化水使其溶解后，定量转移并加纯化水定容至 1000ml，摇匀，备用。

2. pH 计的校准

（1）定位　取待用电极，先用滤纸吸干电极表面水分，再用混合磷酸盐标准缓冲液充分冲洗电极，然后将电极浸入装有 20ml 混合磷酸盐标准缓冲液的 25ml 烧杯中，轻摇溶液待平衡稳定后，对 pH 计进行定位，具体定位方式需参考所用仪器说明书。

（2）校准　定位完成后，将电极取出，用纯化水洗涤干净后，用滤纸吸干电极表面水分。再用邻苯二甲酸氢钾标准缓冲液充分冲洗电极，然后将电极浸入装有 20ml 邻苯二甲酸氢钾标准缓冲液的 25ml 烧杯中，轻摇溶液待平衡稳定后，对 pH 计进行校正，具体校准方式需参考所用仪器说明书。读数与标示 pH 值相差应不大于±0.02 pH 单位。

（3）若偏差大于±0.02 pH 单位，应调节斜率（有的会自动调节），使仪器读数与邻苯二甲酸氢钾标准缓冲液的标示 pH 值相符合。重复上述操作，直至不需要调节仪器，读数与两标准缓冲液的标示 pH 值相差不大于±0.02 pH 单位为止。

3. 供试品溶液制备

取 5 支待测维生素 C 注射液，轻轻打开安瓿瓶将维生素 C 注射液置于 50ml 烧杯中混匀，作为供试品溶液 1（维生素 C 具有还原性，长时间暴露在空气中易变质，因此供试品溶液不能长时间放置，应现制现用）；另取 5 只，同法制备作为供试品溶液 2。

4. 供试品溶液测定

将待用电极用纯化水洗涤干净后，用滤纸吸干电极表面水分。再用供试品溶液 1 充分冲洗电极，然后将电极浸入装有 25ml 供试品溶液的烧杯中，轻摇，待读数稳定后，记录维生素 C 注射液的 pH 值。同法测定供试品溶液 2，并记录测量数据。

5. 结果判定

所测供试品的 pH 值应在 5.0～7.0，符合规定。

6. 关机及后处理

① 测量完毕，将电极用纯化水充分洗涤干净后用滤纸吸干电极表面水分，套上盛有饱和氯化钾溶液的电极保护帽；复原橡胶套封上小孔。
② 关闭电热恒温干燥箱，并将电热恒温干燥箱内外清理干净。关闭电子天平。
③ 清洁试验台。
④ 填写所用仪器使用记录。
⑤ 记录测量时实验场所温湿度。
⑥ 清洗所用玻璃仪器，晾干，放置于储存柜中。

（七）原始记录及数据分析

按照药典及相关法规要求如实记录数据，并进行数据分析。原始记录可借鉴附件 3。

（八）检测报告

根据实验结果，如实填写检验检测报告，并按照药典标准判定本样品该项目是否满足标准要求。检验检测报告模板可借鉴附件 4。

四、学习总结

由于 pH 计型号多种多样，测定方法也各不相同，因此测定 pH 值时，应严格按仪器的使用说明书操作，并注意下列事项。

① 配制标准缓冲液与供试品溶液用水，应是新沸放冷除去二氧化碳的蒸馏水或纯化水（pH=5.5～7.0）。
② 标准缓冲液在抗腐蚀、密闭的容器中一般可保存 2～3 个月。非新配制的标准缓冲液，使用前需核查是否在配制有效期内；另还需观察有无浑浊、发霉或沉淀等现象，如有，则不能继续使用。
③ 测定前，按各品种项下的规定，选择两种 pH 值约相差 3 个 pH 的标准缓冲液，使供试品溶液的 pH 值约处于两者之间，对 pH 计进行校正。例如，维生素 C 注射液 pH 值应为 5.0～7.0，因此选择混合磷酸盐标准缓冲液（pH=6.86，25℃，定位）和邻苯二甲酸氢钾标准缓冲液（pH=4.01，25℃，校准）。
④ 对于强酸溶液会产生酸差现象，显示结果会偏高，可通过选择用来校正的标准缓冲液范围来降低误差，比如选择 pH 1.68 的标准缓冲液来校正电极。同样，在强碱溶液或者溶液中钠离子或锂离子浓度较高时，会产生碱差现象，显示结果会偏低，可通过选择合适的 pH 电极，如低钠玻璃电极。
⑤ 每次更换标准缓冲液或供试品溶液前，应用纯化水充分洗涤电极，再用所换的标准缓冲液或供试品溶液洗涤。
⑥ 玻璃电极的球膜极易破损，切勿触及硬物。如果被污染，可根据污染物的不同采用合适的方法进行清洗（蛋白质污染使用胃蛋白酶酸溶液清洗，油膜污染使用液体肥皂清洗，并用蒸馏水漂洗）。
⑦ 针对某些弱电解质（如水），普通电极测试反应速度慢、准确性低，可选用相应的纯水

电极或低离子浓度电极,并且测试前将供试液轻摇混匀,平衡稳定后再进行读数。

五、思考练习

① 试述 pH 值测定法中 pH 计的校正方法。
② 试述 pH 值测定时需要注意的事项。

参考文献

[1] 国家药典委员会. 中华人民共和国药典二部. 2020 年版. 北京:中国医药科技出版社,2020:1482.
[2] 国家药典委员会. 中华人民共和国药典四部. 2020 年版. 北京:中国医药科技出版社,2020:84-85.
[3] 中国食品药品检定研究院. 中国药品检验标准操作规范. 2019 年版. 北京:中国医药科技出版社,2019:258-263.
[4] 国家药典委员会. 中国药典检测分析技术指南. 北京:中国医药科技出版社,2017:274-277.

附件 1

维生素 C 注射液
Weishengsu C Zhusheye
Vitamin C Injection

本品为维生素 C 的灭菌水溶液。含维生素 C($C_6H_8O_6$)应为标示量的 93.0%～107.0%。

【性状】本品为无色至微黄色的澄明液体。

【鉴别】(1) 取本品,用水稀释制成 1ml 中含维生素 C 10mg 的溶液,取 4ml,加 0.1mol/L 盐酸溶液 4ml,混匀,加 0.05% 亚甲蓝乙醇溶液 4 滴,置 40℃ 水浴中加热,3 分钟内溶液应由深蓝色变为浅蓝色或完全褪色。

(2) 照薄层色谱法(通则 0502)试验。

供试品溶液 取本品适量,用水稀释制成每 1ml 中约含维生素 C 1mg 的溶液。

对照品溶液 取维生素 C 对照品适量,加水溶解并稀释制成每 1ml 中约含 1mg 的溶液。

色谱条件 采用硅胶 GF_{254} 薄层板,以乙酸乙酯-乙醇-水(5:4:1)为展开剂。

测定法 吸取供试品溶液与对照品溶液各 2μl,分别点于同一薄层板上,展开,取出,晾干,立即(1 小时内)置紫外光灯(254nm)下检视。

结果判定 供试品溶液所显主斑点的位置和颜色应与对照品溶液的主斑点相同。

【检查】pH 值 应为 5.0～7.0(通则 0631)。

颜色 取本品,用水稀释制成每 1ml 中含维生素 C 50mg 的溶液,照紫外-可见分光光度法(通则 0401),在 420nm 的波长处测定,吸光度不得过 0.06。

草酸 取本品,用水稀释制成每 1ml 中约含维生素 C 50mg 的溶液,精密量取 5ml,加稀醋酸 1ml 与氯化钙试液 0.5ml,摇匀,放置 1 小时,作为供试品溶液;精密称取草酸 75mg,置 500ml 量瓶中,加水溶解并稀释至刻度,摇匀,精密量取 5ml,加稀醋酸 1ml 与氯化钙试液 0.5ml,摇匀,放置 1 小时,作为对照溶液。供试品溶液产生的浑浊不得浓于对照溶液(0.3%)。

细菌内毒素 取本品,依法检查(通则 1143),每 1mg 维生素 C 中含内毒素最应小于 0.020EU。

其他 应符合注射剂项下有关的各项规定(通则 0102)。

【含量测定】精密量取本品适量(约相当于维生素 C 0.2g),加水 15ml 与丙酮 2ml,摇匀,放置 5 分钟,加稀醋酸 4ml 与淀粉指示液 1ml,用碘滴定液(0.05mol/L)滴定至溶液显蓝色并持续 30 秒不褪。每 1ml 碘滴定液（0.05mol/L）相当于 8.806mg 的 $C_6H_8O_6$。

【类别】同维生素 C。

【规格】 （1）1ml：0.25g （2）2ml：0.1g （3）2ml：0.25g （4）2ml：0.5g （5）2ml：1g （6）2.5ml：1g （7）5ml：0.5g （8）5ml：1g （9）10ml：1g （10）10ml：2g （11）20ml：2g （12）20ml：2.5g

【贮藏】遮光，密闭保存。

附件 2

××××××××××公司　　　　　　　　　　　文件编号：××××××××××

检品信息卡

检品编号：

样品名称		规格	
样品包装及状态		数量	
保质期/限期使用日期		生产日期/批号	
贮藏条件		取样日期	
剂型		检验类别	
来源		请检部门	
检验依据		取样人	
检验项目			

样品交接单

交接顺序	情况说明	日期	移交人	接收人
样品送达				
检验室样品交接				
样品领取				
审核				
交样品受理者				
填表说明	1. 本交接单自接到样品时填写，随程序留转。 2. 有关人员对样品认真检查后填表、移交、接受人应签字。 3. 无流程卡，检测人员可拒绝检测。 4. 检测完成后，此表随原始记录，检验检测检报告书一起留存备查。			

附件 3

××××××××××公司　　　　　文件编号：××××××××××××××××

原始记录

检品编号：_____　　检品名称：_____
批　　号：_____　　规　　格：_____
数　　量：_____　　剂　　型：_____
检验项目：_____
检验依据：_____
样品状态：包装完整□，无异常情况□，数量满足实验要求□。
检验日期：
检验地点：　　　　　　温度：　　　℃　相对湿度：　　　％

一、仪器设备
仪器名称：　　　　型号：　　　　　编号：　　　　　效期：

二、标准缓冲溶液
1. 定位：_____ 有效期至：_____
2. 校准：_____ 有效期至：_____

三、测定结果
1.【检查】pH 值（规定应为 5.0~7.0）

表 1　【检查】pH 值测定结果

编号	pH 值	均值	是否符合规定
供试品溶液 1			
供试品溶液 2			

2. 检测
四、结论：

检验人：　　　　　　　复核人：　　　　　　　　　　第　页共　页

附件 4

××××××××××公司		文件编号：××××××××××××××	
检验检测报告			
报告编号：			第 页共 页

样 品 名 称		规 格	
样品包装及状态		数 量	
保 质 期/限 期			
使 用 日 期		生产日期/批号	
贮 藏 条 件		取 样 日 期	
剂 型		检 验 类 别	
来 源		请 检 部 门	
检 验 依 据		取 样 人	

检验项目	计量单位	标准限制	检测结果	结论
【检查】pH 值				

结果评价：

备注：

报告编制人： 　　审核人： 　　批准人： 　　（盖章）
　　　　　　　　　　　　　　　　　　　　　　　年 月 日

第五节　学习任务五　通则 0681 制药用水电导率测定法
——纯化水电导率的测定

能力目标

1. 掌握电导率测定的原理。
2. 了解电导率仪的结构、功能。
3. 能规范使用和维护电导仪。
4. 掌握药品质量分析中制药用水电导率的测定方法。
5. 能规范书写原始记录，出具检测报告。
6. 能规范整理实验现场和处理废弃物。

📷 扫一扫　扫描书中二维码观看视频纯化水电导率的测定。

一、任务描述

某药品生产厂家为了确保药品生产质量,需定期对纯化水进行取样【检查】电导率,要求按照中国药典方法进行检测。

QC 取样人员收到 QA 审核员的纯化水取样通知单后,填好取样证,到相应的取样点取样并详细的填写取样记录。取样人员按照检验室内部流程,对检品进行编号,制作检品信息卡,然后将检品信息卡连同检品一起分发给检测人员,检测人员核对检品数量、包装等样品外观信息,检查确认无误后,双方填写检品流转单。药品检测人员开始对检品进行检测并及时填写原始记录。检测完成后,依据检测结果出具检验检测报告。

二、相关理论知识

(一)电导率测定法

电导率是表征物体导电能力的物理量,其值为物体电阻率的倒数,其基本单位是西门子(S)或微西门子(μS),由于电导池的几何形状影响电导率值,标准的测量中采用单位电导率来表示,单位为 S/cm 或 μS/cm,以补偿各种电极尺寸造成的差别。

电导率测定可反映水中电解质的总量,计算出水的纯度。电解质是指在水中以离子状态存在的物质,包括可溶性的无机物及带电的胶体离子等,由于电解质具有导电性,所以可以通过测量水的电导率来间接的反映水中电解质类杂质的相对含量。

纯水中的水分子也会发生某种程度的电离而产生氢离子与氢氧根离子,所以纯水的导电能力尽管很弱,但也具有可测定的电导率。水的电导率与水的纯度密切相关,水的纯度越高,水中所含电解质类杂质的量就越小,电导率也就越小;反之,水的纯度越低,水中所含电解质类杂质的量就越多,电导率也就越大。另外,水的电导率还与水的 pH 值与温度有关。

(二)电导率仪

测定水的电导率必须使用精密的并经校正的电导率仪(图 3-3-10),电导率仪由包括电导电极的电导池和电导仪两部分组成。

用来测量溶液电导的电极称为电导电极。电导电极一般用铂制成,也有用其他材料,如石墨、钽、镍、金或不锈钢等制成。电导电极按一定的几何形状固定起来,构成电导池。电导测量的准确度与电导池常数 Q 有密切关系,当测定条件与电导池的几何形状确定以后,Q 值一般可以测出。

电导率仪是测量溶液电导的仪器,主要包括测量电源、测量电路、放大器、指示器等四部分。

温度对样品的电导率测定值有较大影响,电导率仪可根据测定样品的温度自动补偿测定值并显示补偿后读数。水的电导率采用温度修正的计算方法所得数值误差较大,因此《中国药典》2020 年版四部通则 0681 制药用水电导率测定法采用非温度补偿模式,温度测量的精确度应在±2℃以内。

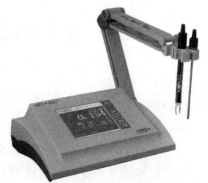

图 3-3-10 电导率仪

(三)电导率仪的校正

根据仪器设计功能和使用程度,应定期对电导率仪进行校正,电导池常数可使用电导标准溶液直接校正，或间接进行仪器比对，电导池常数必须在仪器规定数值的±2%范围内。进行仪器校正时，电导率仪的每个量程都需要进行单独校正。仪器最小分辨率应达到 $0.1\mu S/cm$，仪器精度应达到 $\pm 0.1\mu S/cm$。

常用电导率电极常数（J_0）有四种规格：$0.01cm^{-1}$、$0.1cm^{-1}$、$1cm^{-1}$ 和 $10cm^{-1}$。电导率电极常数的选择由待测液体电导率的大小决定。电导率大小与电极常数关系见表3-3-3。

表 3-3-3　电导率范围与电极常数关系

电极常数/cm^{-1}	0.01	0.1	1	10
电导率范围/($\mu S/cm$)	0～3	0.1～30	1～3000	>1000

电导率仪的实际电极常数（$J_{实}$）的允差≤±20%，即同一规格常数的电极，其实际电极常数（$J_{实}$）的存在范围为 $J_{实}=(0.8～1.2)J_0$。因此，为了消除实际电极常数的偏差，需要对仪器的电极常数进行校正。

具体操作步骤如下：①选择标准溶液和电极规格。②将电极放入相应的标准溶液中按校准键开始校准，仪器自动到达校准终点。如需手动终点判断，按读数键仪表显示屏锁定并显现电极常数3秒。然后返回样品测量状态。

（四）测定方法

1. 纯化水电导率的测定

可使用在线或离线电导率仪，记录测定温度。在表 3-3-4 中，测定温度对应的电导率值即为限度值。如测定温度未在表 3-3-4 中列出，则应采用线性内插法计算得到限度值。线性内插法的计算公式如下。

$$\kappa = \left(\frac{T-T_0}{T_1-T_0}\right) \times (\kappa_1 - \kappa_0) + \kappa_0$$

如测定的电导率值不大于限度值，则判为符合规定；如测定的电导率值大于限度值，则判为不符合规定。

表 3-3-4　纯化水温度和电导率的限度

温度/℃	电导率/($\mu S/cm$)	温度/℃	电导率/($\mu S/cm$)
0	2.4	60	8.1
10	3.6	70	9.1
20	4.3	75	9.7
25	5.1	80	9.7
30	5.4	90	9.7
40	6.5	100	10.2
50	7.1		

2. 注射用水

（1）可使用在线或离线电导率仪。在表 3-3-5 中，不大于测定温度的最接近温度值，对应的电导率值即为限度值。如测定的电导率值不大于限度值，则判为符合规定；如测定的电导率值大于限度值，则继续按步骤（2）进行下一步测定。

表 3-3-5　注射用水温度和电导率的限度

温度/℃	电导率/(μS/cm)	温度/℃	电导率/(μS/cm)	温度/℃	电导率/(μS/cm)
0	0.6	35	1.5	70	2.5
5	0.8	40	1.7	75	2.7
10	0.9	45	1.8	80	2.7
15	1.0	50	1.9	85	2.7
20	1.1	55	2.1	90	2.7
25	1.3	60	2.2	95	2.9
30	1.4	65	2.4	100	3.1

（2）取足够量的水样（不少于 100ml），置适当容器中，搅拌，调节温度至 25℃，剧烈搅拌，每隔 5 分钟测定电导率，当电导率值的变化小于 0.1μS/cm 时，记录电导率值。如测定的电导率不大于 2.1μS/cm，则判为符合规定；如测定的电导率大于 2.1μS/cm，继续按步骤（3）进行下一步测定。

（3）应在上一步测定后 5 分钟内进行，调节温度至 25℃，在同一水样中加入饱和氯化钾溶液（每 100ml 水样中加入 0.3ml），测定 pH 值，精确至 0.1 pH 单位（通则 0631），在表 3-3-6 中找到对应的电导率限度，并与步骤（2）中测得的电导率值比较。如步骤（2）中测得的电导率值不大于该限度值，则判为符合规定；如步骤（2）中测得的电导率值超出该限度值或 pH 值不在 5.0～7.0 范围内，则判为不符合规定。

表 3-3-6　pH 值和电导率的限度表

pH 值	电导率/(μS/cm)	pH 值	电导率/(μS/cm)	pH 值	电导率/(μS/cm)
5.0	4.7	5.7	2.5	6.4	2.3
5.1	4.1	5.8	2.4	6.5	2.2
5.2	3.6	5.9	2.4	6.6	2.1
5.3	3.3	6.0	2.4	6.7	2.6
5.4	3.0	6.1	2.4	6.8	3.1
5.5	2.8	6.2	2.5	6.9	3.8
5.6	2.6	6.3	2.4	7.0	4.6

3. 灭菌注射用水

调节温度至 25℃，使用离线电导率仪进行测定。标示装量为 10ml 或 10ml 以下时，电导率限度为 25μS/cm；标示装量为 10ml 以上时，电导率限度为 5μS/cm。测定的电导率值不大于限度值，则判为符合规定；如测定的电导率值大于限度值，则判为不符合规定。

三、任务实施

（一）标准查询

根据任务要求，找所需检测标准（见附件 1），并填写检品信息卡（可参照附件 2）。

（二）标准解读

本次任务中所述检品检测项目与制药用水电导率测定法（通则 0681）相关。

检品纯化水检测项目为【检查】电导率。

（三）主要仪器设备

电导率仪。

（四）主要试剂及溶液配制

电导率水溶液标样（25℃时，电导率为 5.31μS/cm）。

（五）主要仪器调试

1. 量器准备

试验中所用的玻璃仪器洗净烘干后使用，使用前需用待测液润洗。

2. 电导率仪

（1）选择合适电极。

（2）电导率仪状态检查　检查仪器的电极、仪表盘等是否完好；连接电极在电导率仪上，仔细检查电源是否接好，应保证仪器接地良好。开机预热 30 分钟以上。

（3）填写电导率仪使用记录。

（六）测定

1. 电导率仪电极常数校准

（1）电极常数的选择　查表 3-3-4 可知 25℃时，纯化水电导率的限度为 5.1μS/cm，查表 3-3-3 可知应选择的电极常数为 $0.1cm^{-1}$。

（2）电极的校准　将电导率的电极充分浸入装有 10ml 电导率水溶液标样的烧杯中，按校准键来进行电导率仪电极常数校准，默认状态下电导率仪将自动到达校准终点，然后返回样品测量状态。

2. 供试品溶液的测定

取检品 150ml 于 250ml 的烧杯中，用待测液充分淋洗后，将电导率仪的电极充分浸入待测液，按读数键开始测量，记录测定的电导率值。另取检品 150ml，同法测定电导率，并记录。

3. 结果判定

所测检品的电导率值不大于所在温度下的限度值（查表 3-3-4）即为符合规定。

4. 注意事项

① 不要用蒸馏水、去离子水、纯化水长时间浸泡电极。

② 为保证电导率仪的测量精度，必要时在电导率仪的使用前，用该电导率仪对电极常数进行重新标定。同时应定期进行电导电极常数标定，如出现误差较大应及时更换电极。

③ 在将电极从一种溶液移入另一种溶液之前，用蒸馏水清洗电极，并用纸巾将水吸干后用待测液淋洗电极两侧，切勿擦拭电极。

④ 一般情况下所指液体电导率是指该液体介质在 25℃时的电导率，当液体的温度不在 25℃时，可以采用温度补偿，即仪器会将测得液体的电导率自动换算成该液体在 25℃时的电导率。

⑤ 电极插头座防止受潮，以免造成不必要的测量误差。

⑥ 小心使用电极，切勿将之用作搅拌器。在拿放电极时，勿接触电极膜。

5. 关机及后处理

① 测量完毕，断开电源。

② 清洁仪器，清洁试验台。
③ 填写所用仪器使用记录。
④ 记录测量时实验场所温湿度。
⑤ 清洗所用玻璃仪器，晾干，放置于储存柜中。

（七）原始记录及数据分析

按照药典及相关法规要求如实记录数据，并进行数据分析，原始记录可借鉴附件3。

（八）检测报告

根据实验结果，如实填写检验检测报告，并按照药典标准判定本样品该项目是否满足标准要求。检验检测报告模板可借鉴附件4。

（九）思考练习

① 试述制药用水电导率测定的原理。
② 试述纯化水电导率测定过程中的注意事项。

参考文献

[1] 国家药典委员会. 中华人民共和国药典二部. 2020年版. 北京：中国医药科技出版社，2020：714.
[2] 国家药典委员会. 中华人民共和国药典四部. 2020年版. 北京：中国医药科技出版社，2020：91-92.
[3] 中国食品药品检定研究院. 中国药品检验标准操作规范. 2019年版. 北京：中国医药科技出版社，2019：276-278.
[4] 国家药典委员会. 中国药典检测分析技术指南. 北京：中国医药科技出版社，2017：300-303.

附件1

纯化水

Chunhuashui

Purified Water

H_2O　18.02

本品为饮用水经蒸馏法、离子交换法、反渗透法或其他适宜的方法制得的制药用水，不含任何添加剂。

【性状】本品为无色的澄清液体；无臭。

【检查】酸碱度　取本品10ml，加甲基红指示液2滴，不得显红色；另取10ml，加溴麝香草酚蓝指示液5滴，不得显蓝色。

硝酸盐　取本品5ml置试管中，于冰浴中冷却，加10%氯化钾溶液0.4ml与0.1%二苯胺硫酸溶液0.1ml，摇匀，缓缓滴加硫酸5ml，摇匀，将试管于50℃水浴中放置15分钟，溶液产生的蓝色与标准硝酸盐溶液［取硝酸钾0.163g，加水溶解并稀释至100ml，摇匀，精密量取1ml，加水稀释成100ml，再精密量取10ml，加水稀释成100ml，摇匀，即得（每1ml相当于1μg NO_3）］0.3ml，加无硝酸盐的水4.7ml，用同一方法处理后的颜色比较，不得更深（0.000006%）。

亚硝酸盐　取本品10ml，置纳氏管中，加对氨基苯磺酰胺的稀盐酸溶液（1→100）1ml与盐酸萘乙二胺溶液（0.1→100）1ml，产生的粉红色，与标准亚硝酸盐溶液［取亚硝酸钠0.750g（按干燥品计算），加水溶解，稀释至100ml，摇匀，精密量取1ml，加水稀释成100ml，摇匀，再精密量取1ml，加水稀释成50ml，摇匀，即得（每1ml相当于1μg NO_2）］0.2ml，加无亚硝酸盐的水9.8ml，用同一方法处理后的颜色比较，不得更深（0.000002%）。

氨 取本品 50ml，加碱性碘化汞钾试液 2ml，放置 15 分钟；如显色，与氯化铵溶液（取氯化铵 31.5mg，加无氨水适量使溶解并稀释成 1000ml）1.5ml，加无氨水 48ml 与碱性碘化汞钾试液 2ml 制成的对照液比较，不得更深（0.00003%）。

电导率 应符合规定（通则 0681）。

总有机碳 不得过 0.50mg/L（通则 0682）。

易氧化物 取本品 100ml，加稀硫酸 10ml，煮沸后，加高锰酸钾滴定液（0.02mol/L）0.10ml，再煮沸 10 分钟，粉红色不得完全消失。

以上总有机碳和易氧化物两项可选做一项。

不挥发物 取本品 100ml，置 105℃恒重的蒸发皿中，在水浴上蒸干，并在 105℃干燥至恒重，遗留残渣不得过 1mg。

重金属 取本品 100ml，加水 19ml，蒸发至 20ml，放冷，加醋酸盐缓冲液（pH 3.5）2ml 与水适量使成 25ml，加硫代乙酰胺试液 2ml，摇匀，放置 2 分钟，与标准铅溶液 1.0ml 加水 19ml 用同一方法处理后的颜色比较，不得更深（0.00001%）。

微生物限度 取本品不少于 1ml，经薄膜过滤法处理，采用 R2A 琼脂培养基，30～35℃培养不少于 5 天，依法检查（通则 1105），1ml 供试品中需氧菌总数不得过 100cfu。

R2A 琼脂培养基处方及制备

酵母浸出粉	0.5g
蛋白胨	0.5g
酪蛋白水解物	0.5g
葡萄糖	0.5g
可溶性淀粉	0.5g
磷酸氢二钾	0.3g
无水硫酸镁	0.024g
丙酮酸钠	0.3g
琼脂	15g
纯化水	1000ml

除葡萄糖、琼脂外，取上述成分，混合，微温溶解，调节 pH 值使加热后在 25℃的 pH 值为 7.2±0.2，加入琼脂，加热熔化后，再加入葡萄糖，摇匀，分装，灭菌。

R2A 琼脂培养基适用性检查试验 照非无菌产品微生物限度检查：微生物计数法（通则 1105）中"计数培养基适用性检查"的胰酪大豆胨琼脂培养基的适用性检查方法进行，试验菌株为铜绿假单胞菌和枯草芽孢杆菌。应符合规定。

【类别】 溶剂、稀释剂。

【贮藏】 密闭保存。

0681 制药用水电导率测定法

本法是用于检查制药用水的电导率进而控制水中电解质总量的一种测定方法。

电导率是表征物体导电能力的物理量，其值为物体电阻率的倒数，单位是 S/cm（Siemens）或 μS/cm。

纯水中的水分子也会发生某种程度的电离而产生氢离子与氢氧根离子，所以纯水的导电能力尽管很弱，但也具有可测定的电导率。水的电导率与水的纯度密切相关，水的纯度越高，电导率越小，反之亦然。当空气中的二氧化碳等气体溶于水并与水相互作用后，便可形成相应的离子，从而使水的电导率增高。水中含有其他杂质离子时，也会使水的电导率增高。另外，水的电导率还与水的 pH 值与温度有关。

仪器和操作参数

测定水的电导率必须使用精密的并经校正的电导率仪，电导率仪的电导池包括两个平行电极，这两个电极通常由玻璃管保护，也可以使用其他形式的电导池。根据仪器设计功能和使用程度，应对电导率仪定期进行校正，电导池常数可使用电导标准溶液直接校正，或间接进行仪器比对，电导池常数必须在仪器规定数值的±2％范围内。进行仪器校正时，电导率仪的每个量程都需要进行单独校正。仪器最小分辨率应达到 0.1μS/cm，仪器精度应达到±0.1μS/cm。

温度对样品的电导率测定值有较大影响，电导率仪可根据测定样品的温度自动补偿测定值并显示补偿后读数。水的电导率采用温度修正的计算方法所得数值误差较大，因此本法采用非温度补偿模式，温度测量的精确度应在±2℃以内。

测定法

1. 纯化水

可使用在线或离线电导率仪，记录测定温度。在表 1 中，测定温度对应的电导率值即为限度值。如测定温度未在表 1 中列出，则应采用线性内插法计算得到限度值。如测定的电导率值不大于限度值，则判为符合规定；如测定的电导率值大于限度值，则判为不符合规定。

表 1　温度和电导率的限度（纯化水）

温度/℃	电导率/(μS/cm)	温度/℃	电导率/(μS/cm)
0	2.4	60	8.1
10	3.6	70	9.1
20	4.3	75	9.7
25	5.1	80	9.7
30	5.4	90	9.7
40	6.5	100	10.2
50	7.1		

内插法的计算公式为：

$$k = \left(\frac{T-T_0}{T_1-T_0}\right) \times (k_1 - k_0) + k_0$$

式中，k 为测定温度下的电导率限度值；

k_1 为表 1 中高于测定温度的最接近温度对应的电导率限度值；

k_0 为表 1 中低于测定温度的最接近温度对应的电导率限度值；

T 为测定温度；

T_1 为表 1 中高于测定温度的最接近温度；

T_0 为表 1 中低于测定温度的最接近温度。

2. 注射用水

（1）可使用在线或离线电导率仪。在表 2 中，不大于测定温度的最接近温度值，对应的电导率值即为限度值。如测定的电导率值不大于限度值，则判为符合规定；如测定的电导率值大于限度值，则继续按（2）进行下一步测定。

表 2　温度和电导率的限度（注射用水）

温度/℃	电导率/(μS/cm)	温度/℃	电导率/(μS/cm)
0	0.6	55	2.1
5	0.8	60	2.2
10	0.9	65	2.4
15	1.0	70	2.5
20	1.1	75	2.7
25	1.3	80	2.7
30	1.4	85	2.7
35	1.5	90	2.7
40	1.7	95	2.9
45	1.8	100	3.1
50	1.9		

（2）取足够量的水样（不少于100ml），置适当容器中，搅拌，调节温度至25℃，剧烈搅拌，每隔5分钟测定电导率，当电导率值的变化小于 $0.1\mu S/cm$ 时，记录电导率值。如测定的电导率不大于 $2.1\mu S/cm$，则判为符合规定；如测定的电导率大于 $2.1\mu S/cm$，继续按（3）进行下一步测定。

（3）应在上一步测定后5分钟内进行，调节温度至25℃，在同一水样中加入饱和氯化钾溶液（每100ml水样中加入0.3ml），测定pH值，精确至0.1 pH单位（通则0631），在表3中找到对应的电导率限度，并与（2）中测得的电导率值比较。如（2）中测得的电导率值不大于该限度值，则判为符合规定；如（2）中测得的电导率值超出该限度值或pH值不在5.0～7.0范围内，则判为不符合规定。

3. 灭菌注射用水

调节温度至25℃，使用离线电导率仪进行测定。标示装量为10ml或10ml以下时，电导率限度为 $25\mu S/cm$；标示装量为10ml以上时，电导率限度为 $5\mu S/cm$。测定的电导率值不大于限度值，则判为符合规定；如测定的电导率值大于限度值，则判为不符合规定。

表 3　pH值和电导率的限度

pH值	电导率/(μS/cm)	pH值	电导率/(μS/cm)
5.0	4.7	6.1	2.4
5.1	4.1	6.2	2.5
5.2	3.6	6.3	2.4
5.3	3.3	6.4	2.3
5.4	3.0	6.5	2.2
5.5	2.8	6.6	2.1
5.6	2.6	6.7	2.6
5.7	2.5	6.8	3.1
5.8	2.4	6.9	3.8
5.9	2.4	7.0	4.6
6.0	2.4		

附件2

×××××××××××公司　　　　　　　　文件编号：×××××××××××

检品信息卡

检品编号：

样　品　名　称	_____	取　样　点	_____
颜色和物态	_____	数　　量	_____
贮　藏　条　件	_____	取　样　日　期	_____
取　　样　　人	_____	检　验　类　别	_____
检　验　项　目	_____		

检品流转表

交接顺序	情况说明	日期	移交人	接收人
样品送达				
检验室样品交接				
样品领取				
审核				
交样品受理者				
填表说明	1. 本交接单自接到样品时填写，随程序留转。 2. 有关人员对样品认真检查后填表、移交、接受人应签字。 3. 无流程卡，检测人员可拒绝检测。 4. 检测完成后，此表随原始记录，检验检测报告书一起留存备查。			

附件3

×××××××××××公司　　　　　　　　文件编号：×××××××××××

原始记录

品　　　名：_____　　　　数　　量：_____

来　　　源：_____

依　　　据：_____

检验项目：_____　　　取样日期：_____

检验日期：_____　　　报告日期：_____

样品状态：包装完整□，无异常情况□，数量满足实验要求□。

检验地点：　　　温度：　　℃　相对湿度：　　%

一、仪器设备

仪器名称：　　　型号：　　　编号：　　　效期：

二、标准溶液

电导率水溶液标样　　　　　　有效期至：

三、检验结果

1. 仪器校正

用电导率水溶液标样来进行电导率仪电极常数校准验证（自动温度补偿）。

检验人：　　　　复核人：　　　　　　　　　　　　　第　页共　页

××××××××××公司　　　　　　文件编号：××××××××××××××××

2. 测定（25℃时纯化水电导率的限度为 5.1μs/cm）

表 1　纯化水电导测定结果

温度 /℃	第一次测定 /(μS/cm)	第二次测定 /(μS/cm)	两次测定平均值 /(μS/cm)	是否符合规定

四、结论

检验人：　　　　　　复核人：　　　　　　　　　　　　　　　　第　页共　页

附件 4

××××××××××公司　　　　　　文件编号：××××××××××××××××

检验检测报告

报告编号：　　　　　　　　　　　　　　　　　　　　　　　　　第　页共　页

检品名称 _____　　取样时间 _____

取　样　点 _____　　包装方式 _____

检品状态 _____　　贮藏条件 _____

检品数量 _____　　检验依据 _____

收样时间 _____　　完成时间 _____

检验类别　委托□　复验□　其他□

检验项目	计量单位	标准限制	检测结果	结论
【检查】电导率				

结果评价：

备注：

报告编制人：　　　　审核人：　　　　批准人：　　　　（盖章）

　　　　　　　　　　　　　　　　　　　　　　　　　　　年　月　日

第六节　学习任务六　通则 0902 澄清度检查法
——氯化钠溶液的澄清度检查

能力目标

1. 能查阅药典澄清度检查方法。
2. 规范操作配制试液并进行氯化钠溶液澄清度检查。
3. 能规范使用和维护伞棚灯。
4. 能根据所观察的现象，判断结果并得出结论。
5. 能规范书写原始记录，出具检测报告。
6. 能规范整理实验现场和处理废弃物。

一、任务描述

某药品检测实验室接收一批药品的委托检验，具体品种为氯化钠原料药，检测项目为【检查】溶液澄明度。

实验室接受委托后，安排收样人员与送检人员核对检品数量、包装等样品外观信息，检查确认无误后，按照实验室内部流程，对检品进行编号，制作检品信息卡，标记检品状态，将检品信息卡连同检品一块分发给检测科室人员。双方人员交接完毕后，填写检品流转单。药品检测人员开始对检品进行检测并及时填写检测原始记录。检测完成后，依据检测结果出具检验检测报告。

二、相关理论知识

澄清度检查法（《中国药典》2020 年版四部通则 0902）系将药品溶液与规定的浊度标准液相比较，用以检查溶液的澄清程度。

澄清度检查是利用药物与杂质在特定溶剂中溶解性能的差异而设计的检查项目，主要用于原料药与注射剂的质量控制。药品溶液中如存在细微颗粒，当直射光通过溶液时，可产生光散射和光吸收的现象，致使溶液微显浑浊，所以澄清度可在一定程度上反映药品的质量和生产工艺。

（一）目视法

目视法是将供试品溶液与规定级号的浊度标准液相比较，以判定药品溶液的澄清度。除另有规定外，应采用目测法进行检测。

比浊用玻璃管，内径 15~16mm，平底，具塞，以无色、透明、中性硬质玻璃制成，要求供试品管与标准管的内径、标线刻度（距管底为 40mm）一致。

除另有规定外，在室温条件下将一定浓度的供试品溶液与该品种项下规定的浊度标准液分别置于配对的比浊用玻璃管中，液面高度为 40mm，在浊度标准液制备 5 分钟后，在暗室内垂直同置于伞棚灯下，照度为 1000lx，从水平方向观察、比较。除另有规定外，供试品溶液制备后应立即检视。在进行比较时，如供试品溶液管的浊度接近标准管时，应将比浊管交换位置后再行观察。

伞棚灯是基于药典澄清度检查法各项技术规定而研制的灯检设备，可完成中国药典澄清度检查中 0.5～4 号标准浊度管以下的检查实验，适合无色溶液。伞棚灯弥补了药检人员在做澄清度检查和溶液颜色检查时背景光照度不均衡，聚中观察目标，减少杂散背景光色的干扰，提高观察者判别能力，减小检测窗口面积，减少了大面积强光对检测人员眼睛的强烈刺激，无需在暗室的环境下操作，克服了现有澄明度仪的不足之处。

注意事项如下。

① 制备澄清度检查用的浊度标准贮备液、浊度标准原液和浊度标准液，均应用澄清的水（可用 0.45μm 孔径滤膜或 G5 垂熔玻璃漏斗滤过而得）。

② 浊度标准贮备液、浊度标准原液和浊度标准液均应按药典规定制备、使用，否则影响结果。

③ 温度对浊度标准贮备液的制备影响显著，因此规定两液混合时的反应温度应保持在 25℃±1℃。

④ 用于配制供试品溶液的水，均应为注射用水或新沸放冷的澄清水。

⑤ 除另有规定外，按各品种项下规定的浓度要求，在室温条件下用水或适宜溶剂配制一定浓度的供试品溶液，一般采用振摇方式处理，确保供试品溶解完全。同时平行配制相应的浊度标准液，供试品溶液溶解后应立即检视。

⑥ 比浊用玻璃管应无磨损，并采用检定合格的照度计控制伞棚灯照度，偏低或偏高的照度均会造成对澄清度检查的干扰。

⑦ 目视法由于操作简便快捷可作为首选方法，同时可以进行有色供试品溶液的浊度判断。

（二）浊度仪法

目测法无法判定两者的澄清度差异时，可用浊度仪法进行测定并以其测定结果进行判定。溶液中不同大小、不同特性的微粒物质均可使入射光产生散射，通过测定透射光或散射光的强度，可以检查供试品溶液的浊度。《中国药典》采用散射光式浊度计。

本法是将供试品溶液测得的浊度值与标准规定级号的浊度标准液测得的浊度值或规定值相比较，判定药品溶液的澄清度。

操作方法如下。

① 按照仪器说明书要求并采用规定的浊度液进行仪器校正。

② 溶液剂直接取样测定；原料药或其他剂型按照各论项下的标准规定制备供试品溶液，临用时制备。

③ 取样品溶液冲洗样品瓶或样品管 2～3 次，然后取与所使用仪器或配件规定的最小样品溶液量至样品瓶或样品管中。

④ 用手拿样品瓶或样品管的顶部，轻轻擦干样品瓶或样品管上的水滴和手指印，读取浊度值。

⑤ 同法取标准规定级号的浊度标准液进行测定，读取浊度值。

注意事项：原始记录应至少包含供试品溶液的制备方法、浊度标准原液的吸光度值、浊度标准液的级号、比较结果等信息。

三、任务实施

（一）标准查询

根据任务要求，找所需检测标准（见附件 1），并填写检品信息卡（可参照附件 2）。

（二）标准解读

本次任务中所述检品检测方法为澄清度检查法（通则0902）；检品氯化钠检测项目为【检查】溶液的澄清度。

氯化钠【检查】溶液的澄清度与颜色 取本品5.0g，加水25ml溶解后，溶液应澄清无色。

品种项下规定的"澄清"，系指供试品溶液的澄清度与所用溶剂相同，或不超过0.5号浊度标准液的浊度。

（三）主要仪器设备

伞棚灯、紫外-可见分光光度计、水浴锅、电子天平（0.1mg）、电热恒温干燥箱。

（四）主要试剂及溶液配制

1. 主要试剂清单

（1）乌洛托品 分析纯（AR）。

（2）硫酸肼 分析纯（AR）。

2. 主要溶液清单及配制方法。

10％乌洛托品溶液：称取10g乌洛托品，加水使溶解并稀释至100ml。

（五）主要仪器调试

1. 量器准备

试验中所用的量瓶和移液管均应经检定校正、洗净后使用。

2. 电子天平调试

（1）天平状态检查 准确度等级满足实验要求，标识清晰（检定校准合格且在有效期内），清洁无异物，处于水平状态，牢固不晃动，周围无气流及振动干扰，必要时需要检查有无除静电装置。

（2）开机自检 接通电源，按下开机按钮，天平开机自检，自检完成后预热15分钟以上，待用。

必要时需对天平准确性进行校正，目前市场上，部分天平可进行自动校正。这些天平只需按自动校正按钮即可按程序完成。不带自动校正功能的天平，可采取外部校正的方式进行天平准确性校正，具体校正方法需参考天平使用说明书。

（3）填写电子天平使用记录。

3. 紫外-可见分光光度计调试

（1）状态检查 准确度等级满足实验要求，标识清晰（检定校准合格且在有效期内），清洁无异物，样品室内除比色皿架外，不应有其他东西遗留。比色皿成套清洁可用。

（2）开机自检 打开仪器电源开关，打开电脑，打开仪器软件，联机自检。自检完成后预热30分钟以上，待用。必要时需要进行波长校正、暗电流校准，可在预热完成后，通过软件自动校正校准。

（3）检查吸收池配套性 使用的石英吸收池必须洁净。当吸收池中装入同一溶剂，在规定波长测定各吸收池的透光率，如透光率相差在0.3％以下者可配对使用，否则必须加以校正。

（4）检查溶剂和吸收池的吸光度 将浊度标准原液置1cm石英吸收池中，以水为空白

(即空白光路中置水),测定其吸光度。在 550nm 波长处,吸光度在 0.12~0.15 即可。

(5) 填写紫外-可见分光光度计使用记录。

4. 水浴锅调试

(1) 状态检查　标识清晰,锅内用水足量、清洁、无水垢。

(2) 开机设置　打开仪器电源开关,设定温度为 40℃,待用。

(3) 填写水浴锅使用记录。

5. 伞棚灯调试

(1) 状态检查　标识清晰,比色管配对齐全。

(2) 开机设置　打开仪器电源开关,设定照度 1000lx,待用。

(3) 填写伞棚灯使用记录。

6. 电热恒温干燥箱

(1) 状态检查　标识清晰(校准合格且在有效期内)。

(2) 开机前确保仪器内外部无易燃易爆物品放置。

(3) 开机通电预热数分钟,检查仪器各指示灯和控制仪表等是否正常运行。

(4) 温度设定至 105℃,待用。

(5) 填写电热恒温干燥箱使用记录。

(六) 浊度标准溶液制备

见表 3-3-7。

表 3-3-7　0.5 号浊度标准溶液制备步骤

序号	标准规定	操作步骤	注意事项
1	称取于 105℃ 干燥至恒重的硫酸肼 1.00g,置 100ml 量瓶中,加水适量使溶解	(1) 取适量硫酸肼置于称量皿并放入预热至 105℃ 电热恒温干燥箱 (2) 烘 5 小时后取出,放在玻璃干燥器中冷却 30 分钟左右,精密称重 (3) 重置恒温干燥箱,105℃ 再烘 1 小时,再冷却、称重 (4) 直至连续两次干燥后称量的差异≤0.3mg (5) 称取 1.00g 恒重硫酸肼,至 100ml 量瓶中。加适量水振摇	(1) 恒重:连续两次干燥后称量的差异≤0.3mg (2) 称取本品硫酸肼 1.00g 系指称取范围为 0.995~1.005g (3) 该实验过程中所用水为纯化水经 0.45μm 微孔滤膜过滤处理 (4) 转移硫酸肼时,避免试剂洒落 (5) 容量瓶加水定容时,需沿壁旋转加入,可以把试剂冲洗在瓶内
2	必要时可在 40℃ 的水浴中温热溶解,并用水稀释至刻度,摇匀,放置 4~6 小时	(1) 亦可将量瓶转移至 40℃ 的水浴锅内,加快溶解 (2) 溶解完全,放冷,定容至刻度 (3) 摇匀,放置 4~6 小时	(1) 水浴锅可以选择使用,控制水温 40℃ (2) 稀释并定容至刻度线需双眼平视 (3) 放置时间 4~6 小时

续表

序号	标准规定	操作步骤	注意事项
3	取此溶液与等容量的10%乌洛托品溶液混合,摇匀,于25℃避光静置24小时,即得浊度标准贮备液	(1)配制10%乌洛托品溶液:用电子天平称取10g乌洛托品,溶解,稀释并定容至100ml (2)精密量取硫酸肼溶液与10%乌洛托品溶液各50ml,置于储液瓶中,混合并摇匀	(1)称取范围9.5~10.5g (2)所得溶液置冷处避光保存,可在2个月内使用,用前摇匀
4	取浊度标准贮备液15.0ml,置1000ml量瓶中,加水稀释至刻度,摇匀,即得浊度标准原液	(1)用移液管量取贮备液3.0ml,移入200ml容量瓶中 (2)加水稀释并定容至刻度线,摇匀	(1)减少标准原液配制量,进行同比例缩小 (2)该溶液应在48小时内使用,用前摇匀
5	取适量浊度标准原液,置1cm吸收池中,照紫外-可见分光光度法,在550nm的波长处测定,其吸光度在0.12~0.15即可	(1)将浊度标准原液转移至1cm吸收池中 (2)在波长550nm处,测定吸光度。进行判定	(1)按照标准操作规程调试紫外分光光度计 (2)手不能触碰吸收池光面,加入吸收池的2/3处,避免溶液溢出 (3)吸光度应满足要求,若不在标准范围,应查找具体原因,并需重新配置浊度标准原液
6	若满足吸光度要求,取浊度标准原液2.50ml与水97.50ml充分混合、摇匀	(1)精密量取浊度标准原液5ml置于200ml容量瓶中 (2)加水稀释并定容至刻度,摇匀,即得0.5号浊度标准溶液	(1)选用5ml移液管和200ml容量瓶。进行同比例放大 (2)浊度标准液应临用时制备,使用前充分摇匀

(七)供试品制备

见表3-3-8。

表3-3-8 供试品溶液制备步骤

序号	标准规定	操作步骤	注意事项
1	取本品5.0g	(1)天平托盘上放称量纸,清零,称取供试品氯化钠5.0g,读数,记录 (2)将称量的氯化钠转移至100ml烧杯中	称取本品5.0g指称取重量为4.95~5.05g。选择千分之一及以上天平即可
2	加水25ml溶解	(1)用移液管量取25ml水至上述烧杯中 (2)用玻璃棒搅拌至溶解 (3)即得供试品溶液	(1)水为纯化水经0.45μm微孔滤膜过滤处理 (2)移液管使用前用水润洗2~3次 (3)量取时平视刻度线,至凹液面与标线相切 (4)放液末段,使其出口尖端接触器壁,烧杯倾斜,移液管直立

（八）测定

1. 澄清度检查

① 将供试品溶液与等量的 0.5 号浊度标准液分别置于配对的比浊用玻璃管中液面高度控制 40mm。

② 打开伞棚灯电源。

③ 在暗室内垂直同置于伞棚灯下，照度为 1000lx。

④ 从水平方向观察、比较，得出结论，填写记录。

注意：供试品溶解后应立即检视。在浊度标准液配制 5 分钟后，即可使用。

2. 关机及清场

① 关闭伞棚灯，盖上防尘罩。

② 关闭电子天平、水浴锅和紫外分光光度计电源。

③ 清洁仪器，清洁试验台。

④ 填写所用仪器使用记录。

⑤ 记录测量时实验场所温湿度。

⑥ 清洗所用玻璃仪器，晾干，放置于储存柜中。

（九）原始记录及数据分析

按照药典及相关法规要求如实记录数据，并进行数据分析。原始记录可借鉴附件 3。

（十）检测报告

根据实验结果，如实填写检验检测报告，并按照药典标准判定本样品该项目是否满足标准要求。检验检测报告模板可借鉴附件 4。

（十一）思考练习

① 试述澄清度检查的方法。

② 练习电子天平、容量瓶、移液管的使用。

参考文献

[1] 国家药典委员会. 中华人民共和国药典二部. 2020 年版. 北京：中国医药科技出版社，2020：1629-1630.

[2] 国家药典委员会. 中华人民共和国药典四部. 2020 年版. 北京：中国医药科技出版社，2020：124-125.

[3] 中国食品药品检定研究院. 中国药品检验标准操作规范. 2019 年版. 北京：中国医药科技出版社，2019：364-367.

附件 1

氯化钠

Lühuana

Sodium Chloride

NaCl 58.44

本品按干燥品计算，含氯化钠（NaCl）不得少于 99.5%。

【性状】本品为无色、透明的立方形结晶或白色结晶性粉末；无臭。

本品在水中易溶，在乙醇中几乎不溶。

【鉴别】本品显钠盐与氯化物的鉴别反应（通则 0301）。

【检查】酸碱度　取本品 5.0g，加水 50ml 溶解后，加溴麝香草酚蓝指示液 2 滴，如显黄色,加氢氧化钠滴定液(0.02mol/L)0.10ml,应变为蓝色;如显蓝色或绿色,加盐酸滴定液(0.02mol/L)0.20ml,应变为黄色。

溶液的澄清度与颜色 取本品5.0g,加水25ml溶解后,溶液应澄清无色。

碘化物 取本品的细粉5.0g,置瓷蒸发皿内,滴加新配制的淀粉混合液(取可溶性淀粉0.25g,加水2ml,搅匀,再加沸水至25ml,随加随搅拌,放冷,加0.025mol/L硫酸溶液2ml、亚硝酸钠试液3滴与水25ml,混匀)适量使晶粉湿润,置日光下(或日光灯下)观察,5分钟内晶粒不得显蓝色痕迹。

溴化物 照紫外-可见分光光度法(通则0401)测定。

供试品溶液 取本品2.0g,置100ml量瓶中,加水溶解并稀释至刻度,摇匀,精密量取5ml,置10ml比色管中,加苯酚红混合液[取硫酸铵25mg,加水235ml,加2mol/L氢氧化钠溶液105ml,加2mol/L醋酸溶液135ml,摇匀,加苯酚红溶液(取苯酚红33mg,加2mol/L氢氧化钠溶液1.5ml,加水溶解并稀释至100ml,摇匀)25ml,摇匀,必要时,调节pH值至4.7]2.0ml和0.01%氯胺T溶液(临用新制)1.0ml,立即混匀,准确放置2分钟,加0.1mol/L硫代硫酸钠溶液0.15ml,用水稀释至刻度,摇匀。

对照溶液 取标准溴化钾溶液(取在105℃干燥至恒重的溴化钾30mg,精密称定,置100ml量瓶中,加水溶解并稀释至刻度,摇匀,精密量取1ml,置100ml量瓶中,用水稀释至刻度,摇匀。每1ml相当于$2\mu g$的Br)5.0ml,置10ml比色管中,自"加苯酚红混合液"起,制备方法同供试品溶液。

测定法 取供试品溶液与对照溶液,以水为空白,在590nm波长处分别测定吸光度。

限度 供试品溶液的吸光度不得大于对照溶液的吸光度(0.01%)。

硫酸盐 取本品5.0g,依法检查(通则0802),与标准硫酸钾溶液1.0ml制成的对照液比较,不得更浓(0.002%)。

亚硝酸盐 取本品1.0g,置10ml量瓶中,加水溶解并稀释至刻度,照紫外-可见分光光度法(通则0401),在354nm的波长处测定吸光度,不得过0.01。

磷酸盐 取本品0.40g,加水溶解并稀释至100ml,加钼酸铵硫酸溶液[取钼酸铵2.5g,加水20ml使溶解,加硫酸溶液(56→100)50ml,用水稀释至100ml,摇匀]4ml,加新配制的氯化亚锡盐酸溶液[取酸性氯化亚锡试液1ml,加盐酸溶液(18→100)10ml,摇匀]0.1ml,摇匀,放置10分钟,如显色,与标准磷酸盐溶液(精密称取在105℃干燥2小时的磷酸二氢钾0.716g,置1000ml量瓶中,加水溶解并稀释至刻度,摇匀,精密量取1ml,置100ml量瓶中,用水稀释至刻度,摇匀,即得。每1ml相当于$5\mu g$的PO_4)2.0ml用同一方法制成的对照液比较,不得更深(0.0025%)。

亚铁氰化物 取本品2.0g,加水6ml,超声使溶解,加混合液[取硫酸铁铵溶液(取硫酸铁铵1g,加0.05mol/L硫酸溶液100ml使溶解)5ml与1%硫酸亚铁溶液95ml,混匀]0.5ml,摇匀,10分钟内不得显蓝色。

干燥失重 取本品,在105℃干燥至恒重,减失重量不得过0.5%(通则0831)。

铝盐(供制备血液透析液、血液过滤液或腹膜透析液用) 照荧光分光光度法(通则0405)测定。

供试品溶液 取本品20.0g,加水100ml溶解,再加入醋酸-醋酸铵缓冲液(pH 6.0)10ml。将上述溶液移至分液漏斗中,加入0.5%的8-羟基喹啉三氯甲烷溶液提取三次(20ml、20ml、10ml),合并提取液,置50ml量瓶中,加三氯甲烷至刻度,摇匀。

对照溶液 取铝标准溶液[精密量取铝单元素标准溶液适量,用2%硝酸溶液定量稀释制成每1ml中含铝（Al）2μg的溶液]2.0ml，加水98ml和醋酸-醋酸铵缓冲液（pH 6.0）10ml。自"将上述溶液移至分液漏斗中"起，制备方法同供试品溶液。

空白溶液　量取醋酸-醋酸铵缓冲液（pH 6.0）10ml，加水100ml。自"将上述溶液移至分液漏斗中"起，制备方法同供试品溶液。

测定法　取上述三种溶液，在激发波长392nm、发射波长518nm处分别测定荧光强度。

限度　供试品溶液的荧光强度应不大于对照溶液的荧光强度（0.00002％）。

钡盐　取本品4.0g，加水20ml溶解后，滤过，滤液分为两等份，一份中加稀硫酸2ml，另一份中加水2ml，静置15分钟，两液应同样澄清。

钙盐　取本品2.0g，加水10ml使溶解，加氨试液1ml，摇匀，加草酸铵试液1ml，5分钟内不得发生浑浊。

镁盐　取本品1.0g，加水20ml使溶解，加氢氧化钠试液2.5ml与0.05％太坦黄溶液0.5ml，摇匀；生成的颜色与标准镁溶液（精密称取在800℃炽灼至恒重的氧化镁16.58mg，加盐酸2.5ml与水适量使溶解成1000ml，摇匀）1.0ml用同一方法制成的对照液比较，不得更深（0.001％）。

钾盐　取本品5.0g，加水20ml溶解后，加稀醋酸2滴，加四苯硼钠溶液（取四苯硼钠1.5g，置乳钵中，加水10ml研磨后，再加水40ml，研匀，用致密的滤纸滤过，即得）2ml，加水使成50ml，如显浑浊，与标准硫酸钾溶液12.3ml用同一方法制成的对照液比较，不得更浓（0.02％）。

铁盐　取本品5.0g，依法检查（通则0807），与标准铁溶液1.5ml制成的对照液比较，不得更深（0.0003％）。

重金属　取本品5.0g，加水20ml溶解后，加醋酸盐缓冲液（pH 3.5）2ml与水适量使成25ml，依法检查（通则0821第一法），含重金属不得过百万分之二。

砷盐　取本品5.0g，加水23ml溶解后，加盐酸5ml，依法检查（通则0822第一法），应符合规定（0.00004％）。

【含量测定】取本品约0.12g，精密称定，加水50ml溶解后，加2％糊精溶液5ml、2.5％硼砂溶液2ml与荧光黄指示液5～8滴，用硝酸银滴定液（0.1mol/L）滴定。每1ml硝酸银滴定液（0.1mol/L）相当于5.844mg的NaCl。

【类别】电解质补充药。

【贮藏】密封保存。

【制剂】(1) 生理氯化钠溶液　(2) 氯化钠注射液
(3) 浓氯化钠注射液　(4) 复方氯化钠注射液

0902　澄清度检查法

澄清度检查法系将药品溶液与规定的浊度标准液相比较，用以检查溶液的澄清程度。除另有规定外，应采用第一法进行检测。

品种项下规定的"澄清"，系指供试品溶液的澄清度与所用溶剂相同，或不超过0.5号浊度标准液的浊度。"几乎澄清"，系指供试品溶液的浊度介于0.5号至1号浊度标准液的浊度之间。

第一法（目视法）

除另有规定外，按各品种项下规定的浓度要求，在室温条件下将用水稀释至一定浓度的供试品溶液与等量的浊度标准液分别置配对的比浊用玻璃管（内径15～16mm，平底，具塞，以无色、透明、中性硬质玻璃制成）中，在浊度标准液制备5分钟后，在暗室内垂直同置于伞棚灯下，照度为1000lx，从水平方向观察、比较。除另有规定外，供试品溶解后应立即检视。

第一法无法准确判定两者的澄清度差异时，改用第二法进行测定并以其测定结果进行判定。

浊度标准贮备液的制备　称取于105℃干燥至恒重的硫酸肼1.00g，置100ml量瓶中，加水适量使溶解，必要时可在40℃的水浴中温热溶解，并用水稀释至刻度，摇匀，放置4~6小时；取此溶液与等容量的10%乌洛托品溶液混合，摇匀，于25℃避光静置24小时，即得。该溶液置冷处避光保存，可在2个月内使用，用前摇匀。

浊度标准原液的制备　取浊度标准贮备液15.0ml，置1000ml量瓶中，加水稀释至刻度，摇匀，取适量，置1cm吸收池中，照紫外-可见分光光度法（通则0401），在550nm的波长处测定，其吸光度应在0.12~0.15范围内。该溶液应在48小时内使用，用前摇匀。

浊度标准液的制备　取浊度标准原液与水，按下表配制，即得。浊度标准液应临用时制备，使用前充分摇匀。

级号	0.5	1	2	3	4
浊度标准原液/ml	2.50	5.0	10.0	30.0	50.0
水/ml	97.50	95.0	90.0	70.0	50.0

第二法（浊度仪法）

供试品溶液的浊度可采用浊度仪测定。溶液中不同大小、不同特性的微粒物质包括有色物质均可使入射光产生散射，通过测定透射光或散射光的强度，可以检查供试品溶液的浊度。仪器测定模式通常有三种类型，透射光式、散射光式和透射光-散射光比较测量模式（比率浊度模式）。

1. 仪器的一般要求

采用散射光式浊度仪时，光源峰值波长约为860nm；测量范围应包含0.01~100NTU。在0~10NTU范围内分辨率应为0.01NTU；在10~100NTU范围内分辨率应为0.1NTU。

2. 适用范围及检测原理

本法采用散射光式浊度仪，仅适用于低、中浊度无色供试品溶液的浊度测定（浊度值为100NTU以下的供试品）。因为高浊度的供试品会造成多次散射现象，使散射强度迅速下降，导致散射光强度不能正确反映供试品的浊度值。0.5号至4号浊度标准液的浊度值范围约为0~40NTU。

采用散射光式浊度仪测定时，入射光和测定的散射光呈90°夹角，入射光强度和散射光强度关系如下。

$$I = K'TI_0$$

式中，I 为散射光强度，单位为cd；

I_0 为入射光强度，单位为cd；

K' 为散射系数；

T 为供试品溶液的浊度值，单位为NTU（NTU是基于福尔马肼浊度标准液测定的散射浊度单位，福尔马肼浊度标准液即为第一法中的浊度标准贮备液）。

在入射光强度 I_0 不变的情况下，散射光强度 I 与浊度值成正比，因此，可以将浊度测量转化为散射光强度的测量。

3. 系统的适用性试验

仪器应定期（一般每月一次）对浊度标准液的线性和重复性进行考察，采用0.5号至4号浊度标准液进行浊度值测定，浊度标准液的测定结果（单位NTU）与浓度间应呈线性关系，线性方程的相关系数应不低于0.999；取0.5号至4号浊度标准液，重复测定5次，0.5号和1号浊度标准液测量浊度值的相对标准偏差应不大于5%，2～4号浊度标准液测量浊度值的相对标准偏差不大于2%。

4. 测定法

按照仪器说明书要求并采用规定的浊度液进行仪器校正。溶液剂直接取样测定；原料药或其他剂型按照个论项下的标准规定制备供试品溶液，临用时制备。分别取供试品溶液和相应浊度标准液进行测定，测定前应摇匀，并避免产生气泡，读取浊度值。供试品溶液浊度值不得大于相应浊度标准液的浊度值。

附件 2

××××××××××公司　　　　　　　　　文件编号：×××××××××××

检品信息卡

检品编号：

样品名称		规格	
剂　　型		数量	
保质期/限期		生产日期/批号	
使用日期			
贮藏条件		收样日期	
生产单位/产地		检验类别	
委托单位			
检验项目			
检验依据			
判定依据			

检品流转表

	流转程序	签名	日期
业务科	收检录入		
	核对分发		
主检科室	检科室签收		
	（主）检验人收样		
	检验完成		
	核对		
	审核		
	授权签字人审签		
业务科	报告打印		
	校对发出		
备注：			

附件 3

××××××××××公司　　　　　文件编号：××××××××××××××

原始记录

检品编号：_____　　检品名称：_____
批　　号：_____　　规　　格：_____
数　　量：_____　　剂　　型：_____
检验项目：_____
检验依据：_____
样品状态：包装完整□，无异常情况□，数量满足实验要求□。
检验日期：
检验地点：　　　　　　温度：　　　℃　相对湿度：　　　　%

一、仪器设备
仪器名称：　　　　型号：　　　　编号：　　　　效期：

二、检验方法
（一）0.5 号浊度标准液的配制
　　浊度标准贮备液的制备　称取于 105℃ 干燥至恒重的硫酸肼_____g，置 100ml 量瓶中，加水适量使溶解，并稀释至刻度，摇匀，放置 4 小时；取此溶液与 10% 乌洛托品溶液各____ml 混合，摇匀，于 25℃ 避光静置 24 小时，即得。
　　浊度标准原液的制备　取浊度标准贮备液 15ml，置 1000ml 量瓶中，加水稀释至刻度，摇匀，取适量，置 1cm 吸收池中，照紫外-可见分光光度法标准操作规范，在 550nm 的波长处测定，其吸光度为_____（应在 0.12~0.15 范围内）。
　　0.5 号浊度标准液的制备　取浊度标准原液 2.5ml 于 100ml 容量瓶中，用水稀释至刻度，摇匀，即得。

（二）供试品溶液的制备
取本品_____g，加水_____ml 溶解后，即得供试品溶液。

（三）检查
取供试品溶液_____ml 与 0.5 号浊度标准液_____ml 分别置于配对的比浊用玻璃管中，在暗室内垂直同置于伞棚灯下，照度为 1000lx，从水平方向观察、比较。

三、检验结果
供试品溶液的澄清与 0.5 号浊度标准液比较_____。

四、结论

检验人：　　　　　　　复核人：　　　　　　　　　　　　第　页共　页

附件 4

| ××××××××××公司 | 文件编号：×××××××××××××× |

检验检测报告

报告编号： 第 页共 页

检 品 名 称		收样日期	
生产单位/产　地		贮藏条件	
规　　　格		包装方式	
检 品 状 态		生产批号	
检 品 数 量		完成日期	
检 验 依 据			
检 验 项 目			
检 验 类 别	委托□　复验□　其他□_____		
委 托 单 位			

结果评价：

备注：

报告编制人：　　审核人：　　授权签字人：　　（盖章）

年　月　日

检验项目	计量单位	标准限制	检测结果	结论
【检查】溶液的澄清度				

（以下空白）

第七节 学习任务七 通则 0921 崩解时限检查法
——维生素 B_6 片的崩解时限检查

能力目标

1. 掌握崩解时限检查方法。
2. 了解不同剂型崩解时限的要求。
3. 能规范使用和维护崩解仪。
4. 能规范书写原始记录，出具检测报告。
5. 能规范整理实验现场和处理废弃物。

一、任务描述

某药厂生产一批维生素 B_6 片，但完成包衣工艺后，药物 24h 后体外释放度仍不能释放完全，工艺员怀疑某个环节出现问题，在对维生素 B_6 素片和薄膜包衣片按规范取样后委托合作第三方实验室按药典标准对该批药品进行崩解时限检查。

送样人员与实验室收样人员核对检品数量、包装等样品外观信息，检查确认无误后，收样人员按照实验室内部流程，对检品进行编号，制作检品信息卡，标记检品状态，将检品信息卡连同检品一起分发给检测人员。检测人员开始对检品进行检测并及时填写检测原始记录。检测完成后，依据检测结果出具检测报告。

二、相关理论知识

（一）崩解时限概述

根据《中国药典》[2020 年版] 四部 0921 崩解时限检查法，崩解系指口服固体制剂在规定条件下全部崩散溶散或成碎粒，除不溶性包衣材料或破碎的胶囊壳外，应全部通过筛网。如有少量不能通过筛网，但已软化或轻质上漂且无硬心者，可作符合规定论。

崩解时限检查法系用于检查口服固体制剂在规定条件下的崩解情况。崩解时限检查法适用于口服片剂（包括口服普通片、中药浸膏片、半浸膏片、全粉片、薄膜衣片、糖衣片、肠溶片、结肠定位肠溶片、含片、舌下片、可溶片、泡腾片及口崩片等）、胶囊剂（包括硬胶囊、软胶囊、肠溶胶囊及结肠肠溶胶囊等）的崩解时限，以及滴丸剂的溶散时限检查。除另有规定外，凡规定检查溶出度、释放度或分散均匀性的制剂，不再进行崩解时限检查。

（二）崩解仪

按照《中国药典》规定，崩解时限检查采用升降式崩解仪（图 3-3-11），主要结构为一能升降的金属支架与下端镶有筛网的吊篮，并附有挡板（图 3-3-12）。升降的金属支架上下移动距离为 55mm±2mm，往返频率 30～32 次/分。

将吊篮通过上端的不锈钢轴悬挂于金属支架上，浸入 1000ml 烧杯中，并调节吊篮位置使其下降至低点时筛网距烧杯底 25mm，烧杯内盛有温度为 37℃±1℃水（或规定的溶液），调节液面高度使吊篮上升至高点时筛网在液面下 15mm 处，吊篮顶部不可浸没于溶液中。除另有规定外，取供试品 6 片（粒），分别置上述吊篮的玻璃管中，每管各加 1 片（粒），启动崩解仪进行检查。

各个具体剂型的结果与判定，均按《中国药典》2020年版四部0921崩解时限检查法规定执行。

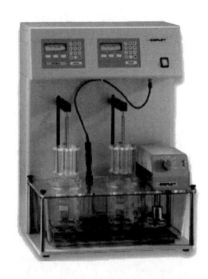

图 3-3-11　崩解仪

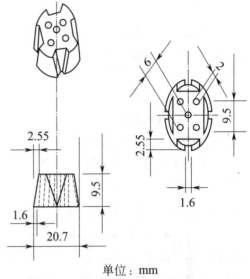

单位：mm

图 3-3-12　挡板结构

三、任务实施

（一）标准查询

根据任务要求，找所需检测标准（见附件1），并填写检品信息卡（可参照附件2）。

（二）标准解读

本次任务检品维生素 B_6 片检测项目为【检查】其他崩解时限。

与检测项目相关的药典标准为：《中国药典》2020年版四部通则0101片剂和0921崩解时限检查法有关。

需要注意，本次检品是两个，一个是维生素 B_6 素片，一个是维生素 B_6 薄膜包衣片。

（三）主要仪器设备

崩解仪、1000ml 烧杯、温度计。

（四）主要试剂及溶液配制

1. 主要试剂清单

盐酸：分析纯（AR）。

2. 主要溶液清单

0.1mol/L 盐酸溶液：取盐酸 9ml 至 1000ml 容量瓶中，加水稀释定容至刻度，摇匀，备用。

（五）主要仪器调试

1. 量器准备

试验中所用的量瓶和移液管均应经检定校正、洗净后使用。

2. 崩解仪调试

（1）崩解仪状态检查　符合药典要求，标识清晰（检定合格且在有效期内），清洁无异物，牢固不晃动，内部水位正常。

（2）开机　接通电源，按下开机按钮，检测设备是否正常。

（3）调试　将吊篮通过上端的不锈钢轴悬挂于金属支架上，调节吊篮位置使其下降至低点时筛网距烧杯底 25mm，调节吊篮上升至高点，在烧杯内加入适量水（记下加入水量），使筛网在液面下 15mm 处。设置温度 37℃，预热，备用。

（4）填写崩解仪使用记录。

（六）供试品制备

① 随机取维生素 B_6 素片 6 片，即得供试品。

② 随机取维生素 B_6 薄膜衣片 6 片，即得供试品。

（七）测定

1. 维生素 B_6 素片崩解时限检查

设置启动时间 15 分钟，检测水温在 37℃±1℃ 恒定时，取供试品维生素 B_6 素片 6 片，分别置崩解仪吊篮的玻璃管中，立即启动崩解仪进行检查。记录崩解时间。

2. 维生素 B_6 薄膜衣片崩解时限检查

将崩解剂换为盐酸溶液（9→1000），设置启动时间 30 分钟，检测盐酸溶液（9→1000）温度在 37℃±1℃ 恒定时，取供试品维生素 B_6 薄膜衣片 6 片，分别置崩解仪吊篮的玻璃管中，立即启动崩解仪进行检查。记录崩解时间。

3. 注意事项

① 吊篮顶部不可被浸没于溶液中。

② 如有 1 片在规定时间内不能完全崩解，应另取 6 片复试，均应符合规定。

③ 维生素 B_6 薄膜衣片崩解操作方法检查，依照《中国药典》四部 0921 可将介质换成盐酸溶液（9→1000）中进行检查。

④ 普通片应在 15 分钟内完全崩解，薄膜衣片应在 30 分钟内全部崩解。

4. 关机及后处理

① 崩解仪配套烧杯用后应洗净，晾干，倒置防尘保存。

② 关闭崩解仪电源。

③ 清洁仪器，清洁试验台。

④ 填写所用仪器使用记录。

⑤ 记录测量时实验场所温湿度。

（八）原始记录及数据分析

按照药典及相关法规要求如实记录数据，并进行数据分析。原始记录可借鉴附件 3。

（九）检测报告

根据实验结果，如实填写检验检测报告，并按照药典标准判定本样品该项目是否满足标准要求。检验检测报告模板可借鉴附件 4。

（十）思考练习

① 试述口服固体制剂检测崩解时限的意义。

② 演示崩解仪的使用方法。

参考文献

[1] 国家药典委员会. 中华人民共和国药典二部. 2020年版. 北京：中国医药科技出版社，2020：1477.
[2] 国家药典委员会. 中华人民共和国药典四部. 2020年版. 北京：中国医药科技出版社，2020：129-130.
[3] 中国食品药品检定研究院. 中国药品检验标准操作规范. 2019年版. 北京：中国医药科技出版社，2019：377-380.

附件1

维生素 B_6 片

Weishengsu B_6 Pian

Vitamin B_6 Tablets

本品含维生素 B_6 （$C_8H_{11}NO_3 \cdot HCl$）应为标示量的 93.0%～107.0%。

【性状】本品为白色片。

【鉴别】（1）取本品细粉适量（约相当于维生素 B_6 10mg），加 20% 醋酸钠溶液 5ml，振摇使维生素 B_6 溶解，滤过，滤液加水使成 100ml，照维生素 B_6 鉴别（1）项试验，显相同的反应。

（2）在含量测定项下记录的色谱图中，供试品溶液主峰的保留时间应与对照品溶液主峰的保留时间一致。

（3）取本品细粉适量，加水振摇，滤过，滤液显氯化物鉴别（1）的反应（通则 0301）。

【检查】有关物质　照高效液相色谱法（通则 0512）测定。

供试品溶液　取本品细粉适量，加流动相适量，振摇使维生素 B_6 溶解，用流动相稀释制成每 1ml 中约含维生素 B_6 1mg 的溶液，滤过，取续滤液。

对照溶液　精密量取供试品溶液 1ml，置 100ml 量瓶中，用流动相稀释至刻度，摇匀。

系统适用性溶液、色谱条件、系统适用性要求与测定法　见维生素 B_6 有关物质项下。

限度　供试品溶液色谱图中如有杂质峰，各杂质峰面积的和不得大于对照溶液主峰面积（1.0%）。

含量均匀度　取本品 1 片，置 100ml 量瓶中，加流动相适量，超声使维生素 B_6 溶解，放冷，用流动相稀释至刻度，摇匀，滤过，取续滤液作为供试品溶液，照含量测定项下的方法测定含量，应符合规定（通则 0941）。

其他　应符合片剂项下有关的各项规定（通则 0101）。

【含量测定】照高效液相色谱法（通则 0512）测定。

供试品溶液　取本品 30 片，精密称定，研细，精密称取适量（约相当于维生素 B_6 0.1g），置 100ml 量瓶中，加流动相适量，超声使维生素 B_6 溶解，放冷，用流动相稀释至刻度，摇匀，滤过，精密量取续滤液 5ml，置 50ml 量瓶中，用流动相稀释至刻度，摇匀。

对照品溶液、色谱条件、系统适用性要求与测定法　见维生素 B_6 含量测定项下。

【类别】同维生素 B_6。

【规格】10mg

【贮藏】遮光，密封保存。

0921　崩解时限检查法

本法系用于检查口服固体制剂在规定条件下的崩解情况。

崩解系指口服固体制剂在规定条件下全部崩解溶散或成碎粒，除不溶性包衣材料或破碎的胶囊壳外，应全部通过筛网。如有少量不能通过筛网，但已软化或轻质上漂且无硬心者，可作符合规定论。

除另有规定外，凡规定检查溶出度、释放度或分散均匀性的制剂，不再进行崩解时限检查。

一、片剂

仪器装置 采用升降式崩解仪，主要结构为一能升降的金属支架与下端镶有筛网的吊篮，并附有挡板。

升降的金属支架上下移动距离为55mm±2mm，往返频率为每分钟30～32次。

（1）**吊篮** 玻璃管6根，管长77.5mm±2.5mm，内径21.5mm，壁厚2mm；透明塑料板2块，直径90mm，厚6mm，板面有6个孔，孔径26mm；不锈钢板1块（放在上面一块塑料板上），直径90mm，厚1mm，板面有6个孔，孔径22mm；不锈钢丝筛网1张（放在下面一块塑料板下），直径90mm，筛孔内径2.0mm；以及不锈钢轴1根（固定在上面一块塑料板与不锈钢板上），长80mm。将上述玻璃管6根垂直置于2块塑料板的孔中，并用3只螺丝将不锈钢板、塑料板和不锈钢丝筛网固定，即得（图1）。

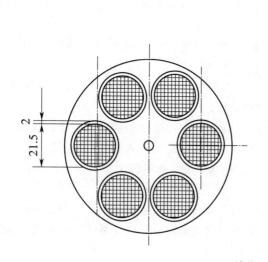
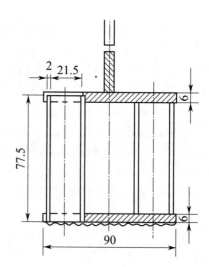

单位：mm

图1 升降式崩解仪吊篮结构

（2）**挡板** 为一平整光滑的透明塑料块，相对密度1.18～1.20，直径20.7mm±0.15mm，厚9.5mm±0.15mm；挡板共有5个孔，孔径2mm，中央1个孔，其余4个孔距中心6mm，各孔间距相等；挡板侧边有4个等距离的V形槽，V形槽上端宽9.5mm，深2.55mm，底部开口处的宽与深度均为1.6mm（图2）。

检查法 将吊篮通过上端的不锈钢轴悬挂于支架上，浸入1000ml烧杯中，并调节吊篮位置使其下降至低点时筛网距烧杯底部25mm，烧杯内盛有温度为37℃±1℃的水，调节水位高度使吊篮上升至高点时筛网在水面下15mm处，吊篮顶部不可浸没于溶液中。

除另有规定外，取供试品6片，分别置上述吊篮的玻璃管中，启动崩解仪进行检查，各片均应在15分钟内全部崩解。如有1片不能完全崩解，应另取6片复试，均应符合规定。

中药浸膏片、半浸膏片和全粉片，按上述装置，每管加挡板1块，启动崩解仪进行检查，

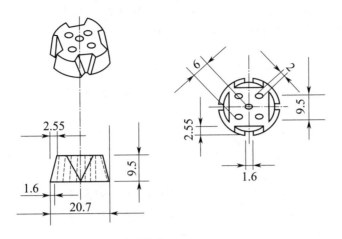

单位：mm

图 2 升降式崩解仪挡板结构

全粉片各片均应在 30 分钟内全部崩解；浸膏（半浸膏）片各片均应在 1 小时内全部崩解。如果供试品黏附挡板，应另取 6 片，不加挡板按上述方法检查，应符合规定。如有 1 片不能完全崩解，应另取 6 片复试，均应符合规定。

薄膜衣片，按上述装置与方法检查，并可改在盐酸溶液（9→1000）中进行检查，化药薄膜衣片应在 30 分钟内全部崩解。中药薄膜衣片，则每管加挡板 1 块，各片均应在 1 小时内全部崩解，如果供试品黏附挡板，应另取 6 片，不加挡板按上述方法检查，应符合规定。如有 1 片不能完全崩解，应另取 6 片复试，均应符合规定。

糖衣片，按上述装置与方法检查，化药糖衣片应在 1 小时内全部崩解。中药糖衣片则每管加挡板 1 块，各片均应在 1 小时内全部崩解，如果供试品黏附挡板，应另取 6 片，不加挡板按上述方法检查，应符合规定。如有 1 片不能完全崩解，应另取 6 片复试，均应符合规定。

肠溶片，按上述装置与方法，先在盐酸溶液（9→1000）中检查 2 小时，每片均不得有裂缝、崩解或软化现象；然后将吊篮取出，用少量水洗涤后，每管加入挡板 1 块，再按上述方法在磷酸盐缓冲液（pH 6.8）中进行检查，1 小时内应全部崩解。如果供试品黏附挡板，应另取 6 片，不加挡板按上述方法检查，应符合规定。如有 1 片不能完全崩解，应另取 6 片复试，均应符合规定。

结肠定位肠溶片，除另有规定外，按上述装置照各品种项下规定检查，各片在盐酸溶液（9→1000）及 pH 6.8 以下的磷酸盐缓冲液中均应不得有裂缝、崩解或软化现象，在 pH 7.5～8.0 的磷酸盐缓冲液中 1 小时内应完全崩解。如有 1 片不能完全崩解，应另取 6 片复试，均应符合规定。

含片，除另有规定外，按上述装置和方法检查，各片均不应在 10 分钟内全部崩解或溶化。如有 1 片不符合规定，应另取 6 片复试，均应符合规定。

舌下片，除另有规定外，按上述装置和方法检查，各片均应在 5 分钟内全部崩解并溶化。如有 1 片不能完全崩解或溶化，应另取 6 片复试，均应符合规定。

可溶片，除另有规定外，水温为 20℃±5℃，按上述装置和方法检查，各片均应在 3 分钟内全部崩解并溶化。如有 1 片不能完全崩解或溶化，应另取 6 片复试，均应符合规定。

泡腾片，取 1 片，置 250ml 烧杯（内有 200ml 温度为 20℃±5℃的水）中，即有许多气泡放出，当片剂或碎片周围的气体停止逸出时，片剂应溶解或分散在水中，无聚集的颗粒残留。

除另有规定外,同法检查 6 片,各片均应在 5 分钟内崩解。如有 1 片不能完全崩解,应另取 6 片复试,均应符合规定。

口崩片,除另有规定外,照下述方法检查。

仪器装置 主要结构为一能升降的支架与下端镶有筛网的不锈钢管。升降的支架上下移动距离为 10mm±1mm,往返频率为每分钟 30 次。

崩解篮 不锈钢管,管长 30mm,内径 13.0mm,不锈钢筛网(镶在不锈钢管底部)筛孔内径 710μm(图 3)。

检查法 将不锈钢管固定于支架上,浸入 1000ml 杯中,杯内盛有温度为 37℃±1℃ 的水约 900ml,调节水位高度使不锈钢管最低位时筛网在水面下 15mm±1mm。启动仪器。取本品 1 片,置上述不锈钢管中进行检查,应在 60 秒内全部崩解并通过筛网,如有少量轻质上漂或黏附于不锈钢管内壁或筛网,但无硬心者,可作符合规定论。重复测定 6 片,均应符合规定。如有 1 片不符合规定,应另取 6 片复试,均应符合规定。

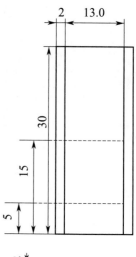

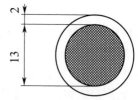

单位:mm

图 3 崩解篮结构

二、胶囊剂

硬胶囊或软胶囊,除另有规定外,取供试品 6 粒,按片剂的装置与方法(化药胶囊如漂浮于液面,可加挡板;中药胶囊加挡板)进行检查。硬胶囊应在 30 分钟内全部崩解;软胶囊应在 1 小时内全部崩解,以明胶为基质的软胶囊可改在人工胃液中进行检查。如 1 粒不能完全崩解,应另取 6 粒复试,均应符合规定。

肠溶胶囊,除另有规定外,取供试品 6 粒,按上述装置与方法,先在盐酸溶液(9→1000)中不加挡板检查 2 小时,每粒的囊壳均不得有裂缝或崩解现象;继将吊篮取出,用少量水洗涤后,每管加入挡板,再按上述方法,改在人工肠液中进行检查,1 小时内应全部崩解。如有 1 粒不能完全崩解,应另取 6 粒复试,均应符合规定。

结肠肠溶胶囊,除另有规定外,取供试品 6 粒,按上述装置与方法,先在盐酸溶液(9→1000)中不加挡板检查 2 小时,每粒的囊壳均不得有裂缝或崩解现象;将吊篮取出,用少量水洗涤后,再按上述方法,在磷酸盐缓冲液(pH 6.8)中不加挡板检查 3 小时,每粒的囊壳均不得有裂缝或崩解现象;续将吊篮取出,用少量水洗涤后,每管加入挡板,再按上述方法,改在磷酸盐缓冲液(pH 7.8)中检查,1 小时内应全部崩解。如有 1 粒不能完全崩解,应另取 6 粒复试,均应符合规定。

三、滴丸剂

按片剂的装置,但不锈钢丝网的筛孔内径应为 0.42mm;除另有规定外,取供试品 6 粒,按上述方法检查,应在 30 分钟内全部溶散,包衣滴丸应在 1 小时内全部溶散。如有 1 粒不能完全溶散,应另取 6 粒复试,均应符合规定。

以明胶为基质的滴丸,可改在人工胃液中进行检查。

【附注】

人工胃液 取稀盐酸 16.4ml,加水约 800ml 与胃蛋白酶 10g,摇匀后,加水稀释成 1000ml,即得。

人工肠液　即磷酸盐缓冲液（含胰酶）（pH 6.8）（通则 8004）。

附件 2

××××××××××××公司　　　　　　　　　　　　文件编号：××××××××××××

检品信息卡

检品编号：

样品名称		规　　格	
剂　　型		数　　量	
保质期/限期使用日期		生产日期/批　　号	
贮藏条件		收样日期	
生产单位/产　　地		检验类别	
委托单位			
检验项目			
检验依据			
判定依据			

检品流转表

	流转程序	签名	日期
业务科	收检录入		
	核对分发		
主检科室	检科室签收		
	（主）检验人收样		
	检验完成		
	核对		
	审核		
授权签字人审签			
业务科	报告打印		
	校对发出		
备注：			

附件 3

| ××××××××××公司 | 文件编号：×××××××××××××× |

原始记录

检品编号：_____ 检品名称：_____

批　　号：_____ 规　　格：_____

数　　量：_____ 剂　　型：_____

检验项目：_____

检验依据：_____

样品状态：包装完整□，无异常情况□，数量满足实验要求□。

检验日期：

检验地点：_____ 温度：____℃ 相对湿度：____%

一、仪器设备

仪器名称：　　　　型号：　　　　编号：　　　　效期：

二、检验方法

取供试品 6 片，分别置于崩解仪吊篮的玻璃管中，崩解介质为_____，温度____℃；崩解仪启动时间为_____-_____，_____分钟供试品崩解/溶散/溶化完全。

三、检验结果

表 1　崩解时限测定结果

供试品编号	1	2	3	4	5	6
崩解时间/分钟						
是否符合规定						

备注：各片均应在 15 分钟内全部崩解。如有 1 片不能完全崩解，应另取 6 片复试，均应符合规定。

四、结论

检验人：　　　　复核人：　　　　　　　　　　　　第　页共　页

附件 4

| ××××××××××公司 | 文件编号：×××××××××××××× |

检验检测报告

报告编号： 　　　　　　　　　　　　　　　　　　　　　第 页共 页

检 品 名 称 _____	收样日期 _____
生产单位/产　　地 _____	贮藏条件 _____
规　　　　格 _____	包装方式 _____
检 品 状 态 _____	生产批号 _____
检 品 数 量 _____	完成日期 _____
检 验 依 据 _____
检 验 项 目 _____
检 验 类 别　委托□　复验□　其他□_____
委 托 单 位 _____

结果评价：

备注：

报告编制人：　　审核人：　　授权签字人：　　（盖章）

　　　　　　　　　　　　　　　　　　　　　　　　　　　　年 月 日

检验项目	计量单位	标准限制	检测结果	结论
【检查】崩解时限				

（以下空白）

第八节 学习任务八 通则0923 片剂脆碎度检查法
——阿司匹林片脆碎度检查

能力目标

1. 掌握脆碎度检查方法。
2. 了解脆碎度检查的意义。
3. 能规范使用和维护脆碎度仪。
4. 能规范书写原始记录，出具检测报告。
5. 能规范整理实验室现场。

📹 扫一扫　扫描书中二维码观看视频脆碎度检查。

一、任务描述

某药厂口服固体车间正在生产一批阿司匹林片（片重0.5g），其中在压片环节，需要对阿司匹林片芯进行脆碎度控制检测，QA取样后，将样品送至车间中控实验室，化验员赵红接受任务：按照药典方法进行阿司匹林片的脆碎度检查。要求赵红在30分钟内完成阿司匹林片的脆碎度检验并及时出具检测结果。检测完成后，依据检测结果填写压片岗位在线监测记录。

赵红接受QA交接样品和请验单，赵红开始对检品进行检测，检测完成后，依据检测结果完成压片岗位在线监测记录。

二、相关理论知识

（一）脆碎度概述

片剂脆碎度检查法是用于检查非包衣片剂的脆碎情况及其物理强度，如压碎强度等。其意义在于保证包装和运输时片剂的完整。

（二）片剂脆碎度检查仪

1. 仪器装置

内径约为286mm，深度为39mm，内壁抛光，一边可打开的透明耐磨塑料圆筒。筒内有一自中心轴套向外壁延伸的弧形隔片（内径为80mm±1mm，内弧表面与轴套外壁相切），使圆筒转动时，片剂产生滚动（图3-3-13、图3-3-14）。圆筒固定于同轴的水平转轴上，转轴与电动机相连，转速为每分钟25转±1转。每转动一圈，片剂滚动或滑动至筒壁或其他片剂上。

2. 操作准备

（1）仪器参数

仪器的转速为每分钟25转±1转，设定圆筒转动总次数为100次（即试验时间为4分钟）。

（2）供试品的取用量

片重为0.65g或以下者取若干片，使其总重量约为6.5g，片重大于0.65g者取10片。

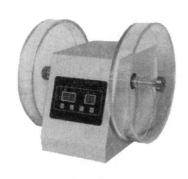

图 3-3-13 片剂脆碎度检查仪外观

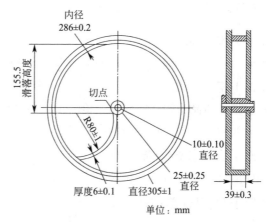

图 3-3-14 片剂脆碎度检查仪内部结构

3. 操作方法

① 按规定取用量取供试品,用吹风机吹去片剂表面脱落的粉末,精密称定(W_1)。

② 将上述称定重量后的供试品置圆筒中,开动电机转动 100 次。

③ 将供试品取出检查,供试品不得出现断裂、龟裂或粉碎现象。

④ 取试验后的供试品,用吹风机吹去粉末后,精密称定(W_2)。

$$减失重量\% = \frac{W_1 - W_2}{W_1} \times 100\%$$

4. 结果与判定

① 未检出断裂、龟裂或粉碎片且减失重量未超过 1% 时,判为符合规定。

② 减失重量超过 1%,但未检出断裂、龟裂或粉碎片的供试品,另取供试品复测 2 次。3 次的平均减失重量未超过 1%,且未检出断裂、龟裂或粉碎片,判为符合规定;3 次的平均减失重量超过 1% 时,判为不符合规定。

③ 如检出断裂、龟裂或粉碎片的供试品,即判为不符合规定。

例如:称取盐酸小檗碱(片重 0.2g)若干片,吹风机吹去粉末,精密称定总重为 6.6080g,置于脆碎度滚筒中测其脆碎度,按要求转动 100 次,取出药片,未见有断裂、龟裂或粉碎片的片,吹风机吹去粉末,精密称定总重为 6.5020g。计算得减失重量百分数为:

$$减失重量百分数 = \frac{6.6080 - 6.5020}{6.6080} \times 100\% = 1.60\%。$$

另取供试品 2 份,同法处理,精密称重分别为 6.5230g、6.4960g,经脆碎检查后,精密称重分别为 6.5230g、6.4901g,判断盐酸小檗碱片脆碎度是否符合规定。

供试品 1 减失重量百分数 = 1.60%

供试品 2 减失重量百分数 = $\frac{6.5230 - 6.5230}{6.5230} \times 100\% = 0$

供试品 3 减失重量百分数 = $\frac{6.4960 - 6.4901}{6.4960} \times 100\% = 0.091\%$

三次平均减失重量百分数 = $\frac{1.60\% + 0 + 0.091\%}{3} \times 100\% = 0.56\% < 1\%$,符合规定。

三、任务实施

（一）标准查询

根据任务要求，找所需检测标准（见附件1），并完善中间品请验单（可参照附件2）。

（二）标准解读

本次任务检品为阿司匹林片，检测项目为【检查】脆碎度，相关标准为《中国药典》2020年版四部通则（0923）片剂脆碎度检查法。

（三）主要仪器设备

脆碎度仪、吹风机、分析天平（0.1mg）。

（四）主要仪器调试

1. 电子天平调试

（1）天平状态检查　准确度等级满足实验要求，标识清晰（检定校准合格且在有效期内），清洁无异物，处于水平状态，牢固不晃动，周围无气流及振动干扰，必要时需要检查有无除静电装置。

（2）开机自检　接通电源，按下开机按钮，天平开机自检，自检完成后预热30分钟以上，待用。

必要时需对天平准确性进行校正，目前市场上，部分天平可进行自动校正。这些天平只需按自动校正按钮即可按程序完成。不带自动校正功能的天平，可采取外部校正的方式进行天平准确性校正，具体校正方法需参考天平使用说明书。

2. 脆碎度仪调试

（1）脆碎度仪状态检查　符合药典要求，标识清晰，清洁无异物，牢固不晃动。

（2）开机　接通电源，按下开机按钮，检测设备是否正常运转。

（3）调试　设置仪器的转速为每分钟25转，设定圆筒转动总次数为100转。待用。

（4）填写脆碎度仪使用记录。

（五）供试品制备

见表3-3-9。

表3-3-9　供试品制备步骤

序号	标准规定	操作步骤	注意事项
1	片重为0.65g或以下者取若干片，使其总重约6.5g；片重大于6.5g者取10片	(1)阿司匹林片片重为0.5g，供试品需6.5g (2)取样时，在线接取左右轨道片若干，并装入取样自封袋中	(1)取样量需为供试品的2～3倍用量，13～19.5g (2)在线检测，每次出成品片开始、中间、结束均需取样一次
2	用吹风机吹去片剂表面脱落的粉末，精密称重，得供试品	(1)取适量阿司匹林片置于筛网中，用吹风机吹去片剂表面脱落的粉末 (2)取约6.5g，精密称重W_1	(1)所用筛网能筛去细粉即可 (2)精密称定：系指称取重量准确至所取重量的千分之一。选择万分之一电子天平，满足实验要求

（六）测定

1. 操作步骤

打开脆碎仪侧面有机玻璃外盖，将精密称重的供试品置于脆碎度仪圆筒中，旋紧外盖，启动测试，转速为每分钟 25 转，转动总次数 100 次。取出，置于筛网中，并用吹风机吹去片剂表面脱落的粉末，精密称 W_2。

2. 计算减失重量

$$减失重量\% = \frac{W_1 - W_2}{W_1} \times 100\%$$

减失重量不得过 1%，且不得检出断裂、龟裂及粉碎的片。本试验一般仅作 1 次。如减失重量超过 1% 时，应复测 2 次，3 次的平均减失重量不得过 1%，并不得检出断裂、龟裂及粉碎的片。

3. 注意事项

① 由于供试品的形状或大小的影响，使片剂在圆筒中形成不规则滚动时，可调节仪器底座，使与水平面成约 10°的角，以保证试验时片剂不再聚集，能顺利下落。

② 对易吸湿的片剂，操作时实验室的相对湿度应控制在 40% 以下。

③ 对于形状或大小在圆筒中形成严重不规则滚动或特殊工艺生产的片剂，不适用本法检查，可不进行脆碎度检查。

4. 关机及后处理

① 关闭脆碎度仪电源。

② 脆碎度仪使用后，圆筒内及外盖粉尘较多需及时清洁。

③ 清洁仪器，清洁试验台，盖上防尘罩。

④ 填写所用仪器使用记录。

⑤ 记录测量时实验场所温湿度。

（七）原始记录及数据分析

按照药典及相关法规要求如实记录数据，并进行数据分析。原始记录可借鉴附件 3。

（八）思考练习

① 思考脆碎度检查的意义。

② 演示脆碎度仪的使用方法。

参考文献

[1] 国家药典委员会. 中华人民共和国药典二部. 2020 年版. 北京：中国医药科技出版社，2020：666-667.

[2] 国家药典委员会. 中华人民共和国药典四部. 2020 年版. 北京：中国医药科技出版社，2020：131.

[3] 中国食品药品检定研究院. 中国药品检验标准操作规范. 2019 年版. 北京：中国医药科技出版社，2019：383-384.

[4] 徐昕怡，刘贞. 中国药典片剂脆碎度检查法增修订回顾与 ICH 协调的展望. 中国药师，2019，22 (6)：1139-1139.

附件 1

阿司匹林片
Asipilin Pian
Aspirin Tablets

本品含阿司匹林（$C_9H_8O_4$）应为标示量的 95.0%～105.0%。

【性状】 本品为白色片。

【鉴别】（1）取本品的细粉适量（约相当于阿司匹林 0.1g），加水 10ml，煮沸，放冷，加三氯化铁试液 1 滴，即显紫堇色。

（2）在含量测定项下记录的色谱图中，供试品溶液主峰的保留时间应与对照品溶液主峰的保留时间一致。

【检查】 游离水杨酸　照高效液相色谱法（通则 0512）测定。临用新制。

供试品溶液　取本品细粉适量（约相当于阿司匹林 0.5g），精密称定，置 100ml 量瓶中，加溶剂振摇使阿司匹林溶解并稀释至刻度，摇匀，滤膜滤过，取续滤液。

对照品溶液　取水杨酸对照品约 15mg，精密称定，置 50ml 量瓶中，加溶剂溶解并稀释至刻度，摇匀，精密量取 5ml，置 100ml 量瓶中，用溶剂稀释至刻度，摇匀。

溶剂、色谱条件、系统适用性要求与测定法　见阿司匹林游离水杨酸项下。

限度　供试品溶液色谱图中如有与水杨酸峰保留时间一致的色谱峰，按外标法以峰面积计算，不得过阿司匹林标示量的 0.3%。

溶出度　照溶出度与释放度测定法（通则 0931 第一法）测定。

溶出条件　以盐酸溶液（稀盐酸 24ml 加水至 1000ml）500ml（50mg 规格）或 1000ml（0.1g、0.3g、0.5g 规格）为溶出介质，转速为每分钟 100 转，依法操作，经 30 分钟时取样。

供试品溶液　取溶出液 10ml 滤过，取续滤液。

阿司匹林对照品溶液　取阿司匹林对照品适量，精密称定，加溶剂溶解并定量稀释制成每 1ml 中约含 0.08mg（50mg、0.1g 规格）、0.24mg（0.3g 规格）或 0.4mg（0.5g 规格）的溶液。

水杨酸对照品溶液　取水杨酸对照品适量，精密称定，加溶剂溶解并定量稀释制成每 1ml 中约含 10μg（50mg、0.1g 规格）、30μg（0.3g 规格）或 50μg（0.5g 规格）的溶液。

溶剂、色谱条件与系统适用性要求　见含量测定项下。

测定法　精密量取供试品溶液、阿司匹林对照品溶液与水杨酸对照品溶液，分别注入液相色谱仪，记录色谱图。按外标法以峰面积分别计算每片中阿司匹林与水杨酸含量，将水杨酸含量乘以 1.304 后，与阿司匹林含量相加即得每片溶出量。

限度　标示量的 80%，应符合规定。

其他　应符合片剂项下有关的各项规定（通则 0101）。

【含量测定】照高效液相色谱法（通则 0512）测定。

溶剂　见游离水杨酸项下。

供试品溶液　取本品 20 片，精密称定，充分研细，精密称取细粉适量（约相当于阿司匹林 10mg），置 100ml 量瓶中，用溶剂强烈振摇使阿司匹林溶解，并用溶剂稀释至刻度，摇匀，滤膜滤过，取续滤液。

对照品溶液　取阿司匹林对照品适量，精密称定，加溶剂振摇使溶解并定量稀释制成每 1ml 中约含 0.1mg 的溶液。

色谱条件　见游离水杨酸项下。检测波长为 276nm。

系统适用性要求　理论板数按阿司匹林峰计算不低于 3000。阿司匹林峰与水杨酸峰之间的分离度应符合要求。

测定法　精密量取供试品溶液与对照品溶液，分别注入液相色谱仪，记录色谱图。按外标法以峰面积计算。

【类别】 同阿司匹林。

【规格】（1）50mg　（2）0.1g　（3）0.3g　（4）0.5g

【贮藏】密封,在干燥处保存。

0923 片剂脆碎度检查法

本法用于检查非包衣片的脆碎情况及其他物理强度,如压碎强度等。

仪器装置 内径约为286mm,深度为39mm,内壁抛光,一边可打开的透明耐磨塑料圆筒。筒内有一自中心轴套向外壁延伸的弧形隔片(内径为80mm±1mm,内弧表面与轴套外壁相切),使圆筒转动时,片剂产生滚动(图)。圆筒固定于同轴的水平转轴上,转轴与电动机相连,转速为每分钟25转±1转。每转动一圈,片剂滚动或滑动至筒壁或其他片剂上。

检查法 片重为0.65g或以下者取若干片,使其总重约为6.5g;片重大于0.65g者取10片。用吹风机吹去片剂脱落的粉末,精密称重,置圆筒中,转动100次。取出,同法除去粉末,精密称重,减失重量不得过1%,且不得检出断裂、龟裂及粉碎的片。本试验一般仅作1次。如减失重量超过1%时,应复测2次,3次的平均减失重量不得过1%,并不得检出断裂、龟裂及粉碎的片。

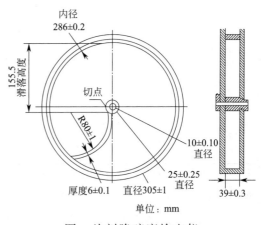

图 片剂脆碎度检查仪

如供试品的形状或大小使片剂在圆筒中形成不规则滚动时,可调节圆筒的底座,使与桌面成约10°的角,试验时片剂不再聚集,能顺利下落。

对于形状或大小在圆筒中形成严重不规则滚动或特殊工艺生产的片剂,不适于本法检查,可不进行脆碎度检查。

对易吸水的制剂,操作时应注意防止吸湿(通常控制相对湿度小于40%)。

附件2

××××××××××××公司　　　　　　　文件编号:××××××××××××××××

中间品请验单(正联)

检品编号:　　　　　　　　　　　　　　　　　　　　　　　请验日期:

中间品名称＿＿＿＿＿＿＿＿＿＿＿＿＿　　请验项目＿＿＿＿＿＿＿＿＿＿

批　　　号＿＿＿＿＿＿＿＿＿＿＿＿＿　　规　　格＿＿＿＿＿＿＿＿＿＿

数　　　量＿＿＿＿＿＿＿＿＿＿＿＿＿　　请验者＿＿＿＿＿＿＿＿＿＿＿

请验时间＿＿＿＿＿＿时＿＿＿＿＿分　　接样人＿＿＿＿＿＿＿＿＿＿＿

备注:

备注:请验单一式两份,正联由生产岗位留存,并附批生产记录,复联交给中控化验室,附批检验记录。

第三章 其他检测

××××××××××公司　　　　　　　文件编号：××××××××××××××

中间品请验单（复联）

检品编号：_____　　　　　　　请验日期：_____

中间品名称_____　　　请验项目_____
批　　　号_____　　　规　　格_____
数　　　量_____　　　请验者_____
请验时间_____时_____分　　　接样人_____
备注：

备注：请验单一式两份，正联由生产岗位留存，并附批生产记录，复联交给中控化验室，附批检验记录。

附件3

××××××××××公司　　　　　　　文件编号：××××××××××××××

检测记录

编　号：_____　　　　　　　第　页共　页

检品名称_____　规格_____　批号_____　压片机号_____
检验依据：《中国药典》2020年版四部通则(0923)
日期　_____年_____月_____日　操作人_____
脆碎度：照《中国药典》2020版四部通则(0923)检查
仪器名称：脆碎度仪　　型号：_____　编号：_____
　　　　　分析天平　　型号：_____　编号：_____

检验方法
1. 取供试品约6.5g，用吹风机吹去片剂脱落的粉末，精密称重W_1
2. 置于圆筒中，转动100次，取出
3. 检查：断裂、龟裂、粉碎现象
4. 用吹风机吹去粉末，精密称重W_2

计算：减失重量％ = $\dfrac{W_1 - W_2}{W_1} \times 100\%$（应≤1％）

备注：若减失重量>1％，则复测2份供试品，3次平均减失重量应≤1％

结果汇总

时间	W_1	检查	W_2	减失重量％	备注
		出现断裂□龟裂□粉碎□			
		出现断裂□龟裂□粉碎□			
		出现断裂□龟裂□粉碎□			
……	……	……	……	……	……
		出现断裂□龟裂□粉碎□			
结论					

检查者：　　　　　　　复核者：　　　　　　　　　　　　　第　页共　页

第九节 学习任务九 通则 2001 显微鉴别法——二妙丸的显微鉴别

能力目标

1. 掌握显微制片的方法及注意事项。
2. 了解显微测量的方法。
3. 能规范使用和维护显微镜。
4. 能规范书写原始记录，出具检测报告。

扫一扫　扫描书中二维码观看视频中药显微制片方法。

一、任务描述

某药品检测实验室接收一批药品的委托检验，要求按照药典方法进行检测。具体品种为二妙丸，检测项目为【鉴别】(1)。

业务科室收样人员与送检人员核对检品数量、包装等样品外观信息，检查确认无误后，按照实验室内部流程，对检品进行编号，制作检品信息卡，标记检品状态，将检品信息卡连同检品一起分发给检测科室人员。双方人员交接完毕后，填写检品流转单。药品检测人员开始对检品进行检测并及时填写原始记录。检测完成后，依据检测结果出具检验检测报告。

二、相关理论知识

（一）显微鉴别法

显微鉴别法（《中国药典》2020 年版四部通则 2001）指用显微镜对药材（饮片）切片、粉末、解离组织或表面制片及含饮片粉末的制剂中饮片的组织、细胞或内含物等特征进行鉴别的一种方法。

此法适用于：①药材或饮片性状鉴别特征不明显或外形相似而组织构造不同；②药材或饮片呈粉末状或已破碎，不易辨认或区分；③凡含饮片粉末的制剂；④用显微化学方法确定药材或饮片中有效成分在组织中的分布状况及其特征。

（二）显微制片方法

在进行显微鉴别时，首先要选择具有代表性的样品，根据各品种显微鉴别项的规定，将样品制成适于镜检的标本。对于完整的药材或饮片可制成各种切面的切片；对于粉末药材或饮片（包括丸、散等成方制剂）可直接装片或作适当预处理后制片。

1. 药材（饮片）显微制片

（1）横切片或纵切片制片　取供试品欲观察部位，经软化处理后，用徒手或滑走切片法，切成 10～20μm 的薄片，必要时可包埋后切片。选取平整的薄片置载玻片上，根据观察对象不同，滴加甘油醋酸试液、水合氯醛试液或其他试液 1～2 滴，盖上盖玻片。必要时滴加水合氯醛试液后，在酒精灯上加热透化，并滴加甘油乙醇试液或稀甘油，盖上盖玻片。

(2) 粉末制片 供试品粉末过四号或五号筛，挑取少许置载玻片上，滴加甘油醋酸试液、水合氯醛试液或其他适宜的试液，盖上盖玻片。必要时，按上法加热透化。

(3) 表面制片 将供试品湿润软化后，剪取欲观察部位约 4mm，一正一反置载玻片上，或撕取表皮，加适宜的试液或加热透化后，盖上盖玻片。

(4) 解离组织制片 将供试品切成长约 5mm、直径约 2mm 的段或厚约 1mm 的片，如供试品中薄壁组织占大部分，木化组织少或分散存在，采用氢氧化钾法，若供试品质地坚硬，木化组织较多或集成较大群束，采用硝铬酸法或氯酸钾法。

① 氢氧化钾法：将供试品置试管中，加 5% 氢氧化钾溶液适量，加热至用玻璃棒挤压能离散为止，倾去碱液，加水洗涤后，取少量置载玻片上，用解剖针撕开，滴加稀甘油，盖上盖玻片。

② 硝铬酸法：将供试品置试管中，加硝铬酸试液适量，放置至用玻璃棒挤压能离散为止，倾去酸液，加水洗涤后，照上法装片。

③ 氯酸钾法：将供试品置试管中，加硝酸溶液（1→2）及氯酸钾少量，缓缓加热，待产生的气泡渐少时，再及时加入氯酸钾少量，以维持气泡稳定地发生，至用玻璃棒挤压能离散为止，倾去酸液，加水洗涤后，照上法装片。

(5) 花粉粒与孢子制片 取花粉、花药（或小的花）、孢子或孢子囊群（干燥的供试品浸于冰醋酸中软化），用玻璃棒研碎，经纱布过滤至离心管中，离心，取沉淀加新配制的醋酐与硫酸（9：1）的混合液 1～3ml，置水浴上加热 2～3 分钟，离心，取沉淀，用水洗涤 2 次，取沉淀少量置载玻片上，滴加水合氯醛试液，盖上盖玻片，或加 50% 甘油与 1% 苯酚各 1～2 滴，用品红甘油胶〔取明胶 1g，加水 6ml，浸泡至溶化，再加甘油 7ml，加热并轻轻搅拌至完全混匀，用纱布过滤至培养皿中，加碱性品红溶液（碱性品红 0.1g，加无水乙醇 600ml 及樟油 80ml，溶解）适量，混匀，凝固后即得〕封藏。

(6) 磨片制片 坚硬的动物、矿物类药，可采用磨片法制片。选取厚度 1～2mm 的供试材料，置粗磨石（或磨砂玻璃板）上，加适量水，用食指、中指夹住或压住材料，在磨石上往返磨砺，待两面磨平，且厚度约数百微米时，将材料移置细磨石上，加水，用软木塞压在材料上，往返磨砺至透明，用水冲洗，再用乙醇处理和甘油乙醇试液装片。

2. 含饮片粉末的制剂显微制片

按供试品不同剂型，散剂、胶囊剂（内容物为颗粒状，应研细），可直接取适量粉末；片剂取 2～3 片，水丸、糊丸、水蜜丸、锭剂等（包衣者除去包衣），取数丸或 1～2 锭，分别置乳钵中研成粉末，取适量粉末；蜜丸应将药丸切开，从切面由外至中央挑取适量样品或用水脱蜜后，吸取沉淀物少量。根据观察对象不同，分别按粉末制片法制片（1～5 片）。

（三）显微镜使用方法

(1) 取镜和安放 右手握住镜臂，左手托住镜座。把显微镜放在实验台上，距实验台边缘 7cm 左右处，按镜筒在前、镜臂在后的方向安放好。

(2) 对光 开启光源，将玻片标本放置至载物台上，使其中材料正对通光孔中央。再用弹簧压片压在玻片的两端，防止玻片标本移动。若为玻片移动器，则将玻片标本卡入玻片移动器，然后调节玻片移动器，将材料移至正对通光孔中央的位置。

(3) 观察 单目显微镜，左眼观察，右眼自然睁开；双目显微镜，双眼自然睁开。将物镜转至低倍镜（4 倍或 10 倍），转动粗准焦螺旋，直至视野内的物像清晰为止，再略转动细准焦螺旋，使看到的物像更加清晰。如果需要观察标本精细结构时，需要用到高倍镜（物镜 40 倍）。此时必须先用低倍镜找到观察的物像，并调节到视野的正中央，然后将低倍镜转至高倍镜（40 倍或 100 倍）。使用高倍镜后，视野内亮度变暗，此时可以调节光源或者调节光圈进行改善，然后调节细准焦螺旋，直至物像清晰。调节玻片移动器，即可找到需要观察的部分。

（4）整理　使用完毕后，取下玻片，清洁镜头，转动转换器，将物镜呈八字形摆放，载物台降至最下，放回原处。

（四）显微测量

系指用目镜测微尺，在显微镜下测量细胞及细胞内含物等的大小。

1. 目镜测微尺

放在目镜筒内的一种标尺，为一个直径 18～20mm 的圆形玻璃片，中央刻有精确等距离的平行线刻度，常为 50 格或 100 格（图 3-3-15）。

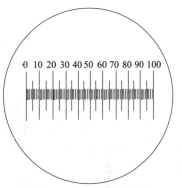

图 3-3-15　目镜测微尺

2. 载物台测微尺

在特制的载玻片中央粘贴一刻有精细尺度的圆形玻片。通常将长 1mm（或 2mm）精确等分成 100（或 200）小格，每 1 小格长为 $10\mu m$，用以标定目镜测微尺（图 3-3-16）。

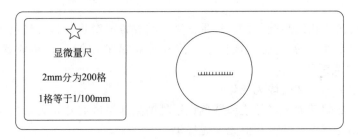

图 3-3-16　载物台测微尺

3. 目镜测微尺的标定

用以确定使用同一显微镜及特定倍数的物镜、目镜和镜筒长度时，目镜测微尺上每一格所代表的长度。

取载物台测微尺置显微镜载物台上，在高倍物镜（或低倍物镜）下，将测微尺刻度移至视野中央。将目镜测微尺（正面向上）放入目镜镜筒内，旋转目镜，并移动载物台测微尺，使目镜测微尺的"0"刻度线与载物台测微尺的某刻度线相重合，然后再找第二条重合刻度线，根据两条重合线间两种测微尺的小格数，计算出目镜测微尺每一小格在该物镜条件下相当的长度（μm），如图 3-3-17 所示。目镜测微尺 77 个小格（0～77）与载物台测微尺的 30 个小格（0.7～1.0）相当，已知载物台测微尺每一小格的长度为 $10\mu m$。

目镜测微尺每一小格长度为：$10\mu m \times 30 \div 77 = 3.8\mu m$。

当测定时要用不同的放大倍数时，应分别标定。

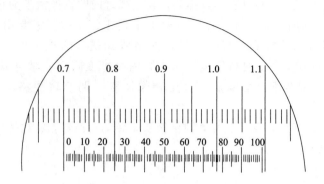

图 3-3-17 表示视野中目镜测微尺与载物台测微尺的重合线

4. 测量方法

将需测量的目的物显微制片置显微镜载物台上,用目镜测微尺测量目的物的小格数,乘以上述每一小格的微米数。通常是在高倍镜下测量,但欲测量较长的目的物,如纤维、导管、非腺毛等的长度时,需在低倍镜下测量。记录最大值与最小值(μm),允许有少量数值略高或略低于规定。

(五)显微理化鉴定

显微理化鉴定用于细胞壁和细胞内含物性质鉴别。

(1) 木质化细胞壁 加间苯三酚试液 1~2 滴,稍放置,加盐酸 1 滴,因木质化程度不同,显红色或紫红色。

(2) 木栓化或角质化细胞壁 加苏丹Ⅲ试液,稍放置或微热,显橘红色至红色。

(3) 纤维素细胞壁 加氯化锌碘试液,或先加碘试液湿润后,稍放置,再加硫酸溶液(33→50),显蓝色或紫色。

(4) 硅质化细胞壁 加硫酸无变化。

(5) 淀粉粒 加碘试液,显蓝色或紫色;用甘油醋酸试液装片,置偏光显微镜下观察,未糊化的淀粉粒显偏光现象;已糊化的无偏光现象。

(6) 糊粉粒 加碘试液,显棕色或黄棕色;加硝酸汞试液,显砖红色。材料中如含有多量脂肪油,应先用乙醚或石油醚脱脂后进行试验。

(7) 脂肪油、挥发油、树脂 加苏丹Ⅲ试液,显橘红色、红色或紫红色;加 90% 乙醇、脂肪油和树脂不溶解(蓖麻油及巴豆油例外),挥发油则溶解。

(8) 菊糖 加 10% α-萘酚乙醇溶液,再加硫酸,显紫红色并溶解。

(9) 黏液质 加钌红试液,显红色。

(10) 草酸钙结晶 加稀醋酸不溶解,加稀盐酸溶解而无气泡发生;加硫酸溶液(1→2)逐渐溶解,片刻后析出针状硫酸钙结晶。

(11) 碳酸钙结晶(钟乳体)加稀盐酸溶解,同时有气泡发生。

(12) 硅质 加硫酸不溶解。

三、任务实施

(一)标准查询

根据任务要求,找所需检测标准(见附件1),并填写检品信息卡(可参照附件2)。

（二）标准解读

检品二妙丸检测项目为【鉴别】（1）；检验方法需依据《中国药典》2020年版四部通则2001显微鉴别法，通过显微镜观察草酸钙针晶（苍术）和晶纤维（黄柏），从而对中药制剂的真伪进行判定。

（三）主要仪器设备

显微镜、酒精灯、解剖针、载玻片、盖玻片、电子天平。

（四）主要试剂及溶液配制

1. 主要试剂清单

（1）水合氯醛　分析纯。
（2）甘油　分析纯。
（3）樟脑　分析纯。
（4）苯酚　分析纯。

2. 主要溶液清单

（1）水合氯醛试液　取水合氯醛50g，加水15ml与甘油10ml使溶解，即得。
（2）稀甘油试液　取甘油33ml，加水稀释使成100ml，再加樟脑一小块或液化苯酚1滴，即得。

（五）显微镜调试

（1）安放　右手握住镜臂，左手托住镜座，使镜体保持直立，桌面要清洁、平稳，要选择临窗或光线充足的地方。
（2）状态检查　检查各零件是否完好，镜身有无灰尘，镜头是否清洁，镜身机械部分可用干净软布擦拭，透镜要用擦镜纸擦拭。
（3）调节光源　对光时应避免直射光源，因直射光源影响物像的清晰，损坏光源装置和镜头。
（4）填写显微镜使用记录。

（六）供试品制备

取二妙丸4粒，置乳钵中研成粉末，用解剖针挑取少许粉末置载玻片上，滴加水合氯醛试液1~2滴，用解剖针搅匀，于酒精灯上加热透化，使之微沸，如此反复操作2~3次，直至粉末呈透明状为止，放凉后滴加稀甘油1滴，盖上盖玻片。用吸水纸擦净外周液体，即制成二妙丸粉末装片。

（七）测定

（1）将制备好的粉末装片，置于显微镜下观察。应自左上至右下呈"之"字形扫描，逐渐移动装片，全面观察目的物，描述其特征，测量其长度，绘制粉末图。必要时，应利用显微摄影装置拍摄显微照片，并注明放大倍数，或加比例尺。

（2）检测后清洁

① 使用完后，关闭电源。清洁显微镜，用擦镜纸擦拭目镜和物镜；将物镜长镜头呈八字形摆放，聚光器降下，载物台降到最低。
② 清洁试验台，填写所用仪器使用记录。
③ 记录测量时实验场所温湿度。

④ 清洗所用玻璃仪器，晾干，放置于储存柜中。

(3) 注意事项

① 粉碎用具用毕后，必须处理干净并干燥后才能用于另一种药材或饮片的粉碎。

② 所用盖玻片和载玻片应保持洁净。新片要用洗液浸泡或用皂水煮半小时取出，先用流水冲洗，再用蒸馏水冲洗 1~2 次后，置于 90%~95% 乙醇中，备用。

③ 对成方制剂进行显微鉴别时，应观察 3~5 张装片，使特征不致遗漏。

（八）原始记录及数据分析

按照药典及相关法规要求如实记录数据，并进行数据分析。原始记录可借鉴附件 3。

（九）检测报告

根据实验结果，如实填写检验检测报告，并按照药典标准判定本样品该项目是否满足标准要求。检验检测报告模板可借鉴附件 4。

（十）思考练习

① 试述显微制片方法。

② 采用显微鉴定成方制剂操作步骤有哪些？

参考文献

[1] 国家药典委员会. 中华人民共和国药典一部. 2020 年版. 北京：中国医药科技出版社，2020：458-459.

[2] 国家药典委员会. 中华人民共和国药典四部. 2020 年版. 北京：中国医药科技出版社，2020：230-231.

[3] 中国食品药品检定研究院. 中国药品检验标准操作规范. 2019 年版. 北京：中国医药科技出版社，2019：615-622.

附件 1

二妙丸

Ermiao Wan

【处方】苍术（炒）500g　　黄柏（炒）500g

【制法】以上二味，粉碎成细粉，过筛，混匀，用水泛丸，干燥，即得。

【性状】本品为黄棕色的水丸；气微香，味苦涩。

【鉴别】(1) 取本品，置显微镜下观察：草酸钙针晶细小，长 10~32μm，不规则地充塞于薄壁细胞中（苍术）。纤维束鲜黄色，周围细胞含草酸钙方晶，形成晶纤维，含晶细胞壁木化增厚（黄柏）。

(2) 取本品 2g，研细，加乙醚 15ml，超声处理 15 分钟，滤过，滤液挥去乙醚，残渣加乙酸乙酯 1ml 使溶解，作为供试品溶液。另取苍术对照药材 0.25g，同法制成对照药材溶液。照薄层色谱法（通则 0502）试验，吸取上述两种溶液各 5μl，分别点于同一硅胶 G 薄层板上，以石油醚（60~90℃）-乙酸乙酯（10:1）为展开剂，展开，展距 4cm，取出，晾干，再以环己烷为展开剂，展开，展距 7cm，取出，晾干，喷以 5% 对二甲氨基苯甲醛的 10% 硫酸乙醇溶液，在 80℃加热至斑点显色清晰。供试品色谱中，在与对照药材色谱相应的位置上，显相同颜色的斑点。

(3) 取本品 0.1g，研碎，加甲醇 5ml，加热回流 15 分钟，滤过，滤液补加甲醇使成 5ml，作为供试品溶液。另取黄柏对照药材 0.1g，同法制成对照药材溶液。再取盐酸小檗碱对照品，加甲醇制成每 1ml 含 0.5mg 的溶液，作为对照品溶液。照薄层色谱法（通则 0502）试验，吸取上述三种溶液各 1μl，分别点于同一硅胶 G 薄层板上，以甲苯-乙酸乙酯-异丙醇-甲醇-浓氨试液（12∶6∶3∶3∶1）为展开剂，置氨蒸气预饱和的展开缸内展开，取出，晾干，置紫外光灯（365nm）下检视。供试品色谱中，在与对照药材色谱和对照品色谱相应的位置上，显相同的黄色荧光斑点。

【检查】应符合丸剂项下有关的各项规定（通则0108）。

【含量测定】照高效液相色谱法（通则0512）测定。

色谱条件与系统适用性试验　以十八烷基硅烷键合硅胶为填充剂；以乙腈-0.05mol/L磷酸二氢钾溶液（50∶50）（每100ml中加十二烷基硫酸钠0.4g，再以磷酸调节pH值至4.0）为流动相；检测波长为345nm。理论板数按盐酸小檗碱峰计算应不低于5000。

对照品溶液的制备　取盐酸小檗碱对照品适量，精密称定，加甲醇制成每1ml含80μg的溶液，即得。

供试品溶液的制备　取本品适量，研细，混匀，取约0.1g，精密称定，置具塞锥形瓶中，精密加入盐酸-甲醇（1∶100）混合溶液25ml，称定重量，85℃水浴中加热回流40分钟，放冷，再称定重量，用盐酸-甲醇（1∶100）混合溶液补足减失的重量，摇匀，离心，取上清液，滤过，取续滤液，即得。

测定法　分别精密吸取对照品溶液与供试品溶液各5μl，注入液相色谱仪，测定，即得。

本品每1g含黄柏以盐酸小檗碱（$C_{20}H_{17}NO_4 \cdot HCl$）计，不得少于3.0mg。

【功能与主治】燥湿清热。用于湿热下注，足膝红肿热痛，下肢丹毒，白带，阴囊湿痒。

【用法与用量】口服。一次6～9g，一日2次。

【贮藏】密封。

附件2

××××××××××××公司　　　　文件编号：××××××××××××××

检品信息卡

检品编号：

样 品 名 称 _____	规　　　格 _____
剂　　　型 _____	数　　　量 _____
保质期/限期 使 用 日 期 _____	生产日期/ 批　　　号 _____
贮 藏 条 件 _____	收 样 日 期 _____
生 产 单 位/ 产　　　地 _____	检 验 类 别 _____
委 托 单 位 _____	
检 验 项 目 _____	
检 验 依 据 _____	
判 定 依 据 _____	

××××××××××公司		文件编号：××××××××××××××	
检品流转表			
	流转程序	签名	日期
业务科	收检录入		
	核对分发		
主检科室	检科室签收		
	（主）检验人收样		
	检验完成		
	核对		
	审核		
	授权签字人审签		
业务科	报告打印		
	校对发出		
备注：			

附件 3

××××××××××公司　　　　　　文件编号：××××××××××××××

原始记录

检品编号：_____　　检品名称：_____

批　　号：_____　　规　　格：_____

数　　量：_____　　剂　　型：_____

检验项目：_____

检验依据：_____

样品状态：包装完整□，无异常情况□，数量满足实验要求□。

检验日期：

检验地点：温度：　　　　℃　　　　相对湿度：　　　　％

一、仪器设备

仪器名称：　　　　　型号：　　　　　编号：　　　　　效期：

二、检验方法

（一）标本片的制备

取二妙丸 4 粒，置乳钵中研成粉末，用解剖针挑取少许粉末置载玻片上，滴加水合氯醛试液 1~2 滴，用解剖针搅匀，于酒精灯上加热透化，使之微沸，如此反复操作 2~3 次，直至粉末呈透明状为止，放凉后滴加稀甘油 1 滴，盖上盖玻片。用吸水纸擦净外周液体，即制成二妙丸粉末装片。

（二）标本片观察

显微简图绘制区

检验人：　　　　　复核人：　　　　　　　　　　　　　　第　　页共　　页

××××××××××公司　　　　文件编号：××××××××××××××××

三、检验结果

四、结论

检验人：　　　　复核人：　　　　　　　　　　　　　第　页共　页

附件4

××××××××××公司　　　　文件编号：××××××××××××××××

检验检测报告

报告编号：　　　　　　　　　　　　　　　　　　　　第　页共　页

检品名称_____	收样日期_____
生产单位/ 产　　地_____	贮藏条件_____
规　　格_____	包装方式_____
检品状态_____	生产批号_____
检品数量_____	完成日期_____
检验依据_____	
检验项目_____	
检验类别　委托□　复验□　其他□_____	
委托单位_____	

| ××××××××××××公司 | 文件编号：××××××××××××××× |

结果评价：

备注：

报告编制人：　　　　审核人：　　　　授权签字人：　　　　（盖章）

年　　月　　日

检验项目	计量单位	标准限制	检测结果	结论
【鉴别】(1)				

（以下空白）

第十节　学习任务十　通则 2204 挥发油测定法
——薄荷中挥发油的含量测定

能力目标

1. 掌握挥发油测定法检测原理。

2. 了解挥发油测定器的结构。

3. 能规范使用和维护挥发油测定器。

4. 掌握药品质量分析中常用的挥发油含量测定方法。

5. 能规范书写原始记录，出具检测报告。

6. 能规范整理实验现场和处理废弃物。

一、任务描述

某药品检测实验室接收一批药材的委托检验，要求按照药典方法进行检测。具体品种为薄荷，检测项目为【含量测定】挥发油。

业务科室收样人员与送检人员核对检品包装、性状等样品外观信息，检查确认无误后，按照实验室内部流程，对检品进行编号，制作检品信息卡，标记检品状态，将检品信息卡连同检品一起分发给检测科室人员。双方人员交接完毕后，填写检品流转单。药品检测人员开始对检品进行检测并及时填写检测原始记录。检测完成后，依据检测结果出具检验检测报告。

二、相关理论知识

（一）挥发油测定法

挥发油测定法（《中国药典》2020 年版四部通则 2204）自《中国药典》1977 年版开始收载，一直沿用至今，2020 年版收载的 38 种药材测定挥发油，均采用此法。

本法主要采用水蒸气蒸馏法测定总挥发油的含量，根据挥发油比重比水重或比水轻的特点选取不同的挥发油提取器进行水蒸气蒸馏法提取挥发油，因挥发油不溶于水，故蒸馏冷却后，油水可自行分离，便可测定药材中挥发油的含量，根据所得挥发油的量计算百分含量。

挥发油测定法分为甲法和乙法，相对密度在 1.0 以下的用甲法测定，相对密度在 1.0 以上的用乙法测定。

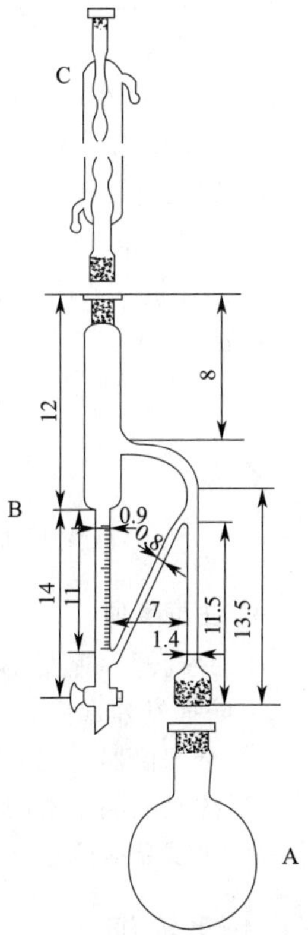

（二）仪器与用具

分析天平（分度值 1mg）、药筛（二号筛、三号筛）、挥发油测定器（图 3-3-18，最小刻度 0.1ml）、圆底烧瓶（500ml、1000ml、2000ml）、冷凝管、电热套。

A 为 1000ml（或 500ml、2000ml）的硬质圆底烧瓶，上接挥发油测定器 B，B 的上端连接回流冷凝管 C。以上各部均用玻璃磨口连接。测定器 B 应具有 0.1ml 的刻度。全部仪器应充分洗净，并检查接合部分是否严密，以防挥发油逸出。

图 3-3-18 挥发油测定器装置

单位：cm

（三）试药与试剂

二甲苯：分析纯。

（四）操作方法

测定用的供试品，除另有规定外，需粉碎使能通过二号筛至三号筛，并混合均匀。

1. 甲法

取供试品适量（相当于含挥发油 0.5~1.0ml），称定重量（准确至 0.01g），置烧瓶中，加水 300~500ml 与玻璃珠数粒，振摇混合后，连接挥发油测定器与回流冷凝管。自冷凝管上端加水使充满挥发油测定器的刻度部分，并溢流入烧瓶时为止。加热至沸，并保持微沸约 5 小时，至测定器中油量不再增加，停止加热，放置片刻，开启测定器下端的活塞，将水缓缓放出，至油层上端到达刻度 0 线上面 5mm 处为止，放置 1 小时以上，再开启活塞使油层下降至其上端恰与刻度 0 线齐平，读取挥发油量，并计算供试品挥发油的含量（%）。

2. 乙法

取水 300ml 与玻璃珠数粒，置烧瓶中，连接挥发油测定器。自测定器上端加水使充满刻度部分，并溢流入烧瓶为止，再用移液管加入二甲苯 1ml，然后连接回流冷凝管。将烧瓶内容物加热至沸腾，并继续蒸馏，其速度以保持冷凝管的中部呈冷却状态为度。30 分钟后，停止加热，放置 15 分钟以上，读取二甲苯的容积。然后照甲法自"取供试品适量"起，依法测定，自油层量中减去二甲苯的容积，即为挥发油量，再计算供试品中挥发油的含量（%）。

3. 记录与计算

记录供试品的称量数据，加入水的体积，加热回流的时间，挥发油量（甲法），二甲苯的容积，油层量（乙法）等。

甲法：

$$挥发油含量(\%) = \frac{挥发油量}{供试品的重量} \times 100\% \, (ml/g)$$

乙法：

$$挥发油含量(\%) = \frac{(油层量 - 二甲苯的容积)}{供试品的重量} \times 100\% \, (ml/g)$$

4. 注意事项

① 冷凝管、挥发油测定器、圆底烧瓶均用玻璃磨口连接，测定前应检查接合部分是否严密，以防挥发油逸出。

② 全部仪器应充分洗净。

③ 挥发油测定器的支管分岔处应与基准线平行。

④ 供试品应测定 2 份，相对平均偏差应小于 5%。

三、任务实施

（一）标准查询

根据任务要求，找所需检测标准（见附件 1），并填写检品信息卡（检品信息卡可参照附件 2）。

（二）标准解读

本次任务检品为药典一部品种薄荷，检验项目为其项下【含量测定】挥发油，检验过程还需依据药典四部挥发油测定法（通则 2204）实施。

此次测定主要通过挥发油测定器分离挥发油，读取挥发油量，并计算供试品中挥发油的含量。

（三）主要仪器设备

电子天平（分度值 0.01g）、电热套、挥发油测定器、圆底烧瓶（1000ml）、冷凝管。

（四）主要试剂

蒸馏水。

（五）主要仪器调试

1. 量器准备

试验中所用的量筒、烧瓶和冷凝管需洗净烘干后使用。

2. 电子天平调试

（1）天平状态检查　准确度等级满足实验要求，标识清晰（检定校准合格且在有效期内），清洁无异物，处于水平状态，牢固不晃动，周围无气流及振动干扰，必要时需要检查有无除静电装置。

（2）开机自检　接通电源，按下开机按钮，天平开机自检，自检完成后预热30分钟以上，待用。

（3）填写电子天平使用记录。

3. 电热套调试

（1）状态检查　标识清晰。

（2）开机调试　打开仪器电源开关，检查仪器是否可正常加热，关机待用。

（3）填写电热套使用记录。

（六）测定

见表3-3-10。

表3-3-10　供试品挥发油含量测定步骤

序号	标准规定	操作步骤	注意事项
1	取本品约5mm的短段适量	电子天平托盘上放称量纸，清零，称取供试品100g	（1）称取供试品2份，分别记录称样量 （2）样品取样量：根据供试品含挥发油的量确定取样量，确保蒸馏出的挥发油的量0.5~1.0ml 薄荷标准中规定挥发油含量不得少于0.80%（ml/g），因此供试品取样量选择为100g
2	每100g供试品加水600ml	将称定的供试品置于烧瓶中，加水600ml与玻璃珠数粒，振摇混合	样品转移过程中不得洒落
3	照挥发油测定法保持微沸3小时	（1）连接挥发油测定器与冷凝管，自冷凝管上端加水 （2）烧瓶置于电热套加热至沸，保持微沸3小时 （3）停止加热，放置15分钟，开启测定器下端活塞，将水放出至油层上端刻度0线上面5mm处后，放置1小时，再开启活塞使油层下降至其上端恰与刻度0线平齐，读取挥发油量	（1）试验开始时先打开冷凝水，再加热，实验结束时先停止加热，放冷后再关闭冷凝水 （2）冷凝管加水需充满挥发油测定器的刻度部分，并溢流入烧瓶为止

（七）后处理

① 挥发油测定器及时用溶剂及水冲洗干净，晾干，防尘保存。

② 将使用过的蒸馏水及制备的挥发油倒入废液桶，将使用过的供试品倒入垃圾桶。

③ 关闭电子天平和电热套电源。

④ 清洁仪器，清洁试验台。
⑤ 填写所用仪器使用记录。
⑥ 记录测量时实验场所温湿度。
⑦ 清洗所用玻璃仪器，晾干，放置于储存柜中。

（八）原始记录及数据分析

按照药典及相关法规要求如实记录数据，并进行数据分析。原始记录可借鉴附件3。

（九）检测报告

根据实验结果，如实填写检验检测报告，并按照药典标准判定本样品该项目是否满足标准要求。检验检测报告模板可借鉴附件4。

（十）思考练习

① 试述挥发油测定的意义。
② 演示挥发油测定器使用过程中的注意事项。

参考文献

[1] 国家药典委员会．中华人民共和国药典一部．2020年版．北京：中国医药科技出版社，2020：394-395.
[2] 国家药典委员会．中华人民共和国药典四部．2020年版．北京：中国医药科技出版社，2020：233.
[3] 中国食品药品检定研究院．中国药品检验标准操作规范．2019年版．北京：中国医药科技出版社，2019：635-636.

附件1

薄荷

Bohe

MENTHAE HAPLOCALYCIS HERBA

本品为唇形科植物薄荷 *Mentha haplocalyx* Briq. 的干燥地上部分。夏、秋二季茎叶茂盛或花开至三轮时，选晴天，分次采割，晒干或阴干。

【性状】本品茎呈方柱形，有对生分枝，长15～40cm，直径0.2～0.4cm；表面紫棕色或淡绿色，棱角处具茸毛，节间长2～5cm；质脆，断面白色，髓部中空。叶对生，有短柄；叶片皱缩卷曲，完整者展平后呈宽披针形、长椭圆形或卵形，长2～7cm，宽1～3cm；上表面深绿色，下表面灰绿色，稀被茸毛，有凹点状腺鳞。轮伞花序腋生，花萼钟状，先端5齿裂，花冠淡紫色。揉搓后有特殊清凉香气，味辛凉。

【鉴别】（1）本品叶表面观 腺鳞头部8细胞，直径约至90μm，柄单细胞；小腺毛头部及柄部均为单细胞。非腺毛1～8细胞，常弯曲，壁厚，微具疣突。下表皮气孔多见，直轴式。

（2）取本品叶的粉末少量，经微量升华得油状物，加硫酸2滴及香草醛结晶少量，初显黄色至橙黄色，再加水1滴，即变紫红色。

（3）取本品粗粉1g，加无水乙醇10ml，超声处理20分钟，滤过，取滤液作为供试品溶液。另取薄荷对照药材1g，同法制成对照药材溶液。再取薄荷脑对照品，加无水乙醇制成每1ml含2mg的溶液，作为对照品溶液。照薄层色谱法（通则0502）试验，吸取上述三种溶液各5～10μl，分别点于同一硅胶G薄层板上，以甲苯-乙酸乙酯（9∶1）为展开剂，展开，取出，晾干，喷以2%对二甲氨基苯甲醛的40%硫酸乙醇溶液，在80℃加热至斑点显色清晰，置紫外光灯（365nm）下检视。供试品色谱中，在与对照药材色谱和对照品色谱相应的位置上，显相同颜色的荧光斑点。

【检查】叶　不得少于30%。

水分　不得过15.0%（通则0832第四法）。

总灰分　不得过11.0%（通则2302）。

酸不溶性灰分　不得过3.0%（通则2302）。

【含量测定】挥发油　取本品约5mm的短段适量，每100g供试品加水600ml，照挥发油测定法（通则2204）保持微沸3小时测定。

本品含挥发油不得少于0.80%（ml/g）。

薄荷脑　照气相色谱法（通则0521）测定。

色谱条件与系统适用性试验　聚乙二醇为固定相的毛细管柱（柱长为30m，内径为0.32mm，膜厚度为0.25μm）；程序升温：初始温度70℃，保持4分钟，先以每分钟1.5℃的速率升温至120℃，再以每分钟3℃的速率升温至200℃，最后以每分钟30℃的速率升温至230℃，保持2分钟；进样口温度200℃；检测器温度300℃；分流进样，分流比5：1；理论板数按薄荷脑峰计算应不低于10000。

对照品溶液的制备　取薄荷脑对照品适量，精密称定，加无水乙醇制成每1ml含0.2mg的溶液。

供试品溶液的制备　取本品粉末（过三号筛）约2g，精密称定，置具塞锥形瓶中，精密加入无水乙醇50ml，密塞，称定重量，超声处理（功率250W，频率33kHz）30分钟，放冷，再称定重量，用无水乙醇补足减失的重量，摇匀，滤过，取续滤液，即得。

测定法　分别精密吸取对照品溶液与供试品溶液各1μl，注入气相色谱仪，测定，即得。

本品按干燥品计算，含薄荷脑（$C_{10}H_{20}O$）不得少于0.20%。

饮片

【炮制】除去老茎和杂质，略喷清水，稍润，切短段，及时低温干燥。

【性状】本品呈不规则的段。茎方柱形，表面紫棕色或淡绿色，具纵棱线，棱角处具茸毛。切面白色，中空。叶多破碎，上表面深绿色，下表面灰绿色，稀被茸毛。轮伞花序腋生，花萼钟状，先端5齿裂，花冠淡紫色。揉搓后有特殊清凉香气，味辛凉。

【检查】水分　同药材，不得过13.0%。

【含量测定】挥发油　同药材，含挥发油不得少于0.40%（ml/g）。

薄荷脑　同药材，按干燥品计算，含薄荷脑（$C_{10}H_{20}O$）不得少于0.13%。

【鉴别】【检查】（总灰分　酸不溶性灰分）同药材。

【性味与归经】辛，凉。归肺、肝经。

【功能与主治】疏散风热，清利头目，利咽，透疹，疏肝行气。用于风热感冒，风温初起，头痛，目赤，喉痹，口疮，风疹，麻疹，胸胁胀闷。

【用法与用量】3～6g，后下。

【贮藏】置阴凉干燥处。

附件2

××××××××××××公司	文件编号：××××××××××××××

检品信息卡

检品编号：

样品名称_____	规　格_____
剂　　型_____	数　量_____

××××××××××公司　　　　　　　文件编号：××××××××××××××

保质期/限期 使用日期	_____	生产日期/批号	_____
贮藏条件	_____	收样日期	_____
生产单位/产　　地	_____	检验类别	_____
委托单位	_____		
检验项目	_____		
检验依据	_____		
判定依据	_____		

检品流转表

	流转程序	签名	日期
业务科	收检录入		
	核对分发		
主检科室	检科室签收		
	（主）检验人收样		
	检验完成		
	核对		
	审核		
	授权签字人审签		
业务科	报告打印		
	校对发出		

备注：

附件3

××××××××××公司　　　　　　　文件编号：××××××××××××××

原始记录

检品编号：_____　　　检品名称：_____
批　　号：_____　　　规　　格：_____
数　　量：_____　　　剂　　型：_____
检验项目：_____
检验依据：_____
样品状态：包装完整□，无异常情况□，数量满足实验要求□。
检验日期：
检验地点：温度：　　　℃　　　相对湿度：　　　%
一、仪器设备
仪器名称：　　　型号：　　　编号：　　　效期：
二、检验方法
精密称定本品_____g，置_____ml烧瓶中，加水_____ml与玻璃珠，振摇混合，连接挥发油测定器与冷凝管，自冷凝管上端加水至溢流到烧瓶底部，烧瓶置于电热套加热至沸，保持微沸_____小时，停止加热，放出水，读取挥发油量。

×××××××××××公司　　　文件编号：××××××××××××××

三、检验结果

表1　供试品挥发油含量计算结果

名称	供试品重量/g	挥发油量/ml	挥发油含量/%	挥发油含量平均/%
供试品1				
供试品2				

注：挥发油含量(%) = $\dfrac{挥发油量}{供试品的重量} \times 100\% \,(\mathrm{ml/g})$

四、结论

检验人：　　　复核人：　　　　　　　　　　第　页共　页

附件4

×××××××××××公司　　　文件编号：××××××××××××××

检验检测报告

报告编号：　　　　　　　　　　　　　　　　第　页共　页

检品名称＿＿＿＿＿＿＿＿＿＿＿＿＿＿＿＿　收样日期＿＿＿＿＿＿＿＿＿＿

生产单位/
产　　地＿＿＿＿＿＿＿＿＿＿＿＿＿＿＿＿　贮藏条件＿＿＿＿＿＿＿＿＿＿

规　　格＿＿＿＿＿＿＿＿＿＿＿＿＿＿＿＿　包装方式＿＿＿＿＿＿＿＿＿＿

检品状态＿＿＿＿＿＿＿＿＿＿＿＿＿＿＿＿　生产批号＿＿＿＿＿＿＿＿＿＿

检品数量＿＿＿＿＿＿＿＿＿＿＿＿＿＿＿＿　完成日期＿＿＿＿＿＿＿＿＿＿

检验依据＿＿＿＿＿＿＿＿＿＿＿＿＿＿＿＿＿＿＿＿＿＿＿＿＿＿＿＿＿＿

检验项目＿＿＿＿＿＿＿＿＿＿＿＿＿＿＿＿＿＿＿＿＿＿＿＿＿＿＿＿＿＿

检验类别　委托□　复验□　其他□＿＿＿＿＿＿＿＿

委托单位＿＿＿＿＿＿＿＿＿＿＿＿＿＿＿＿＿＿＿＿＿＿＿＿＿＿＿＿＿＿

结果评价：

备注：

报告编制人：　　　审核人：　　　授权签字人：　　　　（盖章）

××××××××××××公司		文件编号：××××××××××××××		
				年　月　日
检验项目	计量单位	标准限制	检测结果	结论
【含量测定】挥发油				

（以下空白）